PACIFIC INTERNAL MEDICINE

Pulmonology

호흡기

3

Vol

Pacific Books

PACIFIC
INTERNAL MEDICINE

머리말

좋은 의사가 되기 위해서는 수많은 노력이 필요합니다. 의사의 실수는 때로는 환자의 생사를 좌우할 수도 있기 때문에 많은 지식을 정확하게 아는 것도 요구됩니다. 그래서 공부할 양이 무척 많을 수밖에 없고 처음 배우는 학생들 입장에서 특히 내과는 정말 막막하기 그지없습니다. 모두들 내과 교과서의 두께를 보고 제일 먼저 놀라고, 글씨체가 너무 작아 놀라고, 내용이 너무 함축되어 있어서 또 한 번 놀라곤 합니다.

Pacific Internal Medicine은 이러한 여러분들의 짐을 덜어드리고자 만들어졌습니다. 딱딱한 내용을 부드럽게, 그리고 중요한 내용 위주로 체계적으로 전해드리고자 노력하였습니다. 의학의 발전 속도가 빨라진 탓에 짧은 시간 사이 내과에 많은 변화가 있었습니다. 각종 가이드라인이 새로 나오고, 내과 교과서들의 개정판이 나오면서 이 책 또한 수정 및 보완이 절실해졌습니다.

새로 개정된 Pacific Internal Medicine은 …

(1) 최신 교과서들(Harrison 19th ed. 등)과 국내·국제 가이드라인들을 적극 반영하였습니다.

(2) 이해에 도움이 될 만한 그림과 사진을 가능한 많이 추가하였습니다.

(3) 표준 한글 의학 용어들을 쓰고자 노력하였습니다. 최근 의사국가고시에서 한글 용어를 쓰고 있어 이에 맞추어 가기 위해서 입니다. 하지만, 임상 현장에서는 아직 영어를 혼용하고 있기 때문에 혼동을 줄이고자 영어 용어도 병기하였습니다.

(4) 방대한 양을 공부 하다 보면, 마치 길을 잃은 듯한 느낌을 받을 때가 있습니다. 여러분의 등대가 되고자, 각 단원의 시작 부분에는 용어 설명을, 마지막 부분에는 요약정리를 추가하였습니다.

지금도 열심히 학업에 힘쓰고 계시는 여러분들에게 큰 도움이 될 것이라 자신합니다. 이 책으로 공부하신 여러분 모두 환자를 위하는 좋은 의사가 되길 기원합니다.

내과학을 공부하시는 의대생 여러분께 당부드리고 싶은 말이 있습니다. 각 질환의 치료와 부작용등의 세세한 부분을 자세히 외우려고 하기보다는, 질환들의 큰 범주와 병인과 같은 기본개념을 튼실히 다지려고 하는 것이 바람직하다는 것입니다. 의학의 발전이 매우 빠르고 4~5년에 한번씩 나오는 교과서들도 그에 맞추어 빠르게 바뀌기 마련이기에, 세세한 내용에 집착하기보다는 큰 원리를 온전히 습득하고, 그 틀에 맞추어 작은 내용들을 익히는 것이 효과적이기 때문입니다.

2016년 1월

편저자 일동

P A C I F I C
INTERNAL MEDICINE

CONTENTS

CONTENTS

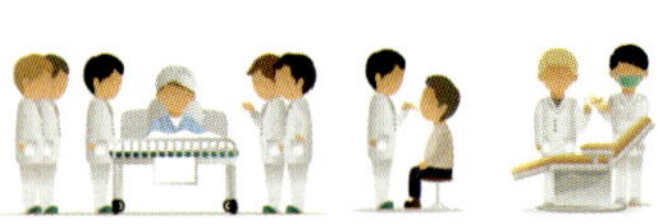

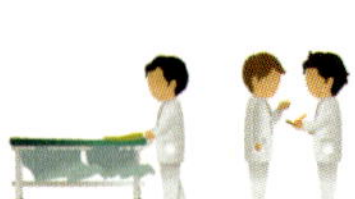

Chapter 01

서 론

Introduction

개 요

1 호흡의 형태

1) 외호흡(폐호흡)

폐포 내의 **공기**와 **혈액** 사이의 기체교환

2) 내호흡(조직호흡)

혈액과 **조직세포** 사이의 기체교환

2 호흡영역의 구분

표 1-1 호흡영역의 해부학적 구분

			분지수	
기도 (airway)	상부기도 (upper airway)	코안(nasal cavity)		전도영역 (conducting zone)
		인두(pharynx)		
		후두(larynx)		
	하부기도 (lower airway)	기관(trachea)	0	
		엽기관지(lobar bronchus) 구역기관지(segmental bronchus)	1~7	
폐 (lung)		세기관지(regular bronchiole)	9	
		종말 세기관지(terminal bronchiole)	19	
		호흡 세기관지(respiratory bronchiole)	20~23	호흡영역 (gas exchange zone)
		폐포관(alveolar duct)	24~27	
		폐포(alveoli)		

호흡 영역별 기능

1 상부기도(upper respiratory tract)

1) 코(nose)

(1) 기능

① Clean

- 들이마신 공기의 이물질, 박테리아, 먼지를 걸러 줌
- 크기가 4.5μm 이상 입자의 85% 이상이 코 안에서 제거
- 크기가 1μm 이하의 입자는 5%만 코 안에서 제거

② Warming

- 들이마신 공기의 온도는 항상 안정되게 유지되어 하기도로 공급
- 비인강에서의 흡기의 온도는 외부 공기의 영향을 거의 받지 않고 항온성을 유지

③ Humidifying

- 불편하지 않게 느끼는 대기의 최적 상대 습도는 50~60% 정도
- 비인강에서는 흡기류가 코에서 물기가 공급되어 80~85%의 습도를 유지, 하기도에서는 더욱 일정하여 95~100%의 습도를 유지
- 콧속의 점액층(mucosal blanket) : 코 점막이 습기를 공급하면서 물기를 너무 많이 잃어 코 점막이 마르게 되는 것을 방지해 주는 기능

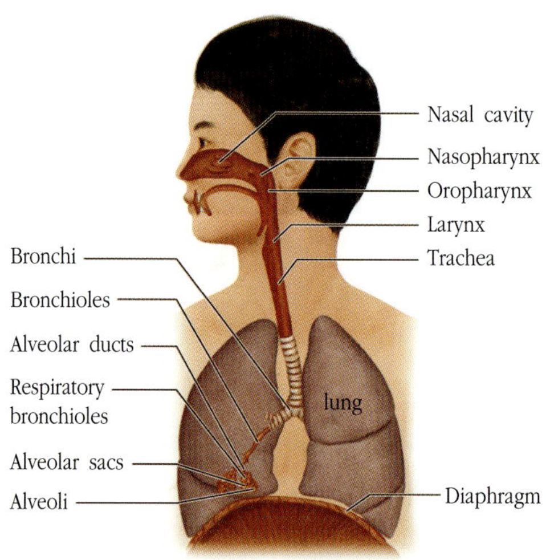

그림 1-1 호흡기계의 구성

(2) 공기정화를 위한 주요 구조물

① 코안뜰(vestibule) : 돔(Dome) 모양 → 공기속도 감소 → 공기정화를 위한 시간 확보

② 코털(vibrissae) : 이물질을 걸러 줌

③ 코안(nasal cavity)

- 3개의 비갑개(nasal concha) → 공기속도 감소
- 점막아래 풍부한 정맥혈관 → cleaning, warming, humidifying 도움

2) 인두(pharynx)

(1) 기능

① 공기와 음식의 통로 : 공기의 온도와 습도조절 기능

② 편도선(림프조직) : 식균작용에 의해 미생물을 제거하는 방어기전 담당

③ 이물질로부터 호흡기계를 보호하는 기능 : 인두는 생체의 방어전선으로서 인두점막에 이물이 들어오면 인두점막의 반사작용에 의해서 배출

∴ 인두점막이 마취되거나 마비되면 이러한 보호기능이 없어져 이물이나 음식물 등이 후두로 넘어감

(2) 구성 : 인두는 그 위치에 따라 크게 세 부분 분류

① **비인두(nasopharynx)** : 두개골 바닥 (base of skull)~연구개(soft palate)

② **구인두(oropharynx)** : 연구개, 목젖(uvula)~설골(hyoid bone)

③ **하인두(hypopharynx)** : 설골 하부

3) 후두(larynx)

(1) 기능

① 후두덮개(epiglottis) : 음식이 기관으로 들어가는 것을 방지

② 성대(vocal cord) : 발성에 관여

(2) 위치

① 인두(pharynx)와 기관(trachea)에 연결되어 있는 공기의 통로

② 대부분 연골로 구성

③ 출생 시에는 2, 3, 4번째 경추(C_2~C_4)의 높이 → 6세에는 5번째 경추(C_5) 부위 → 사춘기, 성인은 6번째 경추(C_6)에 위치

2 하부기도(lower respiratory tract)

- 기관기관지분지계(tracheobronchial tree) = 기관(trachea)으로부터 종말기관지(terminal bronchiole)까지
- **전도기능** : 공기 전도기능만 가짐(물은 후두덮개에서 걸러졌으므로)
- **호흡기능** : 폐포(alveoli)가 나타나기 시작하는 호흡세기관지(respiratory bronchiole)부터 가스교환 가능

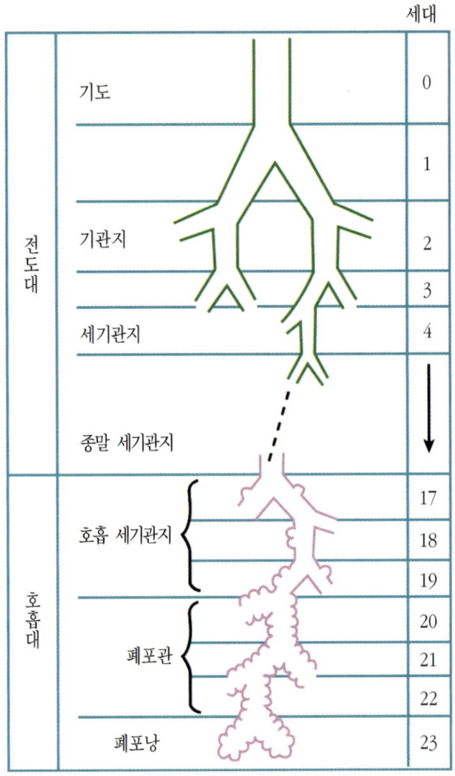

그림 1-2 **기관기관지분지계의 계통도.** 기관으로부터 16대에 해당하는 종말 세기관지 사이는 가스교환이 이루어지지 않는 전도대이고 17대인 호흡 세기관지부터 23대에 해당하는 호흡낭 사이는 가스교환이 이루어지는 호흡대(respiratory zone)이다.

1) 기관(trachea)

(1) 위치

후두(larynx)로부터 2번째 늑연골(costal cartilage)에 해당하는 위치인 기관분기부(bifurcation of trachea)까지

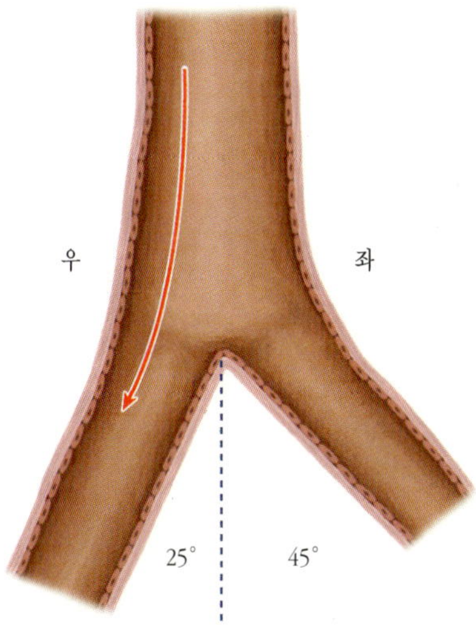

그림 1-3 **기관분기부**(carina). 성인에서 오른쪽 기관지는 수직축에 대해서 약 25° 정도 그리고 왼쪽 기관지는 약 40° 정도의 각도로 갈라져 있으며 유아에서는 좌·우 기관지가 약 55° 정도의 비슷한 각도로 갈라져 있다.

(2) 기관분기부(bifurcation of trachea = **carina**)

① 기관분기부에서 기관은 좌우로 두 개의 주간기관지(main stem bronchi)로 갈라지는 부위

② 5번째 흉추체(T_5)에 해당하는 높이

(3) 기관(trachea)의 길이와 지름(성인 평균)

① 길이 : 11～13cm

② 지름 : 1.5～2.5cm

2) 기관지(bronchus)

(1) 좌·우 기관지 비교

① 왼쪽 기관지 : 길고 수평 방향

② 오른쪽 기관지 : 짧고 수직 방향

→ 이물질은 기관지가 수직방향인 오른쪽으로 잘 들어감

(2) 기관지의 분지

① **대엽기관지(lobar bronchi)**

- 오른쪽 폐가 상, 중, 하 대엽(upper, middle, lower lobe)으로 각각 나누어져 있으므로 오른쪽 주간기관지(main stem bronchus)도 3개의 대엽기관지(lobar bronchi)로 다시 갈라지며, 왼쪽 주간기관지는 상·하 대엽기관지 2개로 갈라짐

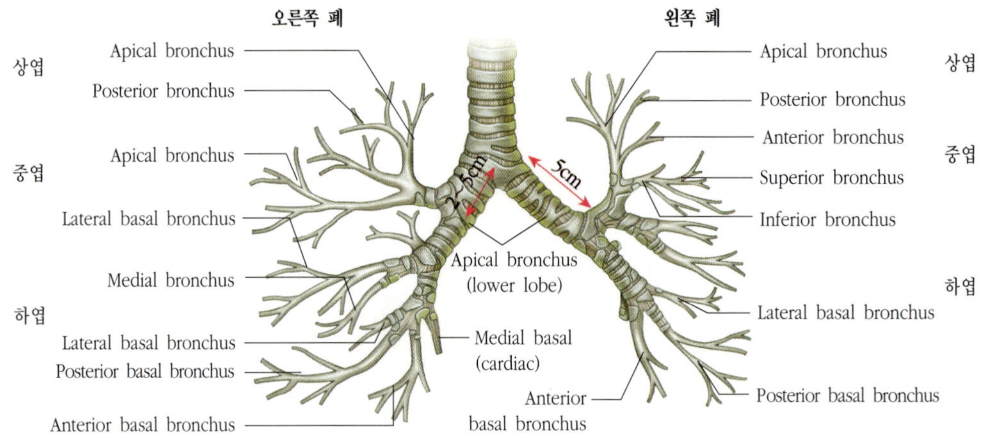

그림 1-4 기관지분지계(tracheobronchial tree)

- 말발굽 모양의 연골이 보이는 기관 및 주간기관지와 달리 대엽기관지는 불규칙한 형태의 연골과 나선형 판으로 구성되어 있음

② **분절기관지(segmental bronchi)**

- 대엽기관지(lobar bronchi)가 갈라진 분지들
- 기도의 청결과 흉부의 물리치료 시에 각 분절로부터 분비물이 배출되는 통로로서 중요한 역할을 담당

③ **소기관지(small bronchi)**

- 분절기관지 이후 연골이 있는 분지들〈그림 1-2〉

cf. 기관기관지분지계가 분지로 나누어질 때마다 새로운 세대(generation)가 생겨나는데 기관을 원조로 할 때 주간기관지는 1대, 대엽기관지는 2~3대, 분절기관지는 4대에 해당되며 5대에서 11대까지는 소기관지에 해당된다.

- 소기관지의 지름은 1mm 내외. 전체 기도저항의 약 80%를 형성

3) 세기관지(bronchiole)

(1) 세기관지의 특징

① 기관으로부터 분지하여 12대에서 16대에 해당

② 지름이 1mm 이하. 연골로 둘러싸여 있지 않음

③ 점막밑조직(submucosal tissue)이 직접 폐실질 속으로 있음

(2) 세기관지의 구성

① **세기관지(regular bronchiole)**

② **종말 세기관지(terminal bronchiole)**

- 기관기관지분지계는 기관으로부터 시작하여 19대에서 분지를 끝내게 되는 데〈그림 1-2〉 이 마지막 세대의 기도를 종말 세기관지(terminal bronchiole)라고 부름
- 지름은 약 0.5mm 정도

③ **호흡 세기관지(respiratory bronchiole)**

- 호흡 세기관지는 엄밀하게 따지면 해부학적, 기능적으로 기관기관지분지계(tracheobronchial tree)에 속한다기보다는 폐실질(lung parenchyma)에 속함
- 실제 호흡 기능도 담당하는 부위

3 폐실질(lung parenchyma)

기관기관지분지계(tracheobrochial tree)가 흡기와 호기의 유통 경로, 흡기의 가온 및 가습을 담당하는 반면에 종말 세기관지(terminal bronchiole) 이하 부위인 폐실질은 모세혈관과 폐포 사이에서 가스교환이 이루어지는 곳이다.

1) 호흡세기관지(respiratory bronchiole)

(1) 기관으로부터 분지하여 17~19대에 해당

(2) 호흡대(respiratory zone) : 실질적으로 산소와 탄산가스의 교환이 이루어지고 있는 호흡 세기관지, 폐포관(alveolar ducts), 폐포낭(alveolar sacs)을 지칭

① 전체 폐의 약 90%를 차지

② 표면적 약 50~100m^2(테니스코트의 넓이)

2) 폐포관(alveolar duct)

(1) 기관으로부터 분지하여 20~22대에 해당

(2) 폐포에서 이루어지는 가스교환의 약 35% 정도를 담당

3) 폐포낭(alveolar sac)

(1) 기관으로부터 분지하는 마지막 세대(23대)

(2) 1μm 정도의 두께를 가진 폐포－모세혈관막(alveolar-capillary membrane)에 의해서 모세혈관과 분리되어 있으면서 이 막을 통해서 산소와 탄산가스, 마취가스의 확산성 교환이 이루어짐

(3) 폐포에서 이루어지는 가스교환의 약 65%를 담당

호흡 영역의 조직학

1 호흡상피(typical respiratory epithelium)

- 정의 : 상기도와 하기도를 덮고 있는 상피세포
- 기능 : 상, 하기도를 통해 전도되는 공기의 습도를 높이고 기도를 보호하는 기능, 외부 이물질과 세균, 바이러스로부터 개체를 보호하는 기능

1) 거짓중층 원주 섬모 상피(ciliated pseudostratified columnar epithelium)

(1) 세포 종류

거짓중층 원주 섬모 상피

(2) "거짓중층(pseudostratified)"

실제로는 단층의 원주 상피세포로 이루어져 있지만, 세포의 핵이 일렬로 배열되어 있지 않기 때문에 현미경 상 여러 층의 상피세포로 이루어진 것처럼 보이는 것을 뜻함

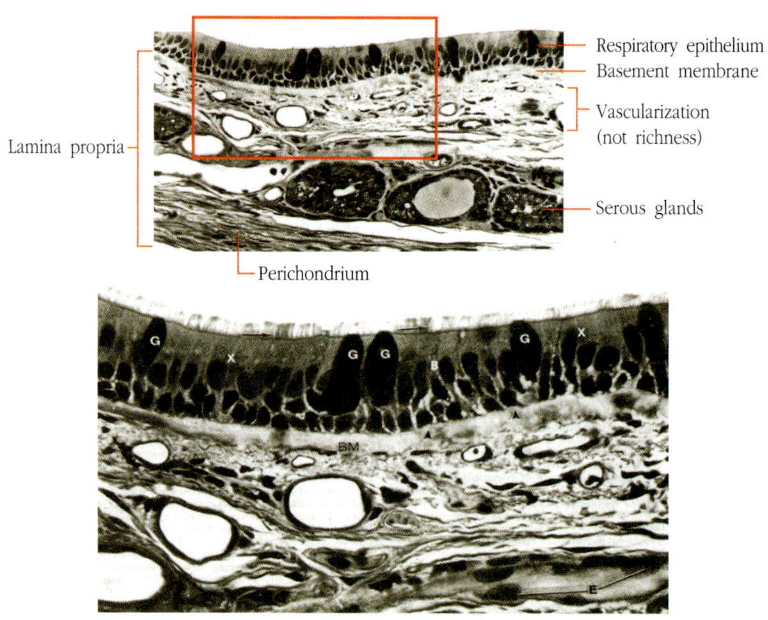

그림 1-5 호흡 상피세포의 조직학

2) 호흡기 점액과 섬모(mucociliary blanket)

(1) **점액(mucus)**

① 술잔세포(goblet cell)에서 분비

② 분비된 점액은 점액층(blanket)을 이루어 외부 이물질을 붙잡음

(2) **섬모(cilia)**

점액을 구인두(oropharynx) 방향으로 배출하기 위해 계속적인 운동을 함

→ 외부 이물질 제거 기전을 'Ciliary escalator'이라 부름

3) 호흡상피의 세포 구성(cell components)과 기능

(1) Ciliated pseudo-stratified columnar epithelium : 호흡기계 기본 세포

(2) Goblet cells : mucus 분비

(3) Basal cells : stem cells

(4) Microvillous cells(brush cells) : sensory receptor cell → 기침유발

(5) Granule cells(neuroepithelial body) : neuroendocrine 관련

2 폐포(alveoli)의 구조

1) 구조

단층편평 상피로 이루어진 컵 모양의 주머니

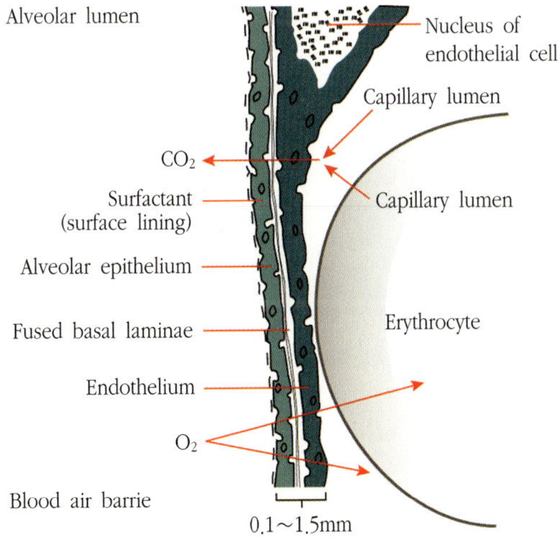

그림 1-6 폐포에서의 가스교환

2) 혈액-공기 관문(blood-air barrier)

(1) 폐상피 세포(pneumocyte)

① **Type Ⅰ cell** : 가스 교환이 일어나는 세포(gas exchange)

② **Type Ⅱ cell** : surfactant 생산, 손상 시 분화하여 type Ⅰ cell로 변함

(2) 바닥판(fused basal lamina) : 폐상피세포 밑의 바닥판과 혈관 내피세포 바닥판이 융합된 상태

(3) 내피세포(endothelium)

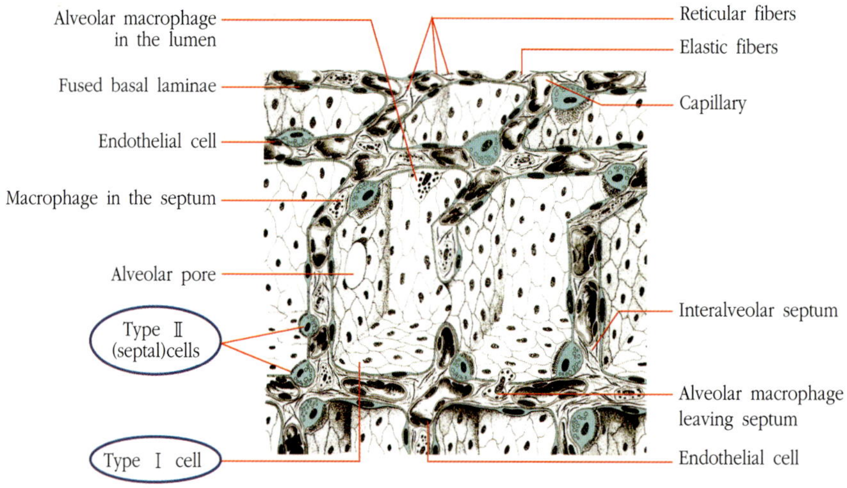

그림 1-7 폐포의 세포 구성

3 호흡기 공기전도 영역의 조직학적 변화

하부기도로 갈수록 어떤 것이 증가하고, 감소하는지 변화 양상을 알아두자.

표 1-2 Respiratory tract의 조직학적 변화 양상

<table>
<tr><th rowspan="2"></th><th rowspan="2">코</th><th rowspan="2">인두</th><th rowspan="2">후두</th><th rowspan="2">기관</th><th rowspan="2">기관지</th><th colspan="3">세기관지</th></tr>
<tr><th>세기관지</th><th>종말 세기관지</th><th>호흡 세기관지</th></tr>
<tr><td>Epithelium</td><td colspan="6">Ciliated pseudostratifided columlar</td><td>Ciliated simple columlar</td><td>Ciliated simple cuboidal</td></tr>
<tr><td>Goblet cell</td><td colspan="6">감소</td><td colspan="2">None</td></tr>
<tr><td>Gland</td><td colspan="5">감소</td><td colspan="3">None</td></tr>
<tr><td>Cartilage</td><td colspan="5">감소</td><td colspan="3">None</td></tr>
<tr><td>Smooth muscle</td><td colspan="3">None</td><td colspan="5">증가</td></tr>
<tr><td>Elastic fiber</td><td>None</td><td colspan="7">증가</td></tr>
</table>

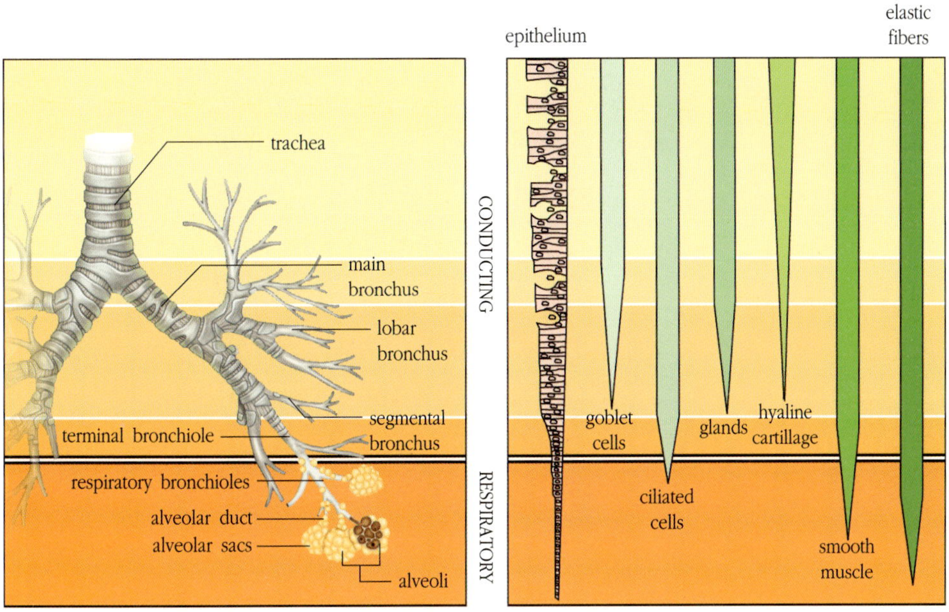

그림 1-8 Respiratory tract의 조직학적 변화양상

PACIFIC
INTERNAL MEDICINE

02 Chapter 호흡기계 증상 및 징후

Respiratory symptom and signs

기침(cough)

1 정의

폭발적으로 일어나는 호기반응(중요한 방어기전)

2 기침반사(cough reflex)

표 2-1 기침반사에 관여하는 인자

Receptor	Afferent nerve	Cough center	Efferent nerve	Effector
하부기도	Vagus	Medulla	Vagus	Tracheobronchial tree
코, 부비동	Trigeminal		Phrenic	Diaphragm
인두	Glossopharyngeal			
귀(ear canal, drum) 흉막 위	Vagus		Other spinal motor nerves	Other expiratory muscle
심막 가로막	Phrenic			

3 기침의 단계

1) 흡기 단계(Inspiratory phase) : 깊은 흡기
2) 압축 단계(Compressive phase) : 후두덮개의 폐쇄(glottic closure) → 가로막(diaphragm)의 이완 → 근 수축에 따른 흉강내압(intra-thoracic pressure) 상승
3) 호기 단계(Expiratory phase) : 후두덮개(glottis)가 순간적으로 열리고, 대기와 기도

간의 큰 압력 차이와 좁아진 기도로 인하여 빠른 공기의 흐름이 생성. 이때 발생하는 전단력(shear stress)으로 인하여 점액이나 외부 이물질이 제거됨

4) 중지 단계(Cessation phase)

4 병태생리(만성기침은 왜 일어나나?)

1) 기본 방어기제인 mucociliary transport의 기능부전 시
2) 기도 내 이물질 증가로 mucociliary transport 능력 한도를 넘어설 때

5 부적절한 기침에 따른 부작용

이물질로 기도가 막힘 → 가스교환장애, 폐허탈, 폐렴/폐농양 → 기관지 확장증 → 폐섬유화

6 기침을 일으키는 주요 질환(빈도순)

표 2-2 기침의 원인 질환

급성기침	만성기침	
	비흡연자	흡연자
감기 알레르기 비염 급성 부비동염 만성 폐쇄성 폐질환의 악화	**후비루(postnasaldrip syndrome)** **기관지천식(asthma)** **위식도 역류(GERD)** 만성기관지염 ACEi 사용 호산구성 기관지염	**담배** COPD Bronchogenic carcinoma

후비루(PND; post nasal discharge) : 콧물이 목구멍으로 넘어가면서 기침 반사로를 자극하여 발생하는 증상. Upper airway cough syndrome이라고도 부름

7 분류

기침의 기간에 따라

1) 급성 기침(<3주)

(1) **Upper resp. infection**(특히, common cold, acute bacterial sinusitis, pertussis)

(2) Pneumonia

(3) Pulmonary embolus

(4) CHF

2) 아급성 기침(3~8주)

(1) **Postinfectious cough**(m/c)

① 호흡기계 감염에서 회복된 후 기관지 과민성이 증가되어 기침이 유발됨

② 대개 8주 이내에 회복되므로 그 이상 지속되면 다른 원인 감별이 필요

3) 만성 기침(>8주)

(1) 흡연자 : **COPD, Lung cancer**

(2) 비흡연자 : "CXR 상 정상이고 ACEi를 복용하지 않는 경우"

① **PND(upper airway cough syndrome)**

② **천식(Cough variant asthma)**

③ **GERD**

④ **Non-asthmatic eosinophilic bronchitis**

(객담에 Eo.가 2.5% 이상 있으면서 기도 과민성이 없다 : 천식과의 차이)

❋ 위의 4가지 원인은 꼭! 기억하세요.

8 기침에 따른 합병증

1) 실신, 피로, 흉벽과 복벽의 통증

2) 요실금

3) 갈비뼈의 골절 : 골다공증, 암의 뼈전이, multiple myeloma가 있을 때 발생

9 기침 환자의 접근

1) 병력(history)

(1) 기간에 따른 분류 : 원인 감별에 유용함

(2) 호흡기 감염 증상 동반 여부

(3) 계절성의 여부, 천명 동반 여부

(4) 목구멍이 간지러움 : PND를 시사

(5) 가슴이 타는 듯한 느낌, 구역질 : GERD를 시사

(6) 열, 가래 동반 여부

(7) 위험요인 : 흡연, ACE inhibitor 복용 여부

2) 이학적 검진

(1) 심부전(heart failure)이나 종양, AIDS 등과 같은 폐질환 이외의 질환으로 인한 기침의 원인을 확인

(2) 구인두의 관찰 : PND(Postnasal Drip)에서는 구인두에 점액이나 발적 또는 **점막의 Cobblestone appearance**를 관찰 가능

(3) 청진 소견

① Inspiratory stridor : 상기도 질환 의미

② Rhonchi, expiratory wheezing : 하기도 질환 의미

③ Respiratory crackle : 폐실질을 침범하는 질환

3) Chest X-ray

기침의 원인 질환으로 종괴 등 폐실질에 병변을 초래하는 질환에 대한 검사

(1) Intrathoracic mass lesion, localized pulmonary parenchymal infiltrate, diffuse interstitial or alveolar disease, honeycombing이나 cyst 형성 등 : bronchiectasis 의미

(2) 대칭적 양측성 폐문 림프절 비대(hilar adenopathy) : sarcoidosis 의미

4) 폐기능검사(pulmonary function test)

기침의 원인질환으로 천식, COPD, 제한성 폐질환 등을 감별할 수 있음

10 만성기침 환자에 대한 접근

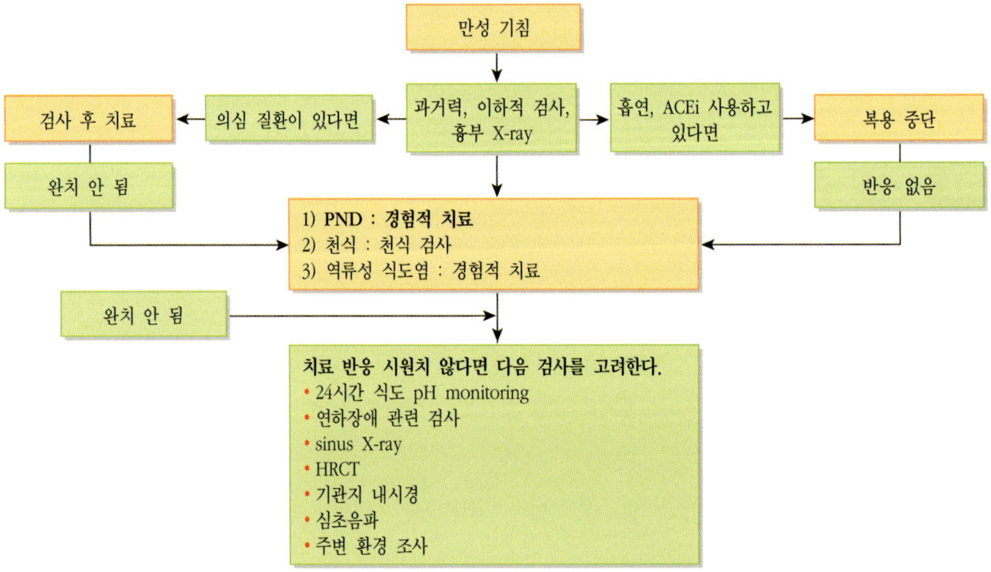

그림 2-1 만성 기침에 대한 진단 알고리즘

1) 접근법의 개략적인 요약

(1) **ACE inhibitor 복용 여부, 흡연 여부** 확인

(2) **CXR 촬영** : 기질적 병변 감별

(3) **만성기침의 4대 원인에 대한 감별진단** 실시

(4) 그럼에도 기침이 사라지지 않는 경우, 추가의 검사를 시행

11 치료

1) 원인 감별 후 치료

(1) ACE inhibitor : ARB로 변경

(2) 금연

(3) PND : intranasal corticosteroid 혹은 항히스타민 제제

(4) Cough variant asthma : Bronchodilator

(5) GERD : PPI

2) 다음과 같은 경우 대증적 치료 고려

(1) 기침의 원인을 밝히지 못하였을 경우

(2) 특이적인 치료방법을 실행하지 못할 경우

(3) 기침이 도움이 되는 기능을 하지 못할 경우

(4) 환자에게 심한 불편감을 일으키는 경우

3) 치료제(비특이적)

(1) Codeine, dextromethorphan(nonnarcortic drug)

① 적응증 : 가래가 없는 기침(nonproductive cough)시에 사용

② 기전 : 기침 중추(cough center)의 역치를 높여서 기침 억제

③ 금기 : 가래를 동반한 기침(productive cough)인 경우

→ 가래가 고이면 환기, 가스교환, 폐감염 저항력 저하 등을 야기하여 환자의 상태를 악화시킬 수 있기 때문

(2) 항콜린 흡입제(ipratropium bromide) : 기침 반사의 efferent limb(미주신경)을 억제

(3) Glucocorticoid 흡입 : 염증 반응의 억제

객혈(hemoptysis)

1 정의

기도에서 피를 뱉는 것 (bloody streaking of sputum)으로부터 다량의 피를 뱉는 것까지 모두 포함

2 객혈의 분류

표 2-3 객혈의 양에 따른 분류

Mild	Moderate	Massive
<20mL/24hrs	20～200mL/24hr	>200mL/24hr

→ 양에 따른 분류는 문헌에 따라 차이 있습니다. 대략 종이컵 한잔 이상이면 대량 객혈이라 알아둡시다.

1) 대량 객혈(Massive hemoptysis)
   (1) 정의 : 하루 100～600mL 이상
   (2) 사망률 : >80%
2) 속도와 양
   (1) 실혈의 속도가 실혈의 양보다 훨씬 중요
   (2) 시간당 150mL 이상의 객혈 → 질식(asphyxiation) 위험 존재

3 폐의 혈액공급 : dual supply

표 2-4 Dual supply of the lung

Pulmonary artery	Bronchial artery
• Low pressure (SBP: 15～20/DBP: 5～10)	• High pressure (SBP: 120/DBP: 80)
• Receive entire cardiac output	• 1～3% of cardiac output
• Bronchovascular network 형성	• Aorta나 intercostal a.에서 시작해 terminal bronchiole에까지 있다(respiratory bronchiole부터는 alveoli가 있기 때문에 bronchovascular network가 있다. 이는 pulmonary a.에 해당되며, 지금까지 오던 bronchial artery는 여기서 bronchopulmonary anastomosis를 이룬다고 말한다). • Spinal a. of Adamkiewicz arises fom a bronchial a. in upto 5%(bronchial a. embolization 시 막히면 척수 손상으로 마비가 오게 됨)

4 병태생리

1) 객혈의 원인 동맥

(1) 폐의 염증과 허혈 발생시

① 폐동맥(Pulmonary artery) : 혈관 수축

② 기관지 동맥(Bronchial artery) : 혈관 확장

∴ 객혈의 90% 이상은 **기관지 동맥**에서 기인함

2) 예외

(1) Rasmussen's aneurysm(폐결핵의 합병증, Pulmonary a. origin)

(2) AVM(Ateriovenous Malformation)

(3) Necrotic pulmonary infarction

5 원인

1) 객혈의 감별 진단

(1) 하기도 이외의 출혈 : 인후두 부위 출혈(가성객혈), 위장관 출혈(토혈)

(2) 기관지 출혈 : 악성종양, 기관지염, 기관지확장증, 외상

(3) 폐실질 출혈 : 폐농양, 폐렴, 폐흡충, 결핵, 진균 감염, 외상

(4) 폐혈관 출혈 : 동정맥기형(AVM), 심부전, 폐색전증

(5) 기타 : 출혈성 전신질환, 항혈전제 복용

2) 객혈의 흔한 원인들

(1) **객혈**의 가장 흔한 원인 2가지 : **기관지염, 악성 종양**

(2) **대량 객혈**의 가장 흔한 원인 2가지 : **결핵, 기관지 확장증**

→ 참고로 해리슨 19판에서는 객혈의 가장 흔한 원인이 기관지염, 결핵이라고 바뀌었습니다.

6 진단적 접근

1) 일반원칙

(1) **객혈(hemoptysis)과 토혈(hematemesis), 가성객혈(pseudohemoptysis) 간의 감별이 중요**

표 2-5 객혈과 토혈의 감별

		객혈	토혈
전구증상		기침	오심, 구토
객혈 성상	거품	○(공기+피)	X
	Blood-tinged sputum	○	X
	색깔	선명한 붉은 색	**검붉은 색(산에 의한 피의 산화)**
	산성	알칼리성	산성
혼합물		고름, Macrophage	음식물
과거력		기침 과거력	알코올 중독자(Mallory-Weiss tear) 간질환자(Esophageal varix)
빈혈 동반 여부		가능	더 흔함(위장관 출혈은 빈혈의 주된 원인)

2) 진단적 접근법

(1) 병력 청취

① 특징적인 증상에 대한 병력

- 피 묻은 화농성 가래로 묘사되는 객혈 → 기관지염을 시사
- 발열과 오한을 동반하는 피 묻은 화농성 가래 → 폐렴을 의미
- **불쾌한 냄새가 나는 가래 → 폐농양(lung abscess)을 의미**
- **양이 많은 만성 가래 → 기관지 확장증을 반드시 고려**
- 객혈이 급성으로 발생, pleuritic chest pain과 호흡곤란 → 폐색전증 시사

② 암 발병 위험요소인 흡연이나 석면에의 노출력 확인

③ 응고장애, 항응고제 복용 여부 확인

④ 전신 질환 확인 : 콩팥질환(Goodpasture's syndrome, Wegener's granulomatosis), lupus erythematosus

⑤ AIDS 환자 : 폐실질이나 기도 내에 존재하는 카포시 육종도 고려

(2) 이학적 검진

① 폐의 관찰

- 흉막마찰음(friction rub) : 폐색전증(pulmonary embolism) 시사
- 국소성이나 미만성의 수포음(crackle) : 폐실질의 출혈이나 실질의 출혈과 관련기저 과정을 시사함
- 기도폐쇄의 증거 : 만성 기관지염
- **현저한 나음(rhonchi) : 기관지 확장증을 시사**

② 심장의 관찰 : 폐동맥 고혈압, 승모판 협착, 심부전의 특징관찰

③ 피부의 관찰 : 카포시 육종, 동정맥 기형(AVM of Osler-Rendu-Weber disease), SLE(Systemic Lupus Erythematosus)의 증거 확인

3) 객혈의 진단적 평가

(1) **Chest X-ray** : 종괴/기관지 확장증 증거/국소적, 미만성 폐실질 병변 확인

(2) 부가적인 선별검사 : CBC/coagulation profile/urinalysis, BUN, creatinine level 등의 콩팥기능 평가

(3) 가래가 있을 경우 → 배양, 그람염색이나 항산성 염색을 실시

(4) **Fiberoptic bronchoscopy** : 출혈장소를 알아내고 기관지내 병소를 보는 데 특히 유용함

cf. 대량 객혈(massive hemoptysis)인에서는 rigid bronchoscopy가 fiberoptic(flexible) bronchoscopy보다 suction 능력도 높고 기도를 다루는 능력에 있어서도 더 뛰어나기 때문에 선호됨

(5) **HRCT(High-Resolution CT)** : 기관지 확장증의 확진방법

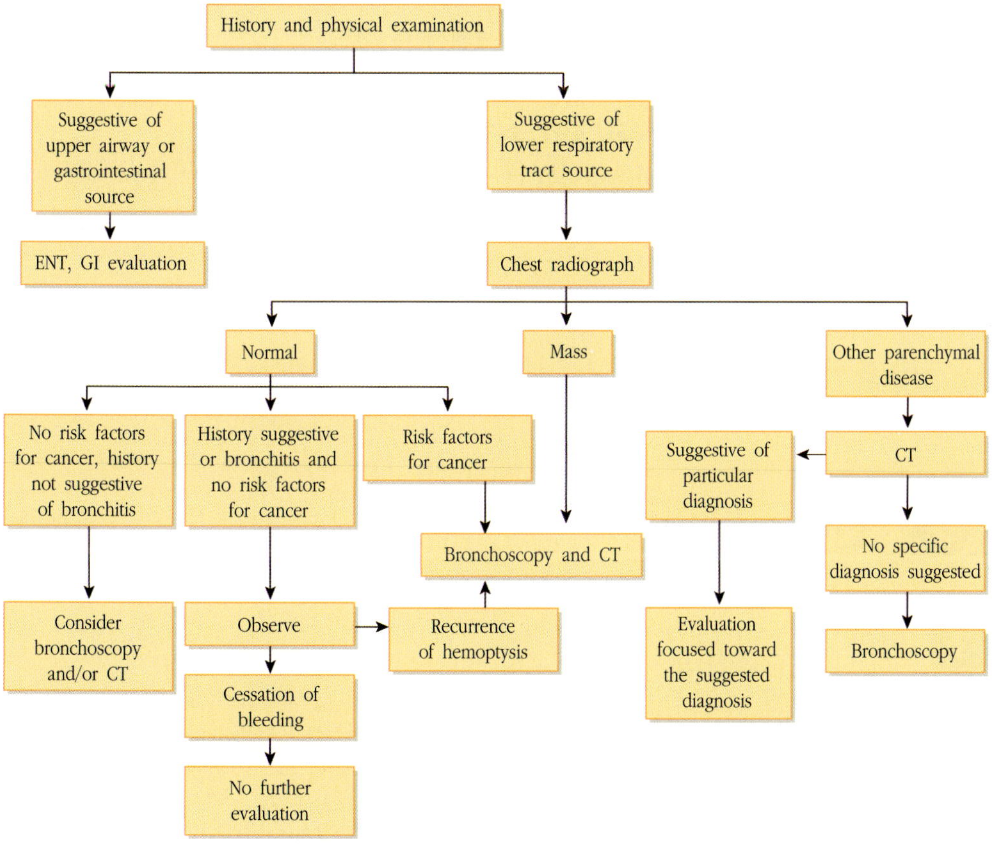

그림 2-2 객혈 환자의 진단 알고리즘

7 치료

출혈의 속도와 가스교환에 미치는 영향을 바탕으로 응급여부를 결정

1) 혈액량이 적은 경우

→ 정확한 원인 진단 시행

2) 혈액량이 많은 경우

→ **원인 감별보다 가스교환 유지가 중요함**

(1) Absolute bed rest & oxygen supply

(2) 기도의 확보 : **Double-lumen endotracheal tube 사용**
경우에 따라 **기관내 삽관이나 기계적 환기도 고려**

(3) **Decubitus position** : **출혈 부위가 아래로 오도록**

(4) **진해제(anti-tussive)** : codeine, morphine(기침이 악화시킬 수 있으므로)

(5) 기관지 내시경(bronchoscopy)
① **Rigid bronchoscopy** : **대량 출혈에서 더 선호**
② **Fibroptic bronchoscopy**
→ **출혈 부위를 확인하고, 전기 소작술 등으로 지혈함**

(6) **수술(Surgical resection)** : 침범된 쪽 폐의 절제, 다른 방법에 듣지 않는 생명을 위협하는 객혈이나 계속 재발하는 국소적인 출혈에 대한 최후(elective but definite)의 치료

(7) BAE(Bronchial artery embolization) : 혈관 조영술 시행 후, 출혈이 발생한 혈관을 색전술로 지혈

천명(wheezing)

1 정의

250ms 이상 이어지는 지속적이고 음악적인 호흡 소리

2 분류

호흡 주기에 따라 흡기성(inspiratory)과 호기성(expiratory) 천명으로 구분하며, 이에 따라 소리도 다르고, 감별 질환이 달라짐

표 2-6 천명의 분류

	흡기성(inspiratory) 천명	호기성(expiratory) 천명
병변의 위치	Extrathoracic upper airway origin	Intrathoracic upper airway origin Lower air way origin
음조	High-pitched	Low-pitched
	Monophonic → 한 가지 음원 =한 곳 기관협착(이물질, 종양)	Polyphonic → **여러 곳 음원** =**천식, COPD, 좌심실 부전(폐부종에 의해 기도가 좁아짐)**

3 기전

서로 거의 맞닿은 기도(airway)의 양쪽 벽을 지나가는 기류에 의해 진동(oscillation)이 일어나 발생

4 진단적 접근

1) 시작 : 천명이 언제부터 시작되었나?
2) 빈도 : 얼마나 자주 발생하는지?
3) 경과 : 천명 증상의 경과는?(악화 혹은 호전?)
4) 유발인자 : 천명을 유발시키는 상황은?(음식, 냄새, 동물, emotion)
5) 악화인자 : 천식발작은 어떻게 회복되는가?
6) 동반증상 : 천명에 동반되는 다른 증상은?
7) 사회력 : 흡연력은?
8) 과거력
   (1) 심장질환의 병력이 있는지
   (2) Nasal polyp의 병력이 있는지
   (3) 알레르기성 질환의 동반유무

호흡곤란(dyspnea)

1 정의

1) 환자가 비정상적으로 불유쾌한 호흡운동을 인지하는 것으로 객관적인 징후가 아닌 주관적 증상임
2) "숨쉬기 어렵다", "숨쉬기 불편하다", "숨이 가쁘다", "조금만 움직여도 숨이 차다" 등으로 표현함

2 병태생리

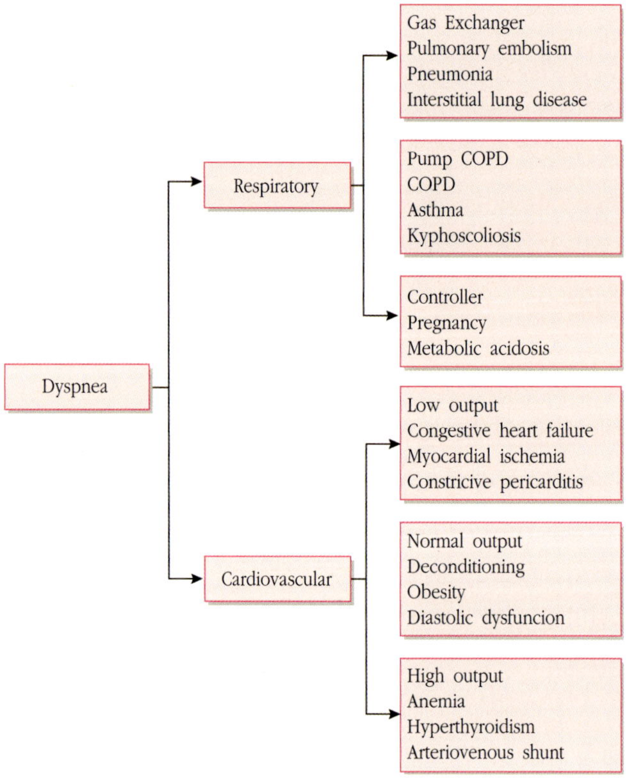

그림 2-3 Pathophsiology of dyspnea

3 감별진단(빈도수)

표 2-7 호흡곤란의 원인 질환

급성 호흡곤란	만성 호흡곤란
심부전	호흡기 질환
기관지 천식의 급성악화	심인성 호흡곤란, 과호흡
만성 폐쇄성 폐질환의 급성악화	심장질환
부정맥	위식도 역류
심인성 호흡곤란	탈조건부

4 자세와 호흡곤란

1) 기좌호흡(orthopnea)

(1) 정의 : **호흡곤란이 누우면 심해지고 앉으면 덜해지는 경우**

(2) 원인 : **심부전, 기관지 천식, 만성 폐쇄성 폐질환(COPD)**

(3) 감별

표 2-8 기좌호흡의 원인으로 심부전과 호흡기 질환의 감별

질병	심부전	호흡기질환
기전	심장 펌프기능 이상으로 누워 있으면 체액이 폐쪽으로 이동하여 호흡곤란이 생긴다.	누워 있으면 부교감 신경이 활성화되어, 가래 분비가 많아져 가래가 쌓여 호흡곤란이 일어난다.
Onset	눕자마자 발생	4~5시간 이후 발생(가래 쌓이는 시간)
호전	앉으면 호전	가래를 뱉으면 호전

2) 편평호흡(platypnea)

(1) 정의 : 호흡곤란이 앉으면 심해지고 누우면 덜해지는 경우

(2) 원인 : COPD(환기/관류 불균형에 의한 것으로 추정됨), 폐절제술 후

3) 측위호흡(trepopnea)

(1) 정의 : 모로 누우면 호흡곤란이 심해지는 경우

(2) 원인 : 한쪽 폐에 심한 이상, 심장질환

5 진단적 접근

1) 급성 호흡곤란

(1) 안정 시 : 안정 시에도 호흡곤란이 있나?
(2) 흉통 동반 : 흉통이 동반되는가?
(3) 유발인자 : 호흡곤란을 유발시키는 상황은?
(4) 동반질환 : 다른 질병을 앓고 있지는 않나?

2) 만성 호흡곤란

(1) 발생시간 : 언제 호흡곤란이 발생하는가?
(2) 횟수 : 얼마나 자주 호흡곤란이 발생하나?
(3) 정도 : 호흡곤란의 정도는 심한가?
(4) 지속기간 : 한번 시작하면 호흡곤란이 얼마나 지속되나?
(5) 유발인자 : 어떤 상황에서 호흡곤란이 발생하나?
(6) 동반증상 : 흉통, 천명, 기침, 가래배출 등 다른 증상이 동반되지 않나?
(7) 과거력 : 심장질환은 병력이 있나?
(8) 직업력 : 과거 석면공장에서 일하지 않았나?

가래(sputum)

1 정의

1) 기관지나, 폐에서 유래되는 분비물
2) 정상인도 하루에 100mL 정도 분비하지만, 무의식적으로 삼켜서 가래배출이 없음
3) 여러 폐질환에서 가래 분비량이 증가하면 기침과 동시에 배출함

2 감별진단

1) 만성 폐쇄성 폐질환(COPD, 특히 bronchitis 형태)
2) 기관지 확장증
3) 폐농양

4) 폐부종
5) 결핵
6) 폐암
7) 폐렴

3 진단적 접근

1) 시간 : 가래 배출시간은?
2) 양 : 하루에 배출하는 가래 전체 양은 얼마나 되나?
3) 가래의 성상 : 하얀 가래, 점액성 가래, 황록색 가래
4) 혈액성분 유무 : 가래에 피가 묻어나오지는 않나?
5) 가래의 냄새 : 고약한 냄새가 나지는 않나?
6) 가래에 기관지 원주(cast)나 결석(stone)의 유무

PACIFIC
INTERNAL MEDICINE

03 Chapter

호흡기계 진찰

Physical examination of respiratory system

개 요

1 개요

1) 환자의 자세 및 준비사항
   (1) 환자의 상의를 완전히 벗긴 후 편안한 자세로 앉힘
   → 누운 상태에서는 흉곽이 대칭적으로 팽창되지 않고 청진음이나 타진음이 변하므로 정확한 검사가 불가능함
   (2) 검사자는 환자와 같은 높이 또는 약간 낮게 마주앉는 것이 좋다.
   (3) 방 안은 조용하고 적당한 조명을 유지
   (4) 의식장애 등으로 환자가 앉지 못하는 경우에는 부축을 하거나 측와위(lateral decubitus)를 취하게 하여 한쪽씩 진찰함
   (5) 등쪽을 진찰할 때에는 환자의 앞가슴에 팔짱을 교차시켜 모으게 함
   (견갑골이 폐야를 가리는 것을 최소화시키기 위해서)
2) 순서 : **시진 → 촉진 → 타진 → 청진(시촉타청)**
   cf. 복부 이학적 검진 순서는 **시청타촉!**
   → 복부 염증을 촉진으로 자꾸 만지면 복부 근육이 경직되어 진찰이 안 되기 때문에 2번 4번 순서 바꿈!

시진(inspection)

1 흉곽의 형태 및 변형

1) **원통형 흉곽(barrel chest) : 오래된 폐기종**
   → 과팽창이 되어 전후경이 길어져서 술통형으로 생김
2) 누두흉(funnel chest, pectus excarvatum) : 대부분 선천적
   → 흉골이 후방으로 전위되어 가슴이 움푹 들어감
3) 새가슴(pigeon chest, pectus carinatum) : 대부분 선천적
   → 흉골이 전방으로 전위되어 가슴이 튀어나옴
4) 편평형 흉곽(flat chest) : 무력형 체격, 드물게 양측 흉막의 심한 비후 시
   → 전후경이 횡경에 비해 극도로 작아진 경우
5) Harrison's sulcus : 구루병, 장기간의 기도폐쇄
   → 가로막의 부착부를 따라 흉벽에 우묵하게 들어간 홈이 생긴 것

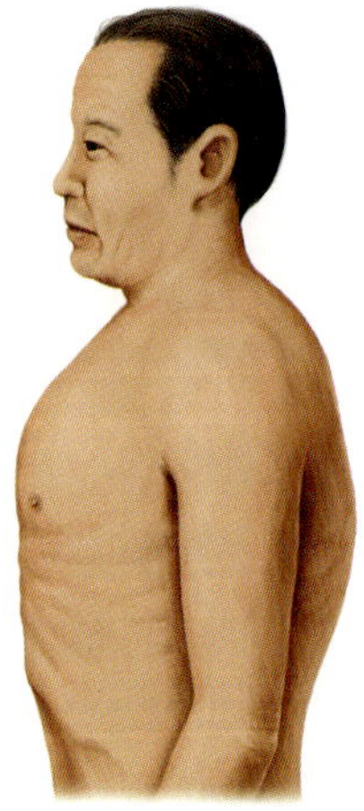

그림 3-1 COPD환자의 barrel chest

2 호흡의 형태

환자의 호흡 수, 깊이, 규칙성을 염두해 두고 기술하며, 각 유형에 따라 감별 진단이 달라진다.

여기서 잠깐 !!

- Tachypnea : 얕고 빠른 호흡
- Hypernea : 호흡 환기량의 증가(속도의 증가 또는 호흡 깊이의 증가)
- Hyperventilation : 대사에 필요한 호흡량보다 많은 환기가 이루어지는 상태, $PaCO_2$의 감소

표 3-1 호흡형태의 종류

정상 (normal)	급속호흡 (tachypnea)	과호흡 또는 과도환기 hyperpnea, hyperventilation)	완서호흡 (bradypnea)
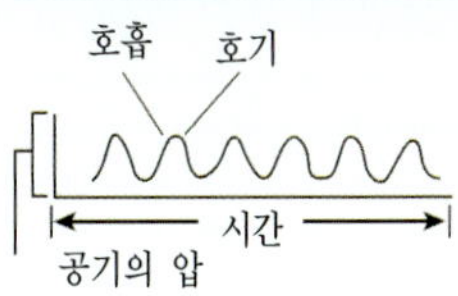	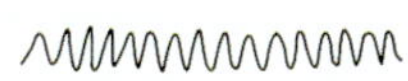	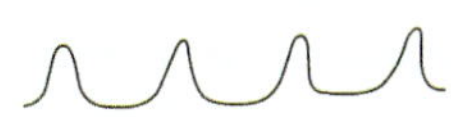	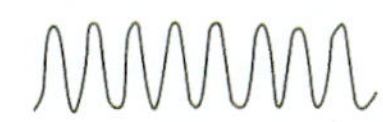
• 호흡속도 – 성인 : 분당 15~22번 – 소아 : 분당 15~44번	• 호흡이 빨라진 것. 원인은 제한성 폐질환, 녹막염성 흉통, 가로막의 상승 등	• 원인에는 운동, 불안, 대사성 산증이 있다. 혼수상태의 환자에서 나타난다면, 중뇌나 뇌교의 뇌경색, 저산소증, 저혈당증도 고려해야한다. • Kussmaul 호흡 : 대사성 산증과 연관된 과호흡으로 호흡수는 빠르거나 정상 혹은 느릴 수 있다.	• 호흡이 지나치게 느려진 상태. 원인은 당뇨성 혼수, 약물로 인한 호흡억제, 뇌압증가 등에 수반하여 2차적으로 나타날 수 있다.
체인-스토크스 (Cheyne-Stokes respiration) 호흡	**실조성 호흡 (ataxic breathing, Biot respiration)**	**한숨호흡 (sighing respiration)**	**폐쇄호흡 (obstructive breathing)**
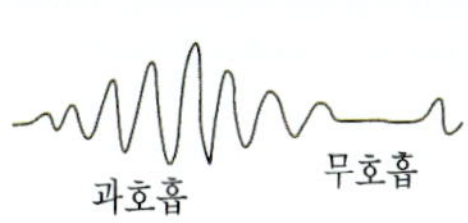	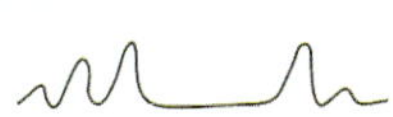	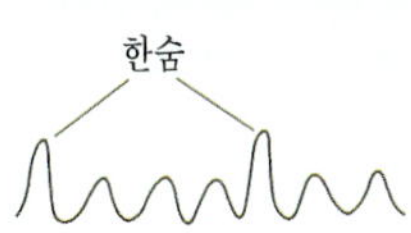	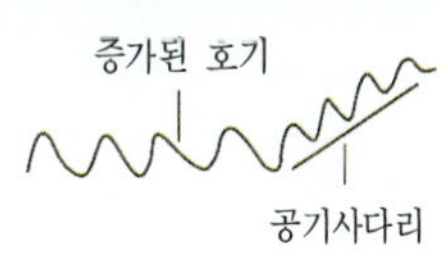
• 과호흡과 무호흡이 교차하는 것. 어린이나 나이 든 사람은 잠 잘 때 정상적으로 보이기도 하지만, 병적 원인은 심부전, 요독증, 약물로 인한 호흡억제, 그리고 뇌손상(대뇌반구 양쪽 혹은 간뇌)이 있다.	• 예측할 수 없는 불규칙한 호흡. 원인은 호흡억제와 연수부위의 뇌손상	• 한숨을 자주하는 형태. 과도환기 증후군(원인 : 호흡곤란과 졸리움)에서도 나타나며, 때로 하품이 정상적으로 나타나기도 한다.	• 폐쇄호흡 시 기도저항의 증가로 인하여 호기가 증가 하는 것. 만일 환자의 호흡속도가 증가하면 완전한 호기를 할 충분한 시간이 부족해지면서 가슴은 과도하게 확장되었으며 호흡은 보다 더 얕아진다.

→ 폐쇄성 호흡에서 특히 힘들여서 호흡하는 COPD 환자의 호흡을 노작성 호흡(labored breathing)이라고 한다. 이때는 입술을 오므리고 '휴' 하는 소리를 내며 pursed lip breathing이 특징적이며, 기도폐쇄이 심하면 흡기 시에 costal margin과 쇄골상와가 오히려 함몰하는 paradoxical respiration을 보이기도 한다.

촉진(palpation)

1 압통(tenderness)

갈비뼈 골절, 악성 종양의 전이, 급성 흉막염 등을 시사

2 성음 진탕(vocal fremitus) : 호흡음, 성음의 증가 감소와 일치

음파가 기관지와 폐를 통해 전도되어 흉벽에서 진동이 촉진되는 것. 환자에게 낮은 목소리로 "하나"라고 말하도록 하면서 촉진하였을 때, 병변 부위에서는 진동이 크게 느껴짐

표 3-2 성음진탕의 원리 및 예시

	원리	예
증가	**폐실질 매질**	폐렴, 결핵, 종양
감소	**폐실질 공기** **흉막내 매질** **흉막내 공기** **무기폐** 기관내 협착	폐기종, 거대 bulla 흉막 삼출 기흉 무기폐 기관지 협착

* 폐실질에 공기 외에 공기보다 전도 속도가 빠른 매질이 있으면 성음진탕, 호흡음 증가
* 흉막내 공기나 매질 존재시 폐포에서 흉막으로 음파의 전도가 차단되어 감소
* 무기폐가 생기거나, 기관내 협착이 있으면 기관내의 음파의 전도가 차단되어 감소

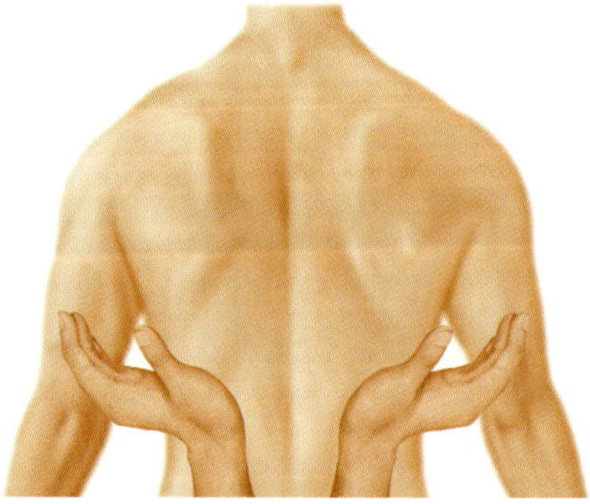

그림 3-2 **성음진탕의 촉진**. 손바닥의 척골면을 갈비뼈와 평행하게 흉곽에 밀착시키며 좌우를 비교한다.

3 병적인 진탕음

Rhoncal fremitus : 기관지 확장증 등에서 분비물에 의한 기관지의 부분적 폐쇄로 호흡 기류에 의한 진동이 느껴지는 것

4 기관의 촉진(palpation of trachea)

종격동의 편위 확인

타진(percussion)

1 타진음의 분류

1) **과공명음(hyperresonance)** : 정상보다 더 길고 더 낮고 큰 타진음. 정상에서는 나타나지 않음
2) **고음(tympany)** : 높은 음, Traube's semilunar space(왼쪽 흉곽 아래 부분)에서 관찰
3) **청음(resonance)** : 폐의 정상 공명음
4) **탁음(dullness)** : 짧고 높으며 작은 소리, 공명에 제한이 있는 상태에서 들림
   → 간, 심장, 종격동 부위에서 관찰
5) **절대탁음(flat)** : 극히 짧고 음조가 낮다. 대퇴부의 근육을 타진 시 들림

2 정상 흉부의 타진

1) 타진의 순서

(1) 폐첨부로부터 좌우를 비교하면서 아래로 내려간다.
(2) 폐첨부는 전면에서는 쇄골상와, 배면에서는 양쪽 어깨에서 시작된다.
(3) 약 5cm 간격으로 내려가면서 검사

2) 가로막의 호흡운동 범위(diaphragmatic excursion)

(1) 흡기와 호기의 간 탁음의 위치를 비교, 정상에서는 5~6cm 가량 움직임
(2) **폐-간의 경계 : 보통 6번째 늑간**(6번과 7번 늑골 사이)

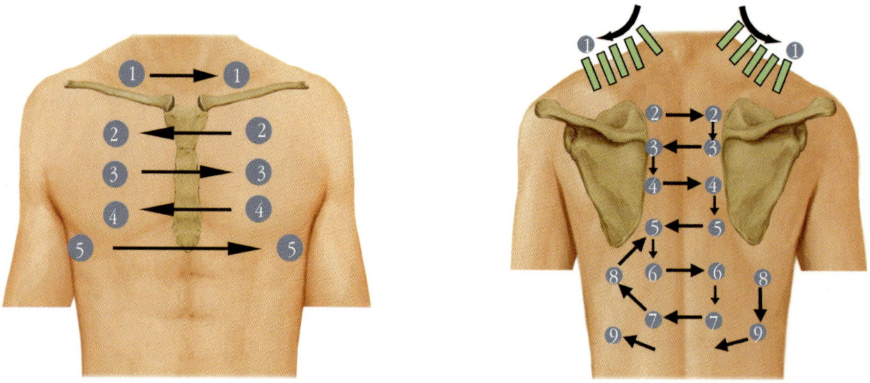

그림 3-3 흉곽의 전 후면에서 타진의 순서. 위에서 아래로, 좌우를 비교하면서 진행한다. 폐첨의 위치(①)에 유의할 것

3 타진의 이상 소견

표 3-3 타진의 원리 및 예시

	원리	예
고음	**폐실질 공기** **흉막내 공기**	폐기종, 거대 bulla 기흉
탁음	**폐실질 매질** **흉막내 매질** **무기폐**	폐렴, 결핵, 종양 흉막 삼출 무기폐

* 폐실질이나 흉막내 공기가 있으면 북소리 같은 tympanic 소리
* 폐실질이나 흉막내 매질이 차면 dull 한 소리
* 무기폐는 공기가 줄어드는 것이므로 상대적으로 매질이 생겼다고 생각하면 된다.

1) 과공명음의 출현

(1) **폐기종 : 양측성 과공명**

(2) **기흉 : 병측 폐에서 과공명 발생**

2) 비정상 고음

(1) Traube's semilunar space 이외의 부위에서 고음이 있으면 기흉이나 거대 bulla

(2) Skodaic resonance : 흉수에 의해 폐의 하부가 눌리고 상부의 용적도 감소할 경우 흉수 자체에 의한 탁음 부위 바로 위에서 과공명음 또는 고음이 생기는 것

3) 비정상 탁음의 출현

(1) **무기폐** : 좌상엽은 전면에서 흉부의 대부분에 투사되고 있으므로 무기폐가 생기면 탁음대도 매우 넓어짐

(2) 종격동(원래 고음)에서 탁음이 들림 → 종격동 종양, 대동맥류를 의심

(3) 흉막 삼출 시의 탁음(>400mL) : Ellis-Damoiseau curve, Garland triangle, Grocco-Rauchfuss triangle

청진(auscultation)

1 청진의 요령

1) **청진기**

(1) **Bell** : 낮은 음 듣기에 적합

(2) **Diaphragm** : 높은 음 듣기에 적합

여기서 잠깐 !!

• Diaphragm은 한번 거르는 막이 있으니, 작고 낮은 음은 듣기 어려워요^^

2) 환자는 입을 약간 벌리게 하고 보통보다 약간 깊은 호흡을 시키면서 위에서부터 아래로, 좌우를 비교하면서 검사를 진행한다.

3) 순서는 타진과 동일, 한 부위에서 적어도 1회의 호흡을 청진

2 정상 호흡음

1) 폐포호흡음(vesicular breath sound)

저음, 특징적으로 흡기 시에 크게 잘 들리며 연속적으로 호기의 초기까지만 들림

2) 기관지호흡음(bronchial breath sound)

음조가 높고 매우 거친 소리, 흡기와 호기 사이에 **뚜렷한 정지기**가 있어 특징적이며, 호기의 끝까지 잘 들림. **경부기관에서 직접 들을 수 있으며, 정상 폐야에서는 들리지 않으므로, 만약 폐야에서 들린다면 병적 상태(폐렴)를 시사**

3) 기관지폐포호흡음(bronchovesicular breath sound)

폐포호흡음과 기관지호흡음의 중간에 해당, 호기 때에 폐포호흡음보다 더 길게 높은 음조로 들리나 기관지음처럼 끝까지 들리지는 않음. 흡기와 호기 사이에 정지되지 않고 연속해서 들림

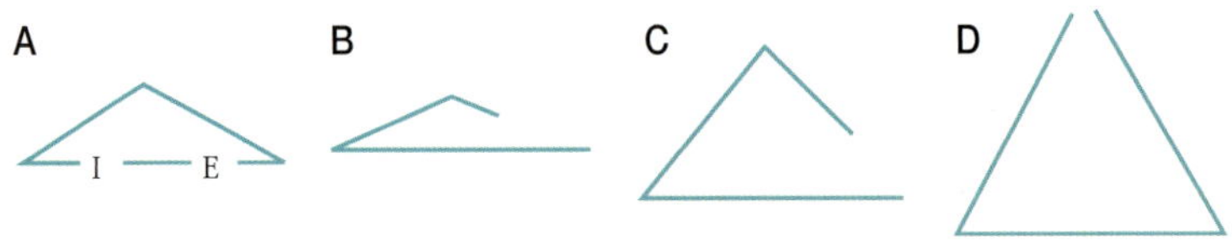

A, 정상 호흡에서 흡기와 호기의 시간 비는 5 : 6이다.
B, 폐포호흡음 : 낮은 소리이고 호기의 처음까지만 들린다(흡기와 호기의 시간 비 5 : 1~2).
C, 기관지폐포호흡음 : 폐포호흡음보다 음조가 높고 호기 때에 좀 더 오래 걸린다.
기관지 호흡음보다는 짧아서 끝까지 들리지 않고, 호기와 흡기 사이 정지기도 없다.
D, 기관지호흡음 : 거칠고 높은 소리이고 흡기와 호기 사이에 뚜렷한 정지기가 있고, 호기의 끝까지 잘 들린다.

3 부잡음(adventitious sounds)

1) 천명음(wheezing)

(1) **좁아진 기도를 공기가 흐르면서 생기는 연속적인 소리**

(2) Bronchospasm이 일어나거나 종양/분비물에 의해 호흡 통로를 막혔을 경우 발생

(3) 흔한 원인

① Acute bronchiolitis

② Aspiration(foreign body)

③ Bronchial stenosis

④ Cardiac failure, chronic bronchitis

⑤ Cystic fibrosis

⑥ Eosinophilic pneumonia

⑦ Airway obstruction due to mass

⑧ SVC syndrome

⑨ Substernal thyroid

⑩ **Endobronchial Tb**

⑪ **Primary lung cancer**

⑫ Metastatic breast cancer

(4) 분류

① **단조성 천명**

- 호흡에 따라 좁아진 기관지의 내강이 변하지 않을 때 발생
- 대부분 국소적으로 들리므로 진단적
- Localized fixed wheezing → 기관지암이나 기관지 협착의 특징적 소견

② **복조성 천명**

- 기도 내강이 전반적 균등하지 않게 좁아져 있을 때 발생
- 천식이나 COPD을 시사

③ **협착음(stridor)**

대부분의 천명은 호기 시에 뚜렷하나 상부 기도의 폐색이 있으면 천명이 흡기시에 오히려 크게 들려 이를 따로 구분한 것

④ **건성수포음(rhonchus)**

천명음 중에서 진동음으로 들리는 것, 대부분 기관지내 분비물의 진동에 의해 생기고 기침을 하여 가래를 뱉고 나면 소실되는 것이 특징

2) 수포음(crackle)

(1) 닫혀 있던 세포기도가 흡기 시에 열리면서 폐색의 원위부와 근위부의 압력 차이가 순간적으로 소실되면서 발생함

(2) 예전에는 rale이라 불렸고, 단속성의 폭발적인 소리로 주로 흡기 시에 들림

(3) 주로 interstitial lung disease, filling of alveoli by liquid, microatelectasis와 연관

(4) 수포음의 분류

① **흡기말수포음** : "fine crackle velcro rale", 세포기도의 폐색을 일으키는 모든 질환에서 들리며, **DILD, 폐렴**에서 들림

② **흡기초수포음** : 낮은 음조, coarse한 특징. **심한 심부전, COPD**에서 들림

(5) 흉막마찰음(pleural friction rub)

① 흉막면이 거칠어지면 호흡 시 벽측 흉막과 장측 흉막이 마찰되어 발생

② **소량의 흉막 삼출**이 있을 때도 흉막마찰음이 생기나, 흉막 삼출이 많아질수록 마찰이 적어져 들리지 않게 됨

4 성음(voice)

성음 청진은 성음 진탕과 같으며 촉진 대신 청진기를 이용하는 것만 다름

1) 성음의 감약 또는 소실

흉막 삼출, 기흉, 비만, 기관지의 완전폐쇄시 발생

2) 기관지성(bronchophony)

(1) 성음의 증가, 폐경변 등으로 폐실질의 공기가 적어지면 고음조의 소리가 잘 전도되어 생김

(2) 성음진탕(vocal fremitus)과 같은 임상적 의미를 가짐

3) 섭음흉성(whispered pectoriloquy)

(1) 환자에게 낮은 목소리로 "하나"라고 말하도록 하면서 청진할 때, 정상 부위에서는 잘 들리지 않던 소리가 병변 부위에서만 뚜렷하게 들리는 현상을 뜻함

(2) 폐실질 경변(lung consolidation)이 있음을 뜻함

4) 양명성음(egophony)

(1) 기관지성의 한 변형, 공명이 덜되고 음고가 높아 염소울음 같이 들리는 것

(2) 환자에게 "이"라고 말하라고 했을 때 청진상 "아"라고 들리는 것

(3) 흉막 삼출시 수위 바로 아래 폐가 압박되어 공기가 적어졌을 때 발생

→ 폐실질 경변이 있을 때 들리고, 간질성 폐질환에서는 들리지 않음

→ Crackle의 감별에 도움됨

표 3-4 주요 호흡기 질환에서 흉부청진 소견

	타진	성음진탕	호흡음	목소리 전달	기타
정상	청음	정상	폐포호흡음(폐하부)	정상	
폐경변(consolidation) 또는 무기폐 - 기관지가 개방된 경우	탁음	증가	기관지호흡음	기관지성	수포음
폐경변(consolidation) 또는 무기폐 - 기관지가 막힌 경우	탁음	감소	감소	감소	
천식	청음	정상	폐포호흡음	정상	천명음
간질성 폐질환	청음	정상	폐포호흡음	정상	수포음
폐기종	과공명	감소	감소	감소	간혹 천명음
기흉	과공명	감소	감소	감소	
흉막액	탁음	감소	감소	감소	간혹 흉막마찰액

* 성음진탕과 호흡음, 성음은 증가, 감소를 같이한다.
* 경변이 기도를 완전히 막고 있는 경우에는 성음진탕 감소, 부잡음이 들리지 않게 된다.
* Asthma, ILD 때는 부잡음이 각각 천명음, 수포음이라는 것 외에 다른 소견 정상

04 Chapter 동맥혈 가스 분석

Arterial blood gas

동맥천자

1 동맥천자 부위

1) 일반적 원칙

드물게 천자로 인해 혈전이 발생하여 혈관이 막힐 수 있음

→ 측부순환(collateral circulation)이 존재하는 부위이어야 함

2) 종류

표 4-1 동맥 천자 가능 부위

	Radial a.(m/c)	Ulnar a.	Brachial a.	Dorsalis pedis a.	Femoral a.
장점	표면에 존재 촉지하기 쉬움 동맥이 잘 움직이지 않음 Ulnar artery 측부순환 존재 근처에 큰 정맥이 없음 일반적으로 통증이 적음			상대적으로 안전 Radial a.보다 혈전이 덜 생김	중환자실에서 오래 동안 동맥혈천자가 필요할 때 관을 꽂을 수 있음
단점		동맥이 더 잘 움직여 잡기 어려움 지름이 더 작아 혈전이 생기기 쉬움	위험성 있음		깊은 혈종

3) Modified Allen's test

(1) **Radial a. 천자를 위해 ulnar a.에 의한 측부순환이 가능한지 확인하기 위해, 채혈 전 반드시 시행**

(2) 양 손으로 채혈하는 손의 radial과 ulnar a.를 동시에 막았다가, 하나씩 풀어보면서 혈액 순환이 회복되는 지 확인

2 합병증

Spasm, 혈전, 혈종(hematoma)

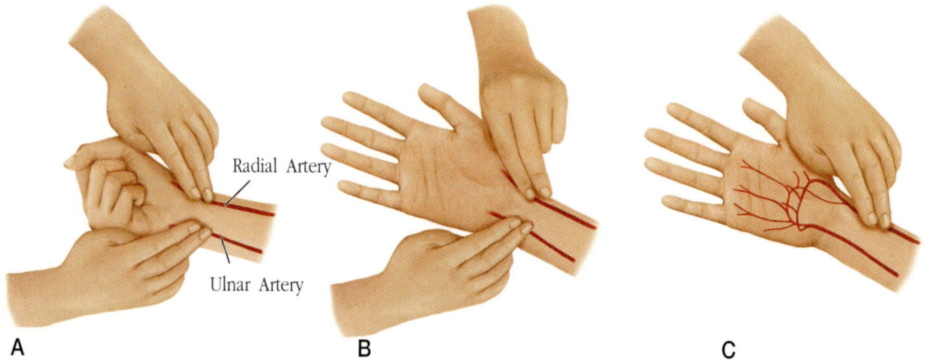

그림 4-1 The modified Allen's test. **A,** the hand is clenched into a tight fist and pressure is applied to the radial and ulnar arteries. **B,** the hand is opened(but not fully extended); the palm and fingers are blanched. **C,** removal of the pressure on the ulnar artery should result in flushing of the entire hand.

동맥혈의 처리

1 Plastic vs Glass syringes 사용

1) 종류에 따라 pH & $PaCO_2$는 영향을 받지 않음
2) PaO_2 >400mmHg일 때 plastic syringe에서 더 빨리 떨어지나 임상적 의미 없음

2 헤파린

1) 채혈한 혈액의 응고를 막기 위해 섞어줌(Hb가 조금 희석됨)
2) 방법 : 3~5mL 주사기에 헤파린액을 넣었다가 빼고 나면, 주사기 내벽에 헤파린이 코팅되어 채혈한 혈액과 섞어주는 효과가 남(혈액 4mL당 0.2mL 헤파린)
3) 1mL의 피에 0.1mL heparin을 섞어도 pH, $PaCO_2$, PaO_2에는 변화가 없음

3 Anaerobic conditions

1) 실온 공기 : PCO_2=0mmHg, PO_2=150mmHg
   → 공기에 오래 노출되면, 혈액 속 $PaCO_2$는 공기 중으로 빠져나가서 감소하고, pH는 증가함. PO_2는 150으로 수렴함
2) 주사기에 거품이 남아 있으면 공기에 계속 노출된 효과가 나므로 제거 필요

4 보관온도

표 4-2 검체 보관온도

온도	37℃	4℃
PCO_2 ↑	1mmHg/10min	0.1mmHg/10min
pH ↓	0.01/10min	0.001/10min
PO_2 ↓	0.1mL/dL/10min	0.01mL/dL/10min

* 온도가 낮으면 PCO_2 증가, 이에 따른 pH 감소가 10배로 줄고, PO_2의 감소도 10배로 준다.
* 4℃에서 검체를 보관한다.

동맥혈 가스 분석(ABGA)의 해석

1 Base excess/deficit

1) 기본지식

표 4-3 정상치

	Mean	Normal range	Acceptable therapeutic range
$PaCO_2$	40	∓5	∓10
pH	7.4	∓0.05	∓0.1

표 4-4 $PaCO_2$, pH 변화 관계

$PaCO_2$	80	60	40	30	20
pH	7.6	7.5	7.4	7.3	7.2

→ pH와 HCO_3 변화 관계 : pH 0.15 변화당 HCO_3는 10씩 변한다!

2) 계산법

(1) Henderson-Hasselbalch equation을 보면 pH를 변화시키는 인자는 2가지

① 호흡에 의한 $PaCO_2$ 변화 : 빠름

② 콩팥에 의한 HCO_3의 변화 : 느림

(2) 만약 HCO_3 변화가 없다고 한다면, pH는 $PaCO_2$의 변화에 의해서만 결정됨
우선, 이런 가정 아래 $PaCO_2$의 변화에 해당하는 predicted pH를 구하고, 이 predicted pH와 실제 측정값으로 나오는 pH 값의 차이를 계산하면, 그 변화가 HCO_3 변화에 의한 것임을 알 수 있다.

(3) 이 변화량(pH 변화 중 HCO_3에 의한 영향)이 **Base Excess/Base Deficit**에 해당
→ BE는 산염기 상태 파악과 치료 용량을 결정하는 데 필요합니다.

$$pH = pK + \log \frac{[HCO_3^-]}{s \times PaCO_2}$$

① Predicted pH 구하기

7.4∓(측정 PCO_2와 40의 차) × 1/100 × 1/2

② Base excess/deficit 구하기

(측정된 pH와의 차 − predicted pH) × 100 × 2/3

여기서 잠깐 !!

- 측정된 $PaCO_2$가 40보다 클 때만 1/2을 곱한다.
- 측정된 $PaCO_2$가 40보다 크면 7.4에서 빼고, 측정된 $PaCO_2$가 40보다 작으면 7.4에서 더한다.

2 ABGA 분석

1) Alkalosis, acidosis 결정

(1) pH가 7.4보다 높으면 **alkalosis**

(2) pH가 7.4보다 낮으면 **acidosis**

2) Alkalosis, acidosis의 원인이 respiratory인지 metabolic인지 결정

(1) Alkalosis 원인

① $PaCO_2$ 감소 시 respiratory

② HCO_3 증가 시 metabolic

(2) Acidosis 원인

① $PaCO_2$ 증가 시 respiratory

② HCO_3 감소 시 metabolic

3) Acute, subacute, chronic 결정

(1) pH가 높거나 낮긴 하지만 정상 범위 내면 compensated = chronic

(2) pH가 높거나 낮은 것이 비정상

① 일차적 원인에 보상하는 방향으로 $PaCO_2$나 HCO_3가 변화되고 있을 때 Partially compensated = Subacute

② 일차적 원인과 관계없이 나머지 $PaCO_2$나 HCO_3 정상범위일 때 Uncompensated = Acute

Hypoxemia의 평가

1 Arterial oxygenation 평가

산소분압, 산소 포화도, 산소 함유량에 대해 각각 구분하여 알아둡시다.

1) 산소분압(partial pressure, PaO_2)

(1) 혈액 속에 O_2가 있게 하는 핵심

(2) PaO_2는 O_2-Hb 해리곡선에서 SaO_2를 결정하는 결정인자

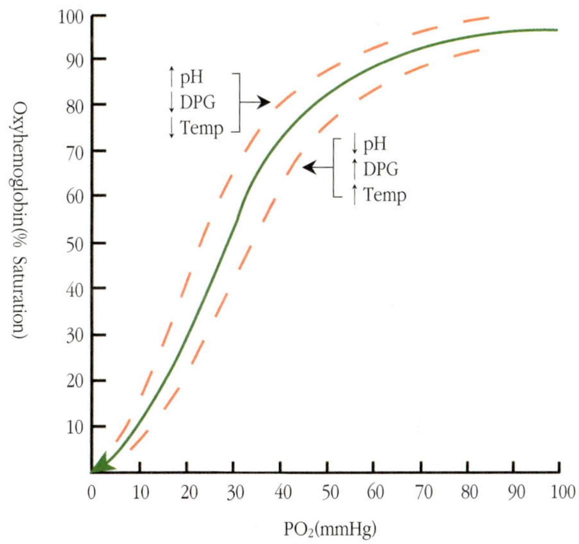

그림 4-2 **산소해리곡선.** PaO_2가 SaO_2를 결정하는 인자임을 나타내고 있다.

2) 산소 포화도(saturation, SaO_2)

O_2와 결합된 Hb의 백분율(%)

3) 산소 함유량(oxygen content, CaO_2)

(1) 100mL의 혈액에 있는 O_2의 부피
=HbO_2(oxyhemoglobin)+용해된 O_2=(Hb×1.34×SaO_2)+(0.003×PaO_2)

(2) 혈액 중의 산소의 '양(amount)'을 나타내는 값

4) Oxygen delivery(DO_2)

(1) **DO_2=CO(cardiac output)×CaO_2(oxygen content)**

(2) 실제로 조직(tissue)에 전달되는 산소의 '양(amount)'을 나타내는 값

(3) 심박출량(Cardiac Output, CO)에 비례함

5) Alveolar-arterial oxygen difference : (A-a)DO_2

(1) **폐포 내 산소 분압(PAO_2)과 동맥혈의 산소분압(PaO_2)의 차이**

(2) **저산소혈증의 기저 원인 감별에 중요함**

꼭 알아둡시다!!

- **(A-a)DO_2 계산 방법**
  (A-a)DO_2=PAO_2-PaO_2
  PAO2=(PB-PH2O)×FiO2-PaCO2/RQ
  RQ=1.0 if FiO_2>0.6
  RQ=0.8 if FiO_2<0.6
- **대기압(PB)** : 약 760mmHg
- **수증기압(PH_2O)** : 약 47mmHg(at 37℃)
- **흡입산소백분율(FiO_2)** : 환자에게 주고 있는 공기 속 산소 농도. 일반 공기를 줄 경우 0.21
- **호흡률(RQ; Respiratory quotient)** : 환자의 O_2 소모와 CO_2 생산 비율
- 대부분의 경우 (PB-PH_2O)×FiO_2는 150, RQ=0.8이므로
  (A-a)DO_2=(150-1.25 X $PaCO_2$)-PaO_2
  정상치 : 15mmHg 이하

2 Hypoxemia 원인

1) 저호흡 상태(Hypoventilation)

(1) Respiratory drive 감소

(2) 호흡 근육 손상(예 : neuromuscular disease, 마취)

2) Impaired diffusion

3) 낮은 흡입 산소 분압(Low inspired PaO_2)

(1) FiO_2의 감소

(2) 고지대

4) Shunt

(1) Desaturated blood가 폐포-모세혈관 수준에서 산소화 되지 않고 통과하는 것

(2) $(A-a)DO_2$ 증가

(3) **산소공급으로 교정되지 않음**

(4) 종류

① 무기폐(Atelectasis)

② 폐포 속 체액 저류(Intraalveolar fluid filling) : ARDS, 폐부종, 폐렴

③ 심장 내 shunt(Intracardiac shunt) : 청색증을 동반하는 선천성 심질환

④ 폐혈관 기형 : Pulmonary arteriovenous shunt

5) V/Q mismatch

(1) High V/Q area(=high PaO_2)에서의 혈류와 low V/Q area(=Low PaO_2)의 혈류가 합쳐지면서 동맥혈 저산소증을 일으킴

(2) $(A-a)DO_2$ 증가

(3) **산소치료에 의해 호전됨**

(4) 임상적으로 가장 흔한 저산소증의 원인

예 Airway disease(COPD), interstitial lung disease, 폐렴, 폐혈관 질환

3 저산소혈증의 중증도(severity) 평가

1) 60세 이하에서

(1) Mild hypoxemia PaO_2 <80mmHg

(2) Moderate hypoxemia PaO_2 <60mmHg

(3) Severe hypoxemia PaO_2 <40mmHg

2) 60세 이상, mild와 moderate 기준을 1씩 감소

3) 나이와 무관하게, PaO_2 <40mmHg이면 severe hypoxemia

4 산소 치료의 교정정도

1) Uncorrected hypoxemia	PaO_2 < 60mmHg
2) **Corrected hypoxemia**	**60 < PaO_2 < 100mmHg**
3) Excessively corrected hypoxemia	PaO_2 > 100mmHg

5 저산소혈증(hypoxemia) 환자의 진단적 접근

아래 flow chart는 매우 중요합니다!
(1) $PaCO_2$ (2) $(A-a)DO_2$, (3) 산소 교정 여부를 기억하세요.

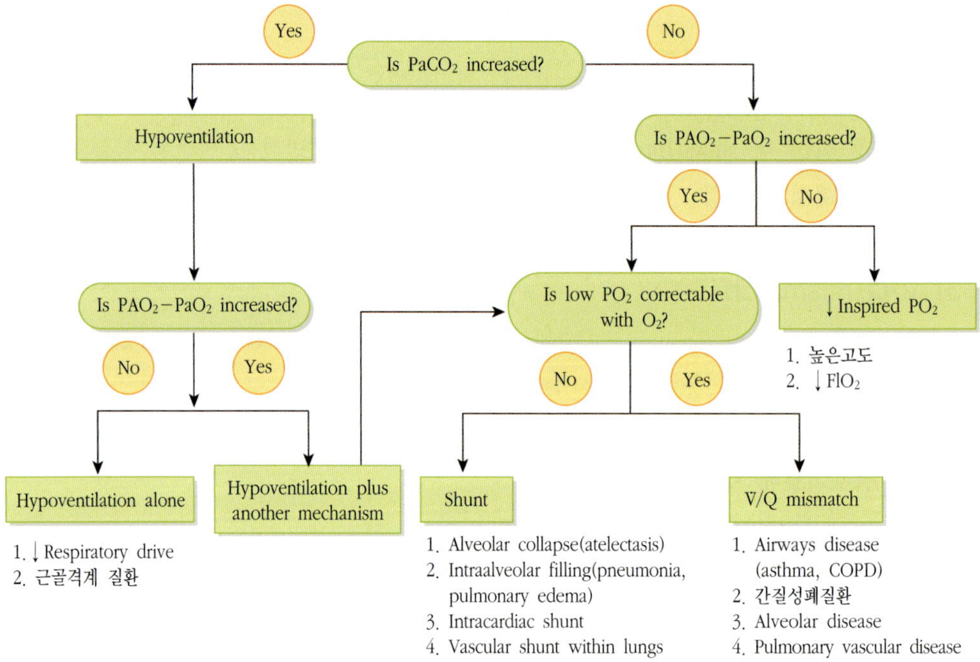

그림 4-3 저산소혈증 환자에 대한 진단적 접근

꼭 알아둡시다!!

감별 포인트 !!!!!

- CO_2가 높아지는 건 호흡이 안되고 있다는 것을 뜻합니다.
- $(A\text{-}a)DO_2$는 shunt, V/Q mismatching 시에 증가합니다.
- Shunt는 O_2 therapy에 의하여 교정이 안 됩니다.

(증례) 호흡곤란을 호소하는 30세 남성
PaO_2 50mmHg, $PaCO_2$ 40mmHg, pH 7.38
FiO_2 0.4로 산소공급 후, PaO_2 80mmHg으로 회복

(해석) 먼저, CO_2가 정상이므로, hypoventilation은 배제
$(A\text{-}a)DO_2 = 150 - 1.25 \times 40 - 50 = 50$이므로, 나이에 비해 증가되어 있으므로 shunt 혹은 V/Q mismatch를 생각할 수 있는데, 산소공급 후 호전되었으므로, 가능한 원인은 airway disease(asthma, COPD), ILD, alveolar disease, pulmonary vascular disease 등이다.

PACIFIC
INTERNAL MEDICINE

05 Chapter

폐기능 검사

Pulmonary function test

개 요

폐기능 검사는 호흡기계 기능을 평가하는데 중요한 지표로, 4가지 폐용적(lung volume) 및 4가지 용량(lung capacity)의 개념에 대하여 알고, 그것을 측정할 수 있는 검사법을 알아야 합니다.

- 4개의 volume : IRV, TV, ERV, RV
- 4개의 capacity : VC, IC, FRC, TLC

측정은 주로 폐활량 측정법(spirometry)을 쓰지만, 잔기량(RV)은 측정할 수 없습니다. 잔기량을 측정할 수 있는 검사 : 질소세척 검사(nitrogen washout test), 헬륨희석 검사(helium dilution test), 체적변동기록법(body plethysmography)이 있습니다.

환기장애를 진단하는데 중요하게 이용되는 노력성호기곡선(forced expiratory spirogram)에서 측정되는 변수의 종류를 알고, 폐쇄성, 제한성 환기장애에서 그 원인과, 노력성호기곡선(forced expiratory spirogram)에서 측정되는 변수가 어떻게 변화되고, 노력성호기유량–용적곡선(forced expiratory flow–volume curve) 모양이 어떻게 되는지 알아야 합니다. 상기도 폐쇄시 나타나는 노력성호기유량–용적곡선(forced expiratory flow–volume curve) 모양이 어떻게 되는지 중요합니다.

천식에서 중요한, 기관지 확장제 흡입 후 검사(post bronchodilator test), 기도유발 검사(bronchial provocation test)와 간질성 폐질환(ILD)에서 중요한 폐확산능(diffusion capacity=DLco)도 알아둡시다.

1 폐기능 검사의 적응증

1) 호흡곤란 원인 판정 : 호흡곤란 등의 증상이 호흡기질환에서 기인하는지를 판정할 때
2) 질환 중등도 평가 : 호흡기질환의 경중 정도를 판정할 때
3) 임상경과 추시 : 호흡기질환이 있는 환자의 임상경과를 추시할 때
4) 수술, 마취 전 폐기능 평가 : 폐기능장애로 인한 수술, 마취 등의 위험도를 판정할 때
5) 직업성 폐질환 중등도 평가 : 직업성폐질환 등에서 장애의 정도를 객관적으로 평가할 때
6) 역학조사 : 분진(dust), 훈증기(fume) 등의 노출에 대한 역학조사

2 폐기능 검사의 종류

1) 환기기능 검사
   (1) 폐활량 측정법(spirometry)
   (2) 노력성 호기유량－용적곡선(forced expiratory flow-volume curve)
2) 기관지 확장제 흡입 후 검사(post-bronchodilator test)
3) 기도유발 검사(bronchial provocation test)
4) 질소세척 검사(nitrogen washout test)
5) 헬륨희석 검사(helium dilution test)
6) 폐확산능 검사(diffusing capacity)
7) 체적변동기록법(body plethysmography)
   (1) 기도저항(airway resistance)
   (2) 폐유순도(lung compliance)
8) 동계유량용적 검사(volume of isoflow)
9) 동맥혈가스분석(arterial blood gas analysis)
10) 폐주사(lung scan) : 환기－관류의 배분을 평가
11) 기타
   (1) 심폐운동부하 검사(cardiopulmonary exercise testing)
   (2) 수면검사(sleep study)

환기기능 검사

1 환기기능 검사법

1) 폐활량측정법(spirometry)

(1) 폐용적(lung volumes)의 분류 및 측정

① 측정방법

피검자가 평상호흡(tidal breathing)을 하다가 최대로 숨을 들이마신 후 숨을 가능한 끝까지 천천히 내쉬고 다시 평상호흡으로 돌아오는 과정에서 폐용적을 구함

② 4개의 폐용적(lung volume)

- 흡기예비기량(Inspiratory Reserve Volume, IRV) : 최대한 흡기하였을 때 추가로 더 마실 수 있는 양
- 평상호흡기량(Tidal Volume, TV) : 평소 호흡시 드나드는 양
- 호기예비기량(Expiratory Reserve Volume, ERV) : 최대한 호기하였을 때 추가로 내뱉을 수 있는 양
- 잔기량(Residual Volume, RV) : 최대한 호기하고도 폐에 남은 공기 양

③ 4개의 폐용량(lung capacity) : 2가지 이상의 폐용적이 합쳐진 것

- 폐활량(Vital Capacity, VC) = IRV + TV + ERC
- 흡기용량(Inspiratory Capacity, IC) = IRV + TV
- 기능적 잔기용량(Functional Residual Capacity, FRC) = ERV + RV
- 전폐용량(Total Lung Capacity, TLC) = VC + RV

④ **폐활량 측정법(spirometry)로 측정할 수 없는 것**

- 잔기량(RV)
- 기능적 잔기용량(FRC)
- 전폐용량(TLC)

→ spirometry로는 RV를 측정할 수 없기 때문에, 이 값이 포함되어 있는 FRC, TLC도 측정할 수 없습니다. RV 측정은 질소세척검사, 헬륨희석검사, 체적변동기록법을 시행하여야 합니다.

꼭 알아둡시다!!

폐용적과 폐용량

<table>
<tr><td>IRV</td><td rowspan="3">VC</td><td rowspan="2">IC</td><td rowspan="4">TLC</td></tr>
<tr><td>TV</td></tr>
<tr><td>ERV</td><td rowspan="2">FRC</td></tr>
<tr><td>RV</td><td></td></tr>
</table>

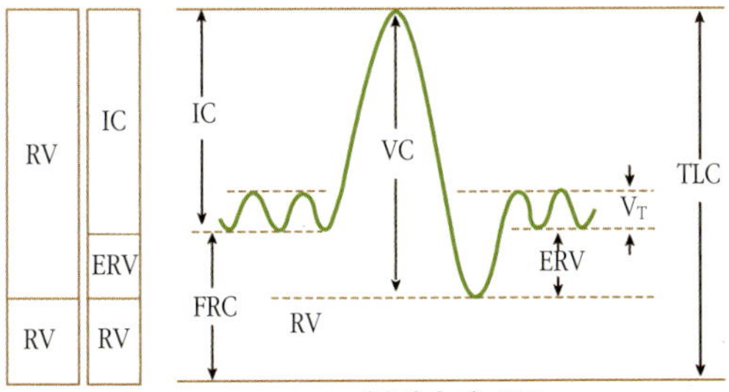

폐용적의 각 부분

TV : 평상 호흡기량 tidal volume
IRV : 흡기 예비기량 inspiratory reserve volume
ERV : 호기 예비기량 expiratory reserve volume
VC : 폐활량 vital capacity
RV_l : 잔기량 residual volume
IC : 흡기용량 inspiratory capacity
FRC : 기능성 잔기용량 functional residual capacity
TLC : 총폐용량 total lung capacity

꼭 알아둡시다!!

Normal values of pulmonary function test

표 5-1 Spirometry에서 측정하는 값들의 정상치

Pulmonary function test	Normal value(95 percent confidence interval)	Pulmonary function test	Normal value(95 percent confidence interval)
FEV_1	80% to 120%	TLC	80% to 120%
FVC	80% to 120%	FRC	75% to 120%
Absolute	Within 5% of the predicted	RV	75% to 120%
FEV_1/FVC ratio	0.71～0.80	DLco	>60% to <120%

(2) 노력성 호기곡선(forced expiratory spirogram)

① 측정방법

평상호흡에서 최대로 숨을 들이마신 후 가능한 세고 빠르게 끝까지 숨을 내쉬면서 측정함

② 측정값

- 노력성폐활량(Forced Vital Capacity, FVC)
- 1초간 노력성호기량(Forced Expiratory Volume at one second, FEV_1)
- 노력성 호기중간유량(mean forced expiratory flow during the middle half of the FVC, FEF 25～75%)

③ 의의

- FVC : 최대한 내뱉은 숨의 양. 폐쇄성 질환을 앓고 있으면, 천천히 내쉴 때보다 세고 빠르게 내쉴 때 환기장애가 뚜렷해지기 때문에 FVC를 중요한 지표로 쓴다.
- FEV_1 : 1초간 노력성 호기량. 최대 노력성호기를 시작한 후 1초간에 내쉰 공기량. 폐기능 검사에서 가장 많이 사용되는 지표 중의 하나
- FEV_1/FVC : 1초간 노력성호기량의 노력성폐활량에 대한 비(FEV_1/FVC) 정상치 0.71～0.80(나이가 들수록 다소 감소)
- FEF 25～75% : 노력성호기중간유량은 피검자의 노력에 의한 영향을 별로 받지 않아 꾀병을 감별할 수 있으며, 소기도질환(small airway disease)의 진단에 이용할 수 있으나 변이성(variability)이 큼

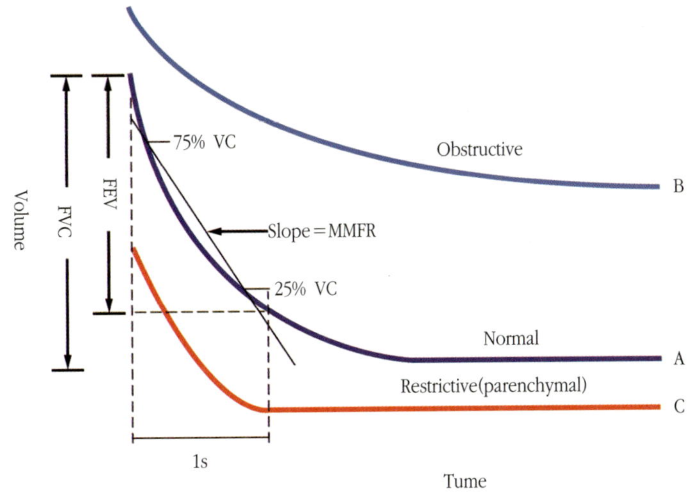

그림 5-1 Spirographic tracings of forced expiration. 그림에서 FVC, FEV_1, FEF 25~27%는 정상을 기준으로 계산된 것입니다.

(3) 최대자발성호흡량(Maximal Voluntary Ventilation, MVV)

① 측정법

피검자가 1분간 최대로 호흡할 수 있는 기량을 지칭하나, 실제로는 12~15초간 측정하여 1분간의 양으로 환산함

② 의의

근골격계나 신경계의 이상으로 인한 폐기능 장애의 진단에 유용

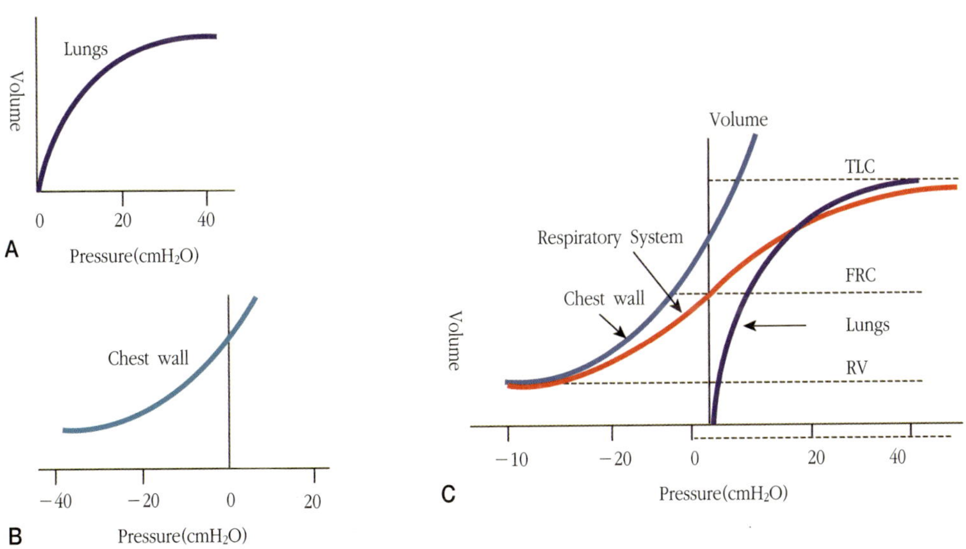

그림 5-2 Pressure-volume curve. A, 폐의 압력-부피 커브. B, 흉곽의 압력-부피 커브. C, 호흡기계의 압력-부피 커브

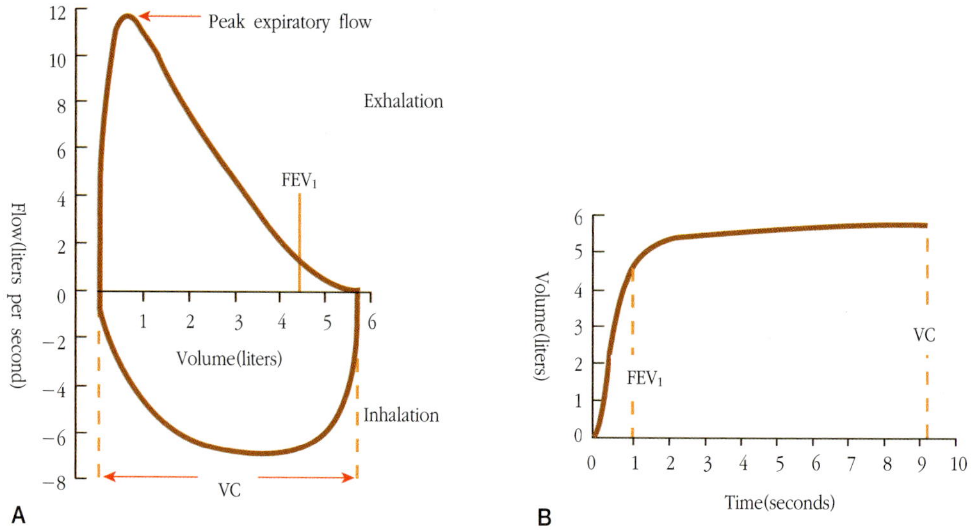

그림 5-3 Normal spirometric flow diagram. **A,** Flow-volume curve. **B,** Volume-time curve. The smooth lines, expiratory time of greater than six seconds, and quick peak of the peak expiratory flow rate indicate a good spirometric effort.

2) 노력성호기유량－용적곡선(forced expiratory flow–volume curve)

(1) 노력성 호기곡선(forced expiratory spirogram)과 차이점

노력성 호기곡선(forced expiratory spirogram)은 용적과 시간과의 상관관계만을 표현하나, 노력성호기유량－용적곡선(forced expiratory flow-volume curve)은 시간경과에 따른 용적 및 유량의 변화를 동시에 측정해 주는 검사

(2) 의의

① 폐기능의 형태변화를 시각적으로 도시

② 폐쇄성폐질환, 상기도폐쇄(upper airway obstruction) 및 소기도질환의 진단에 유용

2 환기기능 검사의 결과 판독

1) 폐활량측정법(spirometry) 해석

(1) 의의 : 환기장애의 진단에 이용

(2) 환기장애의 진단 기준

① 피검자의 인종, 연령, 성별, 신장, 체중으로 추정 정상치를 산출함

② 일반적으로 **추정정상치의 80% 이하 값이면 비정상**으로 간주함

③ 환기기능 검사의 결과 판독에 이용되는 기준치

(3) 환기장애 분류

① 기준 : 폐활량(VC), 1초간노력성호기량(FEV_1)

② 종류 : **제한성(restrictive), 폐쇄성(obstructive), 혼합형(mixed)**

꼭 알아둡시다!!

제한성 환기장애

- 특징 : 유출입하는 전체 공기량에 이상이 생겨 FVC가 감소, FEV_1도 비슷한 비율로 감소
  - **FVC 감소**
  - **FEV_1/FVC 정상 혹은 약간 증가**
- 원인 : **간질성 폐질환, 신경 및 근골격계의 질환**
- FVC가 작을수록 중증

폐쇄성 환기장애

- 특징 : FVC에 비해서 FEV_1이 크게 감소하여(노력성 호기시 빠르게 폐쇄됨) 발생함
  - FEV_1 감소
  - FEV_1/FVC 감소
- 원인 : **천식, 만성 폐쇄성 폐질환(COPD)**
- FEV_1이 작을수록 중증

☞ PFT를 보고 위 두가지 패턴을 구별하는 것은 매우 중요합니다!

(4) **환기기능 검사의 결과 판독**

표 5-2 Alterations in ventilatory function

	Obstructive	Restrictive(parenchymal)
TLC	N to ↑	감소
RV	증가	감소(폐실질질환), 다양(폐실질외 질환)
VC	↓ or N	감소
FEV_1/FVC	감소	N to ↑

❋ 진단기준에 따른 폐질환의 종류

1) 폐쇄성 질환
   (1) **천식** (2) **COPD(chronic bronchitis, emphysema)**
   (3) **기관지 확장증** (4) Bronchiolitis
2) 제한성 질환
   (1) 폐실질
      ① **Sarcoidosis** ② **Idiopathic Pulmonary Fibrosis**
      ③ Pneumoconiosis ④ Drug-or Radiation-induced interstitial lung disease
   (2) 폐실질 외
      ① Neuromuscular disease : Diaphragmatic weakness/paralysis, Myasthenia gravis, Guillain-Barre syndrome, Cervical spine injury
      ② chest wall 이상 : Kyphoscoliosis, Fibrothorax, Obesity, Ankylosing spondylitis

2) 노력성호기유량-용적곡선검사(forced expiratory flow-volume curve)

(1) **정상, 제한성 환기장애, 폐쇄성 환기장애의 노력성호기곡선(forced expiratory spirogram)과 노력성 호기유량-용적 곡선(forced expiratory flow-volume curve)**

① 정상 모양

② 제한성 환기장애 : 전체 그림이 작아짐

③ 폐쇄성 환기장애 : 윗부분이 오목해짐

(2) 상기도 폐쇄의 진단에 이용

① 상기도 폐쇄의 분류

- **고정형(fixed)**
- **흉곽외 가변성(extrathoracic variable)**
- **흉곽내 가변성(intrathoracic variable)**

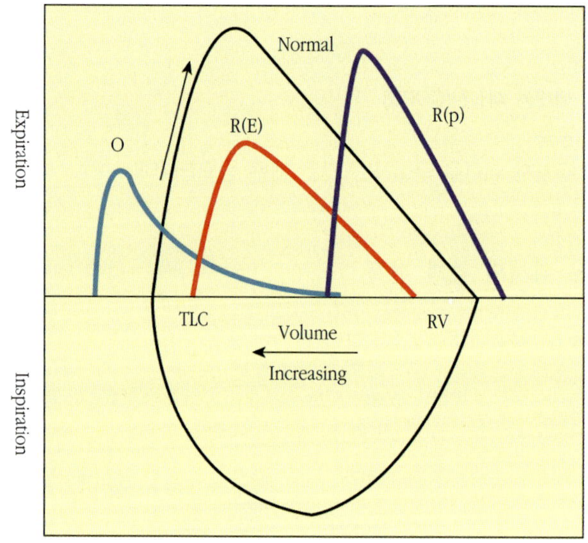

그림 5-4 여러 가지 상황에 따른 flow-volume curve

② **고정형, 흉곽외 가변성, 흉곽내 가변성 상기도 폐쇄의 노력성 호기 유량-용적 곡선**

- 고정형
  - 흡기 시나 호기 시나 막힌 것이 동일하기에 흡기·호기 시 모두 유량에 제한
  - Forced expiratory flow-volume curve 위, 아래 부분 모두 납작함
- 흉곽외 가변성 상기도 폐쇄
  - 흡기 시에 기도내 압력이 대기압보다 작기에 흡기 시에 유량의 제한
  - Forced expiratory flow-volume curve 아래 부분이 납작함

- 흉곽내 가변성 상기도 폐쇄
  - 호기 시에 흉곽내 기도를 양압으로 누르기에 호기 시에 유량의 제한
  - Forced expiratory flow-volume curve 윗부분이 납작함

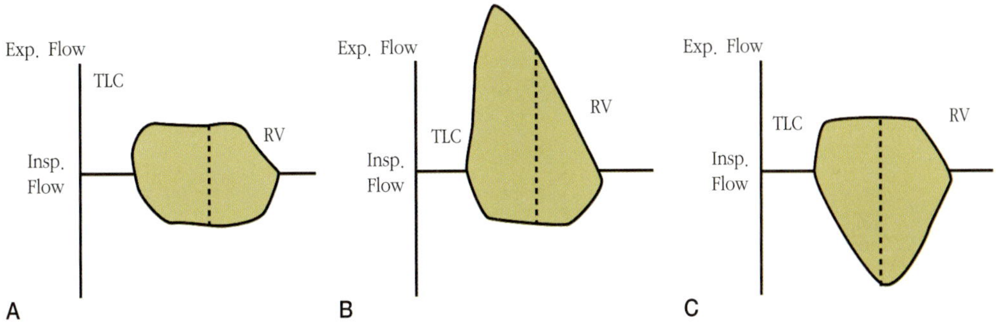

그림 5-5 상기도 폐쇄의 노력성 호기유량−용적곡선. A, 고정형. B, 흉곽외 가변성. C, 흉곽내 가변성

기관지 확장제 흡입 후 검사(Post bronchodilator test)

1 의의

폐쇄성 환기장애가 있는 경우 이의 **가역성(reversibility)을 판정**하기 위한 검사

2 진단 기준

기관지 확장제(bronchodilator) 흡입 후

1) **1초간노력성호기량(FEV$_1$)이 12% 이상 증가하면서('and')**
2) **증가한 용적이 200mL 이상 증가할 때**
   → 양성 반응으로 간주 = 가역성이 있음을 뜻함

기도유발 검사(bronchial provocation test)

1 의의

기관지의 과민반응(hyperreactivity)을 평가하는 검사

2 분류

1) 비특이성 유발검사 : **히스타민(histamine)**, **메타콜린(metacholine)**, 찬공기 이용
2) 특이성 유발검사 : 특정 알레르기성 항원을 흡입

→ 천식 의심 환자에서, spirometry 검사가 정상일 경우에는 기관지 과민반응 검사를, 비정상인 경우에는 기관지 확장제 흡입 후 검사를 합니다.

질소세척검사(nitrogen washout test)

1 의의

폐활량측정법(spirometry)으로 측정할 수 없는 기능적 잔기용량(FRC)을 측정하거나, 환기의 배분을 평가하는 검사

2 기능적 잔기용량의 측정

1) 측정방법

(1) 정상 호흡주기의 호기 상태(폐 내에는 FRC 만큼 공기가 남음)에서 100% 산소를 최대로 흡입시키면, 전체 폐속의 질소의 양은 [FRC × 0.79] (0.79 = 대기 중의 질소농도)
(2) 100% 산소를 마셨기 때문에 총 질소의 양은 변하지 않은 채 희석만 되므로,
(3) 내뱉는 숨의 질소 농도(Cm)와 호기량(Vm)을 측정하면, 다음 식에 의해 FRC를 계산 가능함

$$[FRC \times 0.79] = (\text{전체 폐속의 질소 양}) = [(FRC + Vm) \times Cm]$$

2) 장점

(1) 재현성(reproducibility) 높게 기능적 잔기용량(FRC)을 측정 가능
(2) 대기 중에 존재하는 질소가스를 이용하므로 표식가스를 추가로 사용할 필요가 없음
(3) 내뱉는 숨의 농도를 추적하면, 폐쇄 용적 측정 가능

3 환기 배분의 평가

1) 측정방법

피검자가 앉은 자세로 최대로 호기한 잔기용량(RV) 상태에서 100% 산소를 흡입하면, 중력에 의해 팽창이 억제되는 하부 폐(basilar region)보다 상부 폐(apical region)가 먼저 팽창하며, 해부학적 사강(anatomic dead space)인 기도(tracheobronchial tree)에 존재하던 질소는 대부분 상부 폐로 유입된다. 상부 폐가 팽창된 이후에는 상대적으로 질소농도가 낮은 가스가 하부 폐로 유입된다. 피검자가 숨을 내쉬는 동안 질소농도와 폐용적의 관계를 추시하면 그림과 같은 결과를 얻을 수 있다.

(1) Ⅰ기 : 해부학적 사강의 산소가 호기되는 것

(2) Ⅱ기 : 해부학적 사강과 폐포의 가스가 혼합되면서 배출되어 질소농도는 급경사를 이룸

(3) Ⅲ기 : 주로 폐포의 가스가 배출되면서 상대적으로 일정한 질소농도를 보임

(4) Ⅳ기 : 질소농도가 다시 증가

※ 질소농도가 다시 증가하는 이유 : 질소농도가 상대적으로 낮은 하부 폐의 기도가 폐쇄되면서 질소농도가 높은 상부 폐의 공기가 배출되기 때문

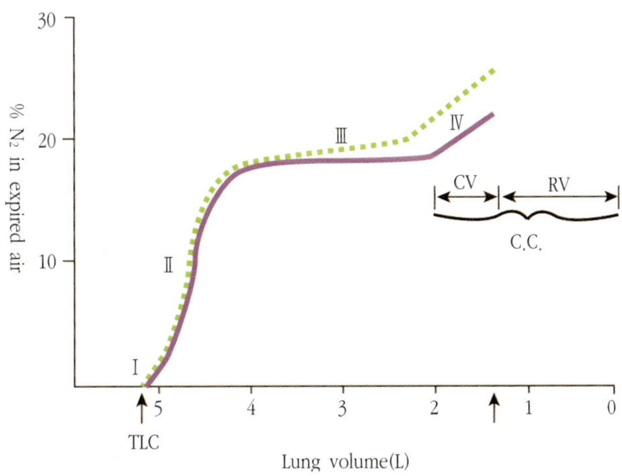

그림 5-6 **단회호흡 질소세척검사.** 피검자가 전폐용량(TLC)에서 잔기용량(RV)까지 숨을 내쉬는 동안 호기가스의 질소농도를 도시한 것으로, 질소농도의 변화에 따라 Ⅰ기, Ⅱ기, Ⅲ기 및 Ⅳ기로 분류하며 Ⅳ기의 폐용적을 폐쇄용적(CV)으로, 그리고 폐쇄용적과 잔기용량을 합해 폐쇄용량(CC)이라고 부른다.

2) 의의

(1) Ⅳ기의 폐용적 = **폐쇄용적(closing volume)**

→ 폐의 탄성도가 소실될수록 증가(COPD, 특히 emphysema)

(2) **환기의 배분이 불균등**할수록 폐포 간 질소농도 차이가 커져 **Ⅲ기의 기울기($\triangle N_2$)**가 증가

헬륨희석 검사(helium dilution test)

질소세척검사와 같은 원리로 FRC 측정에 이용되나, 검사를 위해 헬륨이라는 표식가스가 추가적으로 사용함

폐확산능 검사(diffusing capacity = DLco)

1 의의

1) **가스가 폐포로부터 혈액으로 확산되는 정도를 측정하는 검사**
2) 산소의 모세혈분압 측정이 곤란하기 때문에 일산화탄소의 확산정도로 파악함

2 방법과 원리

1) 0.3% **일산화탄소(CO)**를 흡입하여 10초 동안 유지
2) 내쉰 가스에서 일산화탄소 농도를 측정
3) CO는 Hb와 결합력이 강하기 때문에, 폐포에서 모세혈관으로 퍼지면 Hb에 의해 제거됨. 폐모-모세혈관 사이 투과성의 지표가 됨

3 폐확산능 증가, 감소 질환

1) 감소 질환

(1) 모세혈관막이 두꺼워지는 **특발성 폐섬유증(idiopathic pulmonary fibrosis)**
(2) 막 자체의 면적이 감소하는 **폐기종(emphysema)**
(3) 폐모세혈관층이 감소하는 **폐색전증(pulmonary embolism)**
(4) 헤모글로빈이 부족한 **빈혈(anemia)**

2) 증가 질환

(1) 혈액량이 상대적으로 늘어나는 **울혈성 심부전(heart failure)**의 초기단계
(2) **좌우단락(left-to-right shunt)**
(3) **천식(asthma)**

(4) **운동부하**

→ 울혈성 심부전에서 DLco가 증가하는 것은 혈류 증가로 인해 폐포내 CO가 Hb와 결합하는 양이 증가하기 때문입니다.

체적변동기록법(body plethysmography)

1 잔기량(RV)의 측정

1) 밀폐된 공간에서 숨을 쉬면서 내부 압력 변화를 측정함. 보일의 법칙을 이용하여 압력의 차이로 얼마나 용적의 변화했는지 파악 가능
2) 정확도가 더 높음 : 대기포(bulla) 등 환기에 관여하지 않는 폐색공기(trapped air)의 용적도 함께 측정되기 때문

2 기도저항(airflow resistance) 측정

체적변동 기록법에서는 밀폐된 공간 안에서 호흡하는 동안 유량변화에 따른 압력의 변화를 측정하여 기도저항 산출 가능

3 폐의 유순도(lung compliance) 측정

압력변화에 따른 폐용적의 변화를 측정하여 폐의 유순도 산출 가능

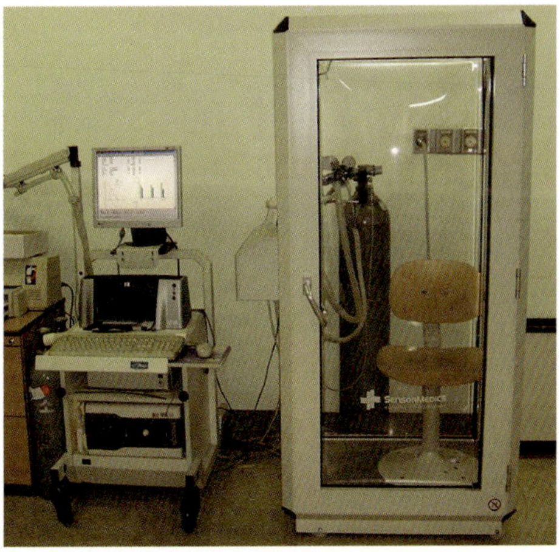

그림 5-7 체적변동기록기

동계유량용적 검사(volume of isoflow)

1 정방법

1) 대기도에서는 유량이 공기의 밀도(density)에 의해 결정됨 (공기의 흐름이 와류(turbulent flow)를 형성하므로)
2) 소기도에서는 유량이 공기의 점도(viscosity)에 의해 결정됨 (공기가 층류(laminar flow)를 이루므로)

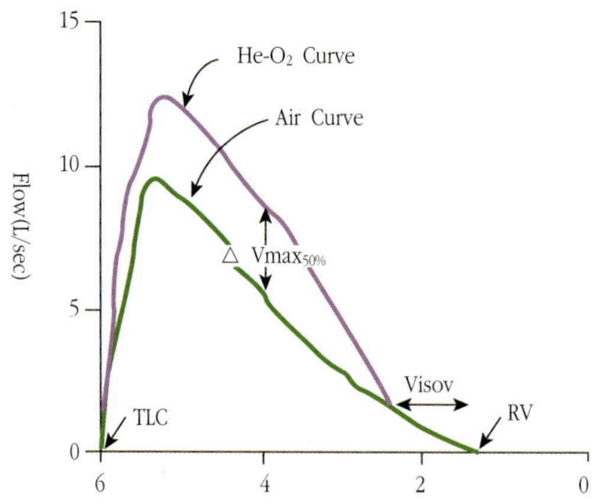

그림 5-8 혼합가스의 노력성 호기유량–용적 곡선

3) 밀도가 다르고 점도는 비슷한 두 가지의 혼합가스를 이용하여 노력성 호기유량–용적곡선(forced expiratory flow-volume curve)을 구하면 대기도와 소기도에서의 변화 차이를 추적할 수 있음

2 동계유량 용적이 증가하는 질환

폐쇄성 폐질환, 소기도 질환 : 공기의 흐름을 제한하는 부위가 상대적으로 고폐용적에 위치하기 때문에 동계유량 용적이 증가

06 Chapter

폐질환의 진단방법

Diagnosis of pulmonary diseases

기관지 분비물의 채취법

1 가래(expectorated sputum)

1) 일반적 특징

(1) 장점 : 비침습적, 반복이 쉽고 싸다.

(2) 단점 : 병변의 위치를 알 수 없음

2) 방법

(1) **Acceptable sputum** : 구강에서 뱉은 침이 아니라 기관지에서 나온 가래라면, 아래 조건을 통과함

① **편평상피세포(상피세포) : 10개 이하/LPF**

② **백혈구 : 25개 이상/LPF**

(2) Sputun induction : 잘 뱉지 못 할 경우 hypertonic saline을 이용한 irritating aerosol을 흡입시켜 가래 배출을 유도함

2 경피적 폐침흡인술(Percutaneous Needle Aspiration of lung, PCNA)

경피적으로 바늘로 병변을 찔러, 세포 혹은 미생물 검사를 위한 샘플을 채취

3 Thoracentesis

1) 흉막액(pleural fluid) 검사에 사용

2) 진단적 검사와 대량의 흉막액으로 인한 호흡곤란 완화목적으로 사용

기관지 내시경(bronchoscopy)

표 6-1 기관지 내시경 종류별 비교

	고형 기관지 내시경(rigid bronchoscopy)	굴곡성 기관지 내시경(flexible bronchoscopy)
장점	**굵은 관으로 suction 용이해 bleeding management가 쉽다.**	시술이 용이하다. Subsegmental bronchi까지 볼 수 있다. Upper lobe 관찰 가능 경기관지 폐생검이 가능
적응증	소아 **대객혈** 기도이물 Broncholith Bronchial adenoma 기관협착(tracheal stenosis)	**근래에 보편적인 검사** Retained secretion이나 mucus plug 제거 기도이물 제거 Laser나 forcep 이용 기관지내 비정상 조직제거 어려운 기도삽관 치료적 기관지 폐포 세척술

1 금기

1) 절대적인 금기

(1) 비협조적인 환자

(2) 교정되지 않는 출혈소인

(3) 교정되지 않는 저산소증

(4) 심한 부정맥

(5) 최근의 심근경색

2) 상대적인 금기

(1) 기관지 천식

(2) 요독증

(3) 객혈

(4) 상대정맥 증후군

(5) 면역억제 환자

2 합병증

1) 기관지 또는 후두경련

2) 저산소증 : 심부정맥 및 심근경색

3) 기흉
4) 출혈
5) 발열, 감염

3 굴곡성 기관지 내시경을 이용한 진단법

1) Washing

(1) 기관지경을 통해 식염수를 병변 위에 분사 후 일부를 흡입
(2) 흡입액 속 이상 세포나 세균이 있는 지 확인

2) Brushing or biopsy

기관지 내시경으로 확인 가능한 병변의 표면을 긁거나 생검

3) 기관지 폐포 세척술(Bronchoalveolar Lavage, BAL)

(1) Subsegmental bronchi에 내시경을 고정 후 식염수를 주입 후 회수
한정된 alveolar space에서 sample할 수 있음(병변 위치 확인 가능)
(2) 기관지 폐포 세척액 내 면역글로불린, 림프구아형, 백혈구수 등을 측정
(3) HIV환자의 *P.jiroveci* 확인에 특히 유용
(4) 간질성 폐질환, 과민성 폐렴, 폐출혈, sarcoidosis 등의 경과판정, 진단에 유용
(5) Alveolar proteinosis 등에서 치료목적으로 사용

4) 경기관지 폐생검(Transbronchial Lung Biopsy, TBLB)

(1) 경피적으로 접근하기 힘들 경우 내시경으로 접근한 후 기관지를 통과하여 조직을 채취함
(2) Diffuse disease, 어느 정도 크기가 있는 병변에 유용
(3) Fluoroscopic imaging : 내시경의 위치와 pleural space와의 거리 확인에 유용
(4) 합병증 : 기흉, 폐출혈

5) 경기관지 침흡인법(transbronchial needle aspiration)

(1) 경기관지 폐생검과 동일하게 접근 후 바늘로 찔러 흡인
(2) 점막하 종양, 기관지 밖에서 압박하는 종양, 기관주위 림프절 생검에 유용

6) 기관지 내시경 초음파(endobronchial ultrasound)

기관지 주변, 종격동 병변의 발견과 진단에 유용

PACIFIC
INTERNAL MEDICINE

07 Chapter 흉부 영상진단

Imaging of respiratory diseases

흉부 영상 검사방법

1 단순 흉부 X선

1) 촬영종류

(1) **PA view(Posteroanterior, 후전 촬영)**

서서 촬영, **가장 기본적인 촬영**

(2) **AP view(Anteroposterior, 전후 촬영)**

누운 상태로 촬영(supine position). **전신상태가 좋지 않은 사람**에게 유용

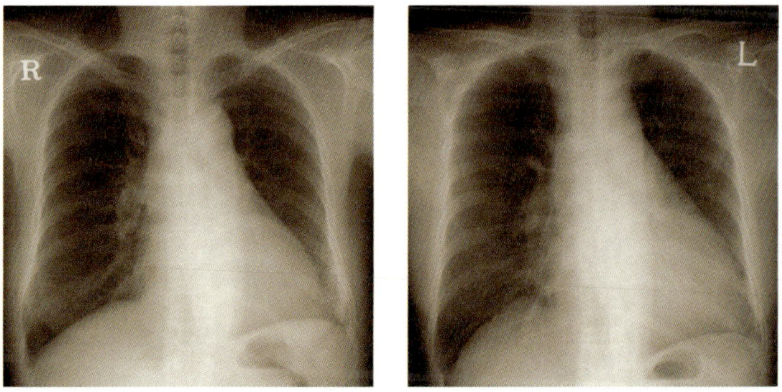

그림 7-1 Chest PA/Chest AP

(3) **Lateral view(측면촬영)**

① 선 채로 측면에 카세트를 대고 찍는 것

② 정면에서 심장, 대혈관에 가려 잘 보이지 않는 병변을 찾을 때 유용

cf. 좌측면 촬영 시 필름이 왼쪽에 놓이기 때문에 왼쪽이 잘 보임

(4) **Lateral decubitus view(측면 와위상)**

① **옆**으로 누워서 측면에서 촬영

② **흉수, 기흉을 진단**하는데 도움

- 흉수가 측면 와위상에서 이동하지 않으면 한국성 흉막액(loculated pleural effusion), 움직이면 free-fluid : 치료 결정에 중요
- 정상 소아에서도 측면와위상에서 소량의 흉막액(~2mm)이 나타날 수 있음

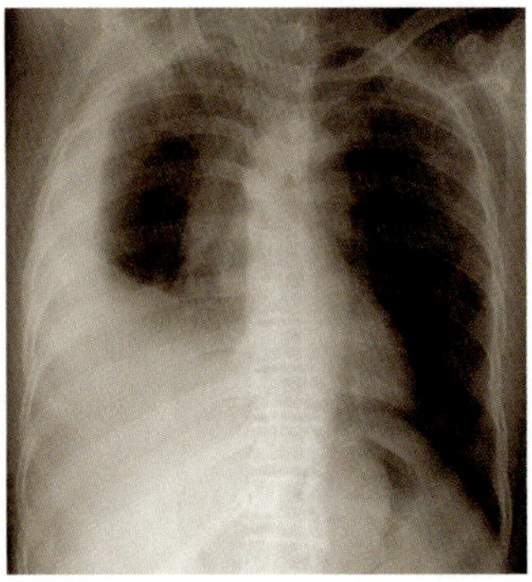

그림 7-2 Lateral decubitus view

(5) **폐첨촬영(Apicography)**

① 정면 사진에서 쇄골(clavicle), 갈비뼈(rib)에 가려지는 **폐첨부, 흉곽 입구와 상부 종격동이 잘 보이게 찍는 것**

② 우중엽, 설상분절의 병변도 잘 보임

(6) 호식촬영

① 숨을 내쉰 채 촬영하는 것(다른 촬영은 숨을 들이마신 채 촬영함)

② 소아에서 종괴나 이물질로 인한 공기 포획(air-trapping)을 진단하거나 소량의 기흉을 진단하는 데 도움됨

표 7-1 Simple chest X-ray

PA view	기본
AP view	일어설 수 없는 환자 supine position
Lateral view	심장, 대혈관에 가리는 부분
Lateral decubitus view	**흉수, 기흉**
Apicography	폐첨부, 흉곽입구, 상부 종격동 우중엽, 설상분절
호식 촬영	종괴, 이물질로 인한 **공기포획**(air trapping) 소량의 **기흉**

2 X선 투시

1) 한번 노출로 사진을 찍는 것이 아니라, 지속적으로 X선을 쪼이면서 신호를 읽어 실시간으로 영상을 얻는 것
2) **역동적 관찰**이 가능, 호흡운동 시 일어나는 일시적 공기포획, 호흡근 마비 관찰
3) **중재적 시술**에 유용함
   경피적 세침흡인생검, 경피적 카테터 배농술, 기관지 풍선확장술 스탠트 삽입

3 전산화 단층 촬영(Computed Tomography, CT)

1) 호흡기 질환에서 CT 이용

(1) 종격동창과 폐창
CT 데이터의 창(window) 수준(level)과 넓이(width)를 조정할 수 있는데, 각 구조물을 잘 보기위해서 쓰이는 창이 다름

(2) 일반적 이용
병변의 발견, 병변의 특성화, 병변의 추적검사, 폐암의 병기판정, 간질성 폐질환의 진단에 이용

(3) 조영증강 CT 이용
정맥내 조영제 주입해 조영증강 CT를 얻어 혈관구조물과 병변의 조영증강 여부를 확인 할 수 있음

(4) 중재적 시술 도움
경피적 세침흡인생검 유도에 이용

2) 장비 또는 스캔 방법에 따른 용어

(1) 고해상(high-resolution) CT

① 일반설명
- 절편의 두께가 1～1.5mm로 얇음
- 물체 가장자리의 선명도를 높다.

② 이용
- **미만성 폐질환** 진단과 범위 파악
- **기관지 확장증** 진단과 범위 파악

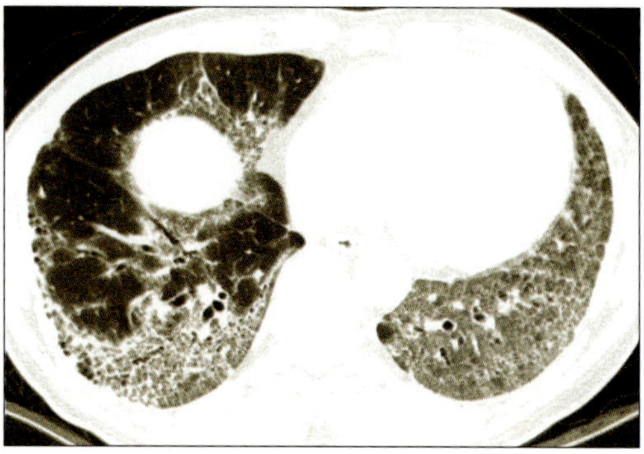

그림 7-3 HRCT. HRCT 상에 IPF를 진단할 수 있다.

(2) 나선식(spiral) CT

① 일반설명

CT의 X선 관구가 연속적으로 회전하면서 X선을 조사하는 동안 환자 테이블 또한 일정한 속도로 연속적으로 갠트리를 통과하여 정보를 얻음

② 이용

3차원적 영상 재구성 : 용적자료를 얻을 수 있어 임의의 간격으로 영상을 재구성할 수 있다.

(3) 다중검출기열(multidetector row) CT(MDCT)

① 일반설명

나선식 CT의 발전된 형태로 여러 개의 단면을 동시에 얻을 수 있는 CT 영상을 하나 얻는 데 걸리는 시간이 짧아서 움직이는 장기 촬영 가능

② 이용

- 심장관상동맥 영상 가능 : 시간해상도증가
- 어느 단면으로 다면 재구성(Multiplanar Reformation, MPR) 영상을 얻든지 원래의 축상단면 영상과 같은 공간 해상도 유지가 가능한 등방성(isotropic) 영상이 가능해짐 : z축에서의 공간 해상도 증가

4 혈관조영술(angiography)

1) 이용

(1) 폐색전증(pulmonary embolism)의 진단

(2) **동정맥기형(AVM)** 등의 진단과 **치료**

(3) 기관지동맥조영술(bronchial artery angiography)과 객혈의 치료를 위한 **기관지동맥색전술(Bronchial Arery Embolization, BAE)**

(4) 폐분리증(pulmonary sequestration)의 진단을 위한 대동맥조영술
최근에는 CT를 이용한 CT angiography의 이용으로 진단적 목적을 위한 혈관조영술의 시행은 감소

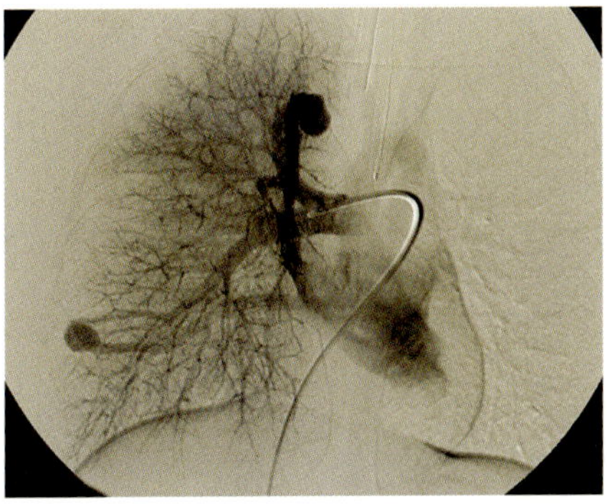

그림 7-4 Angiography. 혈관 조영술상 pulmonary AVM이 보인다.

5 초음파 검사(ultrasonography)

1) 일반설명

초음파는 물은 잘 통과하지만, 공기를 통과 못한다.
→ 일반적인 초음파 검사를 통한 폐의 병변은 진단은 어려움

2) 이용(주변부 병변, 특히 흉벽, 흉막, 가로막)

(1) 흉막액의 존재여부, 흉막액 내부 구조적 특성 평가와 초음파 유도 흉막액의 천자 시 이용
(2) 심장질환, 가로막 질환 또는 폐분리증의 진단에 사용하기도 함
(3) 기관지 내시경 초음파 등으로 병변 주위에서 이용됨

6 자기공명영상(MRI)

1) 장점

(1) 여러 조직에 대한 높은 대조도
(2) 방사선 피폭이 없음
(3) 다면 영상 가능(단, 최근 CT도 다면 영상이 가능해짐)

2) 단점

(1) CT에 비해 낮은 공간 분해능

(2) 호흡이나 심장박동으로 인한 오류 발생 가능

3) 이용

(1) **종격동, 혈관구조물**의 평가에 용이

(2) **동적 영상** 평가에 유용

흉부 영상의 해부학

1 기도와 폐

1) 기관, 기관지

(1) 정상 흉부 X선에서는 기관, 양쪽 주기관지, **엽성 기관지**까지 관찰 가능

(2) 기관 분기부(tracheal carina) : 유아기에는 4번째 흉추(T_4), 성인에서는 **6번째 흉추(T_6)에 위치**

(3) 오른쪽 주기관지의 길이가 왼쪽에 비해 **짧으며 좀더 수직**으로 주행

(4) **중간 기관지(bronchus intermedius)**

① 오른쪽 주지관지에서 우상엽 기관지가 분지하고 난 후 이행되는 부위

② 뒷벽이 항상 공기에 접해 있기 때문에 **측면 사진**에서 중간기관지의 **뒷벽**이 보임

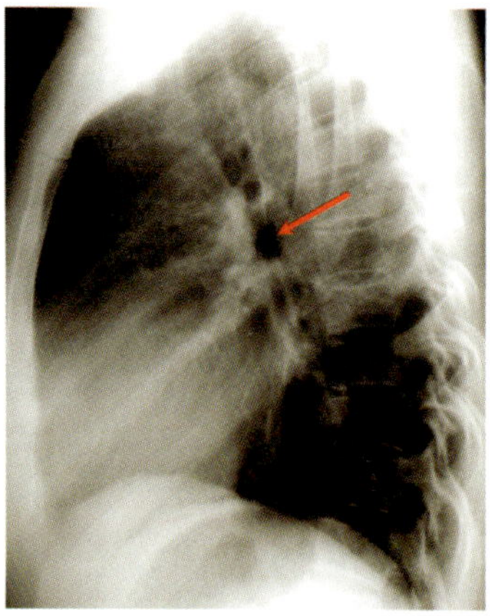

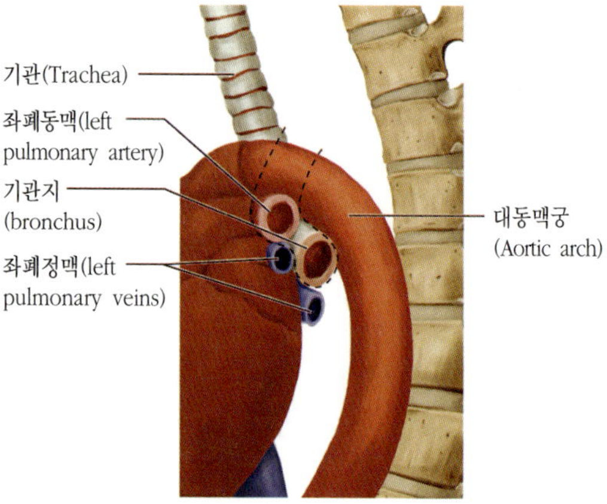

그림 7-5 Lateral view와 측면 모식도

2) 폐

(1) 우폐

① 우상엽

- 우폐의 상부 1/3을 차지
- 앞쪽으로 4번째 갈비뼈의 전궁(anterior arc)까지 내려와 접함
- 첨(apical)분절, 후(posterior)분절, 전(anterior)분절

② 우중엽

- 세엽 중에서 가장 작음. 삼각형 모양으로 폐문으로 갈수록 좁아짐
- 외(lateral)분절, 내(medial)분절

③ 우하엽

- 세엽 중에서 가장 큼
- 상(superior)분절, 내저(medial basal)분절, 전저(anterior basal)분절, 외저(lateral basal)분절, 후저(posterior basal)분절

(2) 좌폐

① 좌상엽 : 첨후(apicoposterior)분절, 전분절, 상설(superior lingular)분절, 하설(inferior lingular)분절

② 좌하엽 : 상(superior)분절, 전내저(anterior medial basal)분절, 외저(lateral basal)분절, 후저(posterior basal)분절

(3) **세기관지, 이차 폐소엽**(secondary pulmonary lobule)

① **말단 세기관지(terminal bronchiole)**는 1개의 **세엽(acinus)**을 공급

② **이차 폐소엽(secondary pulmonary lobule)**

- 세엽(acinus) 3~5개가 모여서 1개의 이차 폐소엽을 형성
- 지름 1~2.5cm 정도의 크기
- **폐병변의 육안적, 방사선학적 분석에 가장 기본이 되는 단위**
- 변연부에서는 장측 흉막에 기저부를 둔 잘려진 원뿔형이고 중앙부에서는 다각형 혹은 육각형
- 소엽간 중격(interlobular septum), 소엽중심구조물(폐동맥, 세기관지), 소엽실질로 구성

(4) **폐내 공기의 측부순환**

① 종류

- **Kohn공** : 폐포(alveolus)와 폐포(alveolus)
- **Lambert관** : 폐포(alveolus)와 세기관지(bronchiole) 연결

② 의의 : 신생아에서는 측부순환이 적어 한군데 기도가 막이면 **무기폐(lung collapse)**가 잘 일어난다.

2 폐문

1) 구조물

(1) 양쪽 폐를 종격동에 연결하는 결체조직으로 둘러싸인 기관지 혈관각(bronchovascular pedicle)으로 구성

(2) 폐동맥, 상폐정맥, 기관지, 기관지혈관, 신경총, 림프관, 림프절, 기타 연부조직, cardiac waist 포함(**하폐정맥은 포함되지 않음**!!!! 하폐정맥은 폐실질 내에서 횡으로 주행하여 좌심방으로 유입되며, 폐문부 아래에 위치하여 흉부 X선에서 폐문 음영을 형성하지 않음)

2) 좌우 폐문 위치

오른쪽 폐문보다 **왼쪽 폐문이 1cm 높음**

오른쪽은 폐문의 주구조물인 폐동맥이 우상엽 기관지의 하방에 위치하는데 비하여, 왼쪽은 폐동맥이 주기관지의 상방에 위치하기 때문

3 종격동

1) 위치

흉곽의 중앙에 위치한 공간으로 벽측 흉막으로 둘러싸인 양쪽 폐의 사이에 위치

2) 구조물

(1) 심장과 대혈관

(2) 기도 : 기관과 양쪽 주기관지의 일부

(3) 식도

(4) 결체조직 : 지방, 림프절을 포함한 림프조직, 횡격 및 미주신경, 흉선, 흉관

3) 측면 흉부 X선(lateral view)

(1) 종격동 내부 구획을 나눌 수 있음

(2) 종격동 종괴의 감별진단에 도움(구획마다 종괴의 원인 빈도가 다르기 때문)

(3) 구획 분류

① **상종격동** : **흉골상단**과 **4번째 흉추 추간판 사이**를 연결한 선의 상방

② **전종격동(Anterior mediastinum)** : 심장 앞

③ **중종격동(Middle mediastinum)** : 심장

④ **후종격동(Posterior mediastinum)** : 심장 뒤

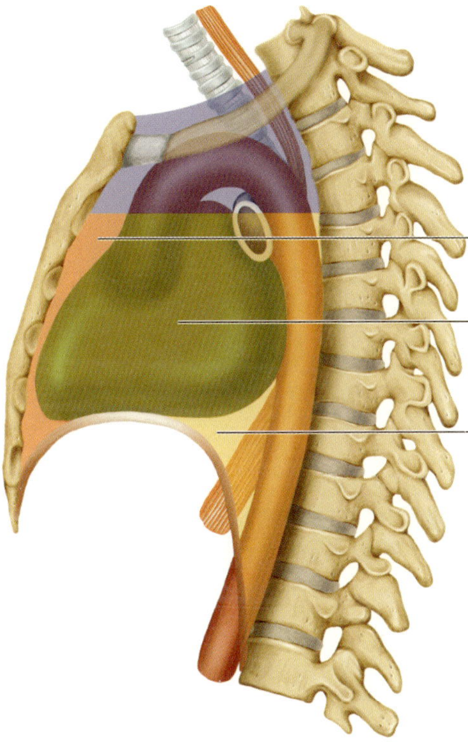

그림 7-6 종격동 구획 분류

4) 정면 흉부 X선(PA view)

(1) **우상연** : **상대정맥**

(2) **우하연** : **우심방**

(3) **좌상연** : **대동맥궁**

(4) **좌하연** : **좌심실**

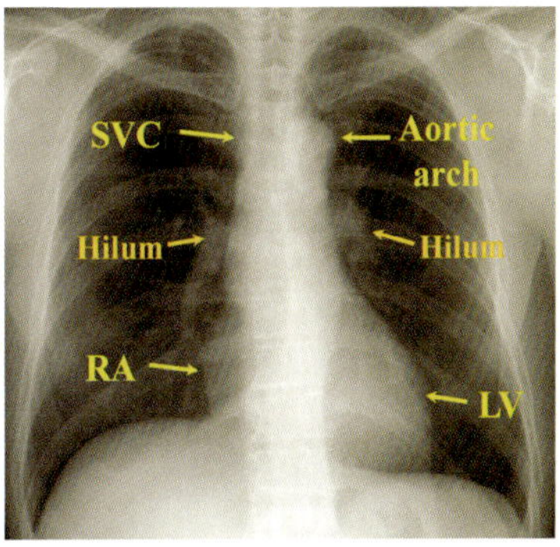

그림 7-7 정면 흉부 X선

4 흉막과 가로막

1) 흉막(pleura)

(1) 엽간열(fissure)

① 부엽간열(minor fissure) : 상엽과 중엽을 경계짓고, 수평으로 주행

② 주엽간열(major fissure) : 상엽과 하엽을 구분 짓고, 경사면으로 주행

(2) 부열(accessory fissure)

① 기열(azygos fissure)이 가장 흔함

② 기엽(azygos lobe)을 형성 : 0.5%

2) 가로막(diaphragm)

(1) 위치

① 직립후전면상(**PA view**)에서 **6번째 갈비뼈(전방부), 10번째 갈비뼈(후방부)**

② **폐용적 변화**의 중요한 지표

(2) 대부분 오른쪽 가로막이 왼쪽에 비해 약 **1.5~2.5cm** 위(간이 오른쪽에 존재)

표 7-2 구조물 위치 정리

기관 분기부	상종격동 경계	가로막
T6 상부	흉골상단과 T4 추간판 사이를 연결한 선의 상방	6th rib(전방부) 10th rib(후방부)

흉부 병변의 유형별 영상진단

1 흉부 X선 병변의 위치 결정

1) 실루엣 징후(Silhouette sign)

비슷한 음영도의 조직이 접해 있을 경우 그 윤곽이 소실되는 현상. 접하고 있지 않을 경우 윤곽소실이 없으므로 구분 가능함

예 **우중엽**에 위치한 음영증가 병변은 심장의 **우측외연을 소실**

설상분절에 위치한 음영증가 병변은 심장의 **좌측외연을 소실**

하엽병변은 하행대동맥과 가로막 일부 외연을 소실시킬 수 있으나, 심장의 경계는 명확히 유지

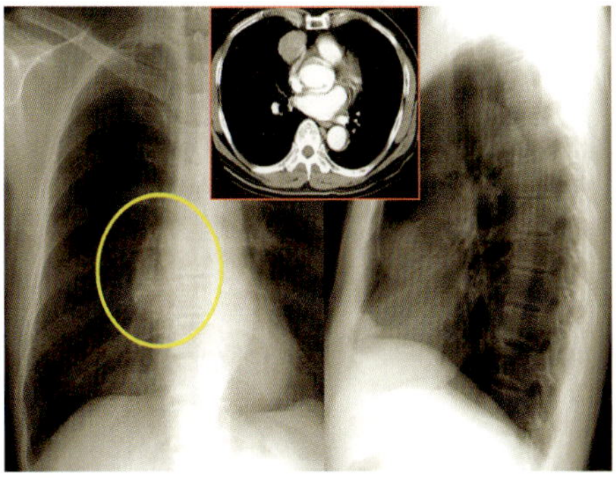

그림 7-8 우중엽에 위치한 병변이 심장 우측외연 소실

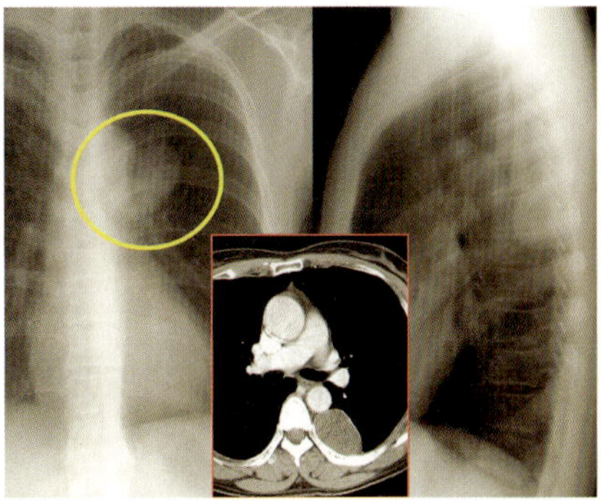

그림 7-9 좌상엽 병변은 심장 외연 유지

2) 공기-기관지 조영(air-bronchogram)

(1) 원리

기도 주위의 폐포강이 삼출액 등의 액성 물질로 충만하게 되면 흉부 X선상 음영이 증가하여, 기도 내에 있는 공기가 상대적으로 검게 나타나며, 정상보다 뚜렷하게 기관지를 관찰할 수 있음

(2) 의의

병변이 폐실질 내에 위치함을 의미

그중에서도 폐포강을 채우는, 즉 **기강경화(airspace consolidation)를 의미**

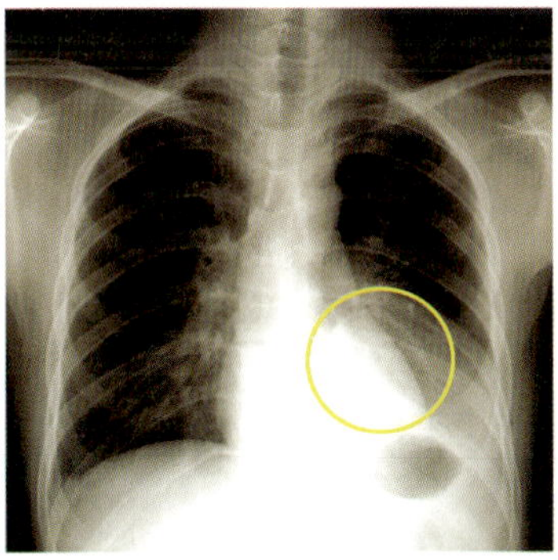

그림 7-10 Air-bronchogram

2 음영변화 병변 각론

1) 음영증가성 병변

(1) **기강경화(airspace consolidation)**

① 동의어 : **폐포성 경화(alveolar consolidation)**, 폐포성 음영

② 정의 : 폐포강, 말초 기도에 체액(삼출액, 여축액, 혈액), 괴사성 조직, 세포 등의 **물질이 충만된 상태**

③ 시간에 따른 변화 : 폐포끼리 Kohn공을 통하여 서로 교통하고 있어서 단기간 내에 대부분 병변이 주위 폐로 파급되고, 흡수도 비교적 단시일 내에 이루어짐

④ 기강경화로 보이는 질병 : 폐렴, 폐부종, 폐출혈, 폐경색, 세기관지폐포암(bronchioalveolar carcinoma), 림프종, 폐포단백질증(alveolar proteinosis)

⑤ 흉부 X선 소견

- 윤곽이 불분명한 균질성의 증가된 음영
- 공기-기관지조영(air-bronchogram) 관찰

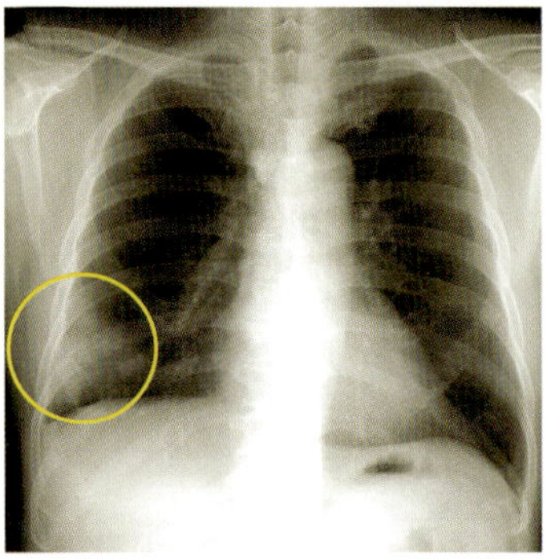

그림 7-11 Air-space consolidation

(2) **미만성 간질성 폐질환(diffuse interstitial lung disease)**

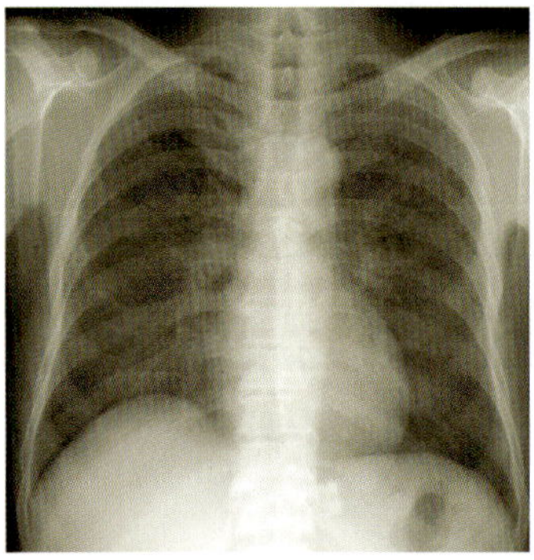

그림 7-12 미만성 간질성 폐질환

① 미세결절형(micronodular)

정의 : 3~7mm 이하의 원형 소결절성 음영

예 **속립성 폐결핵(miliary TB)**, 진균 감염, 규폐증, 석탄 진폐증

② 망상형(reticular)

- 급성 망상형 : 간질성 폐부종, 바이러스 마이코플라스마, **뉴모시스티스카리니 폐렴**
- 만성 망상형 : 만성 폐부종, 사르코이드증, 호산구성 육아종, 림프관근종증, 특발성 폐섬유화증, 류마티스성 폐, 피부경화증, 림프관성 암종증, 림프종, 석면증, 규폐증, 결절성 경화증, 아밀로이드증 등

③ 거친망상형 침윤, 벌집모양형성(honeycombing)

- 의의 : 간질의 섬유화를 시사. 폐용적 감소를 동반

예 **특발성 폐섬유화(m/c)**

④ **Kerley's B line**

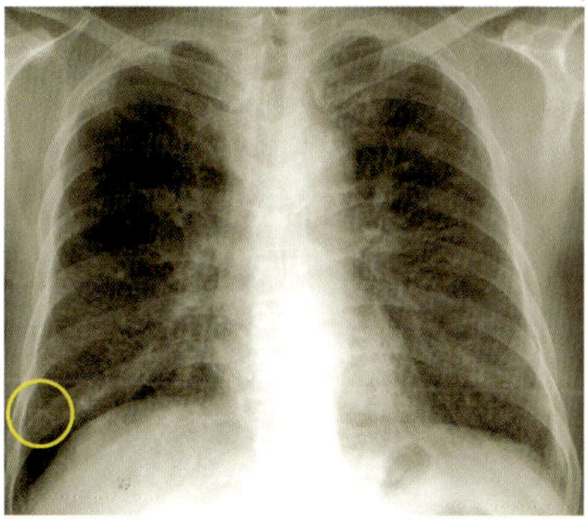

그림 7-13 Kerley's B line

- 정의 : 흉부 X선상 갈비뼈가로막 각 부위에 1~2cm 길이의 수평으로 주행하는 1~2mm 두께의 선
- 의의 : 이차소엽간 중격의 비후

예 울혈성 폐부종, 림프행성 전이암

(3) **무기폐(atelectasis, lung collapse)**

① 흉부 X선 소견

- 직접소견
  - 엽간열의 전위
  - 폐음영 증가
  - 폐혈관과 기관지의 밀집
- 간접소견
  - 가로막의 거상
  - 기관, 심장, 종격동, 폐문의 전위

- 인접 폐엽의 보상성 과팽창
- 갈비뼈들의 밀집
- 가로막근접정(juxtaphrenic peak)

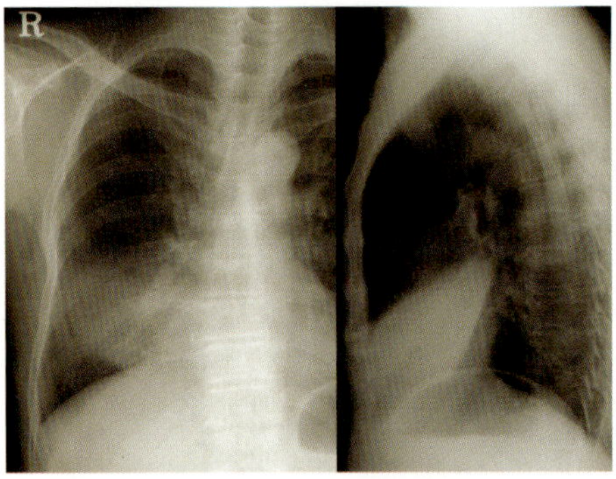

그림 7-14 우중엽의 무기폐 소견(atelectasis)

② 범위에 따른 분류

- 대엽성 무기폐 : 한 lobe
- 복합함 대엽성 무기폐 : 여러 lobe
- 전폐 허탈
- 세분절설 무기폐, 평판양 무기폐
- 원형 무기폐

③ **병리생태학적 기전에 따른 분류**

- 근위부 폐쇄에 의한 흡수성 무기폐 : 중심성 폐암 등
- 표면활성 물질 부족에 의한 유착성 무기폐 : 신생아 유리질막병(hyaline membrane disease)
- 기흉, 흉막 삼출과 연관된 수동성 무기폐
- 주위 종괴나 가로막 거상에 의한 압박성 무기폐
- 폐섬유화에 의한 반흔성 무기폐

④ **폐경화와의 차이 : 용적의 변화**

- 두 병변 모두 음영증가 병변이나 무기폐는 용적이 줄어들어 있고, 폐경화는 용적의 변화가 거의 없다.
- 무기폐에서는 공기가 흡수되고 대치되지 않는 반면 폐경화에서는 공기가 거의 같은 용적의 액체나 세포로 대치하지만, 실제로는 혼합된 형태가 종종 존재함

(4) **종괴(mass)와 결절(nodule)**

① 정의

- **경계가 명확한 원형의 증가 음영**
- **폐결절은 지름이 3cm 이하, 종괴는 지름이 3cm보다 클 때** 종격동 종괴는 종격동에 기저부를 두는 윤곽이 평활하고 명확한 음영으로 보임

② 단일 폐결절(Solitary Pulmonary Nodule, SPN)

- 임상적 의의 : 염증성 육아종이 가장 흔하나 **전 폐암의 70% 정도가 단일 폐결절로 나타짐**
- 양성 악성 감별점

→ SPN의 감별은 뒤에서 다시 다룹니다.

- 추적 X선 사진상 **2년 이상 크기변화가 없으면 일반적으로 양성**으로 간주
- **미만성, 팝콘형 석회화의 경우 양성** 폐결절을 시사, **eccentric한 석회화는 악성** 폐결절을 시사
- 공동화(정의 : 폐종괴의 내부가 괴사에 빠진 후 괴사성 물질이 기관지를 통하여 배출되고 이 부위에 공기가 차게 된 것)된 내벽이 **결절형으로 불규칙하고, 두께도 불규칙하면 일반적으로 폐암을 시사**하고, **내벽의 두께가 상대적으로 평활하고 일정**하면 결핵이나 폐농양 등 염증성 공동을 의미

③ 다발성 폐결절(multiple pulmonary nodules)

예 전이성 폐암, 양성 육아종

(5) **흉막 삼출(pleural effusion)**

X선 소견 : 해당 부위에 균질성의 음영증가

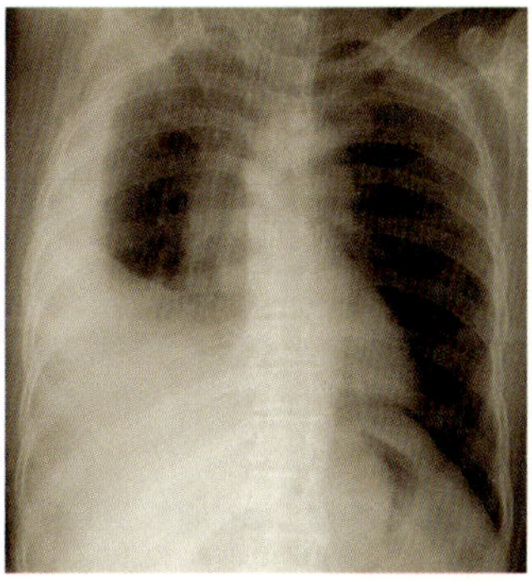

그림 7-15 흉막 삼출

① 유리 흉수

- 직립상에서 가로막 상부와 흉곽의 바깥가장자리를 따라 흉수가 채워짐
- **자세의 변화 시 이동** : 앙와위에서 폐음영의 전반적인 증가, 가로막 윤곽의 소실, 갈비뼈가로막각의 변형, 두꺼워진 폐첨, 두껍고 분명한 엽간열

② **국한성(loculated) 흉수**

- 국한되어서 존재하는 흉수 → 국소적 음영증가
- 자세변화에 따른 이동 없다.

③ 폐하 흉막 삼출

- 가로막(실제로 폐저부)의 첨부가 외측으로 이동
- 위가로막(pseudodiaphragm) 아래로 지나가는 폐혈관은 보이지 않음
- 좌측에서 폐저부와 위내공기 사이의 거리가 2cm 이상 떨어져 있음

(6) **석회화 병변(calcification)**

① 폐, 종격동, 흉막 등 어느 곳에도 발생가능

② X선상 고음영

2) 음영감소성 병변

(1) **폐기종(pulmonary emphysema)**

① 정의 : 폐포강이 공기에 의해서 과팽창 되면서 폐포벽의 파괴를 동반한 상태

② X선 소견

- 폐의 과투과
- 용적의 증가로 인한 가로막의 하방 전위 등의 이차적 소견

(2) 대기포(bullae)성 기종

(3) 기류(pneumatocele)

① 폐렴의 치유기 때 발생

② 몇 주 혹은 몇 개월 후에 거의 잔영 효과를 남기지 않고 자연적으로 치유

(4) **기흉(pneumothorax)**

① 정의 : 흉막강 내에 공기가 차면서 내장 흉막을 내측으로 전위시키는 상태

② X선 소견

- 흉곽의 외연을 따라 과투과 부위가 보임
- 내장 **흉막이 윤곽을 이루는 오그라진 상태로 관찰됨**

(5) 낭성 기관지 확장증

① X선 소견

- 폐음영의 감소 소견
- 낭성으로 확장된 기관지에 가래가 고여 여러 곳에 액체가 저류되어 보임

(6) 유방절제술, 대흉근 형성부전

(7) 폐혈류의 감소 : 심장단락, 폐색전증 등

(8) 공동(cavitary lesions)

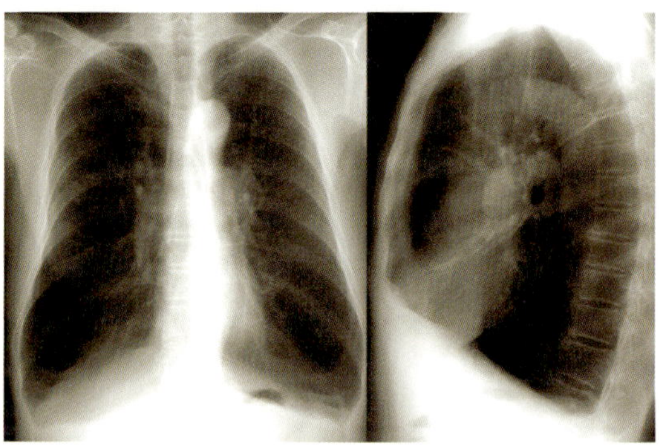

그림 7-16 폐기종 소견

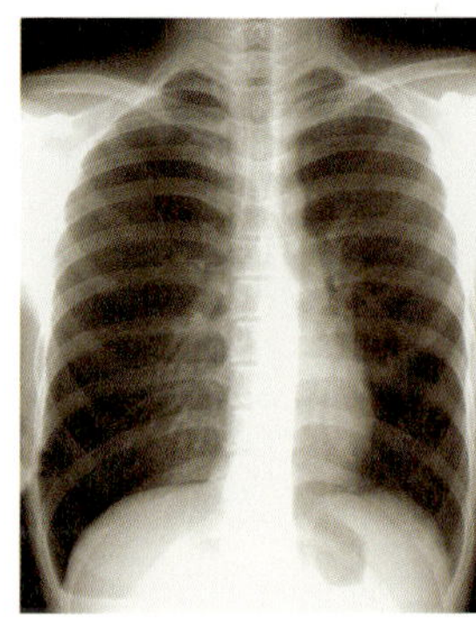

그림 7-17 낭성 기관지 확장증

P A C I F I C
INTERNAL MEDICINE

08 Chapter 폐 이식
Lung transplantation

폐이식은 호흡기 질환 중에서 COPD의 중요한 치료로 활용됩니다. 학생수준에서는 이 정도만 알면 되고 나머지는 참고만 하세요.

1 적응증

1) 전제 조건

폐질환(COPD, IPF, CF, α_1-antitrypsin deficiency emphysema, PPH)을 가진 환자에서 수술을 안 받았을 때 예후보다 폐이식을 받았을 때 예후가 좋아야 한다는 전제조건을 만족해야만 수술의 적응이 됨

2) 대표적인 질환

COPD, IPF, 일차성 폐고혈압

표 8-1 Disease-specific guidelines for selecting candidates for lung transplantation

COPD and α_1-antitrypsin deficiency emphysema	• FEV_1 < 25% of predicted normal value(post-bronchodilator) • $PaCO_2 \geq$ 55mmHg • Pulmonary arterial hypertension(mean pulmonary artery pressure > 25mmHg)
Cystic fibrosis/ bronchiectasis	• FEV_1 < 30% of predicted normal value • $PaCO_2$ > 50mmHg • $PaCO_2$ < 50mmHg(on room air) • Pulmonary arterial hypertension • Adverse clinical course in spite of optimal medical management Increasing hospitalizations Recurrent, massive hemoptysis Rapidly declining FEV_1
Idiopathic pulmonary fibrosis	• VC or TLC < 60~70% of predicted normal value • DLco < 50~60% of predicted normal value • Pulmonary arterial hypertension • Hypoxemia(PaO_2 < 60mmHg or SpO_2 < 90%) at rest or with activity(on room air) • Progressive disease in spite of drug therapy
Primary pulmonary hypertension	• New york heart association functional class Ⅲ or Ⅳ in spite of optimal drug therapy • Unfavorable hemodynamic profile • Right atrial pressure > 50mmHg • Mean pulmonary artery pressure > 55mHg • Cardiac index < 2(L/min/m^2)

2 이식 후 관리

1) 면역 억제제(three drug regimen : 1+2+3)

(1) Calcineurin inhibitor : cyclosporine or tacrolimus

(2) Purine synthesis antagonist : Azathioprine or Mycophenolate Mofetil(MMF)

(3) Prednisolone

2) 감염예방

(1) Pneumocystis jiroveci 감염증의 예방

** Pneumocystis jiroveci 의 과거 명칭 : PCP(Pneumocystis carinii)

(2) CMV(Cytomegalovirus) 예방

3 합병증

1) 이식 폐 기능 이상(Primary graft dysfunction)

(1) 발생 : 주로 72시간 이내

(2) 동의어 : reperfusion injury, reimplantation response, ischemia-reperfusion injury

(3) 특징 : diffuse pulmonary infiltration, Hypoxemia

(4) 감별진단 : pulmonary venous obstruction, hyperacute rejection

(5) 치료 : inhaled NO, extracorporeal membrane oxygenation(ECMO)

(6) 예후 : 대부분 회복(단, 폐이식 후 조기사망의 주요 원인)

2) 기도 합병증(Airway complication)

(1) 빈도 : 4~20%

(2) 종류 : dehiscence, stenosis, bronchomalacia

(3) 치료

① Laser therapy : granulation tissue, fibrous web 제거

② Dilatation : stenosis, stricture

③ Stent : stricture, bronchomalacia

3) 급성 거부 반응(Acute rejection)

(1) 빈도 : 50% 정도의 환자가 1년에 1번 정도

(2) 병리 : arveolar, bronchiolar lymphocytic inflammation

(3) 진단 : transbronchial biopsy(반드시 조직검사로 증명해야 함)

(4) 치료 : 고용량의 steroid 투여 및 면역억제제 유지요법

4) 만성 거부 반응(Chronic rejection)

(1) 빈도 : 3년 내에 50% 정도의 환자에서 발생

(2) 동의어 : BOS(Bronchiolitis Obliterance Syndrome)

(3) 의의 : 폐기능, 사망률, 삶의 질에 매우 중요

(4) 위험인자

① Acute rejection

② Lymphocytic bronchiolitis

(5) 진단

① FEV_1 20% 감소

② 생검 : bronchiolitis obliterans

(6) 치료 : 면역 억제 치료

5) 감염

(1) 이식 후 감염이 높은 이유

① 면역억제제 사용

② 기침반사 저하

③ Mucociliary clearance 저하

(2) 원인별

① 세균성 : *P. aeruginosa*

- 세균성 기관지염과 폐렴은 아무시기 때나 가능하나 대부분 이식 후 초기에 감염
- 후기에는 특히 BOS(chronic rejection)이 발생한 환자에서 대부분 *P. aerusinosa*

② 바이러스성 : CMV(cytomegalovirus)

- 동반 : CMV gastroenteritis, colitis, hepatitis(by CMV viremia)
- 시기 : 초반 6개월
- 치료 : ganciclovir

③ 진균성 : Aspergillus

4 생존율

1) 5년 생존율 40~50%

2) 사망원인

• 이식 후 초반의 acute rejection과 CMV infection은 치명적이지는 않음

• 1년 후에 오는 Chronic rejection과 non-CMV infection이 주요 사인

(1) 수술 합병증

(2) 이식 폐의 기능 이상

(3) 감염

09 Chapter

폐 렴

Pneumonia

폐렴은 임상에서 흔하게 접하게 되는 질환으로, 지역사회 획득 폐렴부터 병원감염 폐렴, 인공호흡기와 연관된 폐렴까지 분류가 다양하며, 원인균주가 각각 다르고, 항생제 선택과 입원여부 결정 등 고려할 변수가 많습니다. 특히 일차의료를 담당하는 경우 지역사회 획득 폐렴의 임상양상, 진단과 치료법에 대해서는 잘 숙지하고 있어야 합니다.

개 요

1 분류

1) **지역사회 획득 폐렴(Community-Acquired Pneumonia, CAP)**
   병원 내원 전 혹은 **입원 48시간 이내**에 발생한 폐렴
2) **건강관리 연관 폐렴(Health Care-Associated Pneumonia, HCAP)**
   (1) **원내 획득 폐렴(Hospital-Acquired Pneumonia, HAP)**
       입원 48시간 이후 발생한 폐렴
   (2) **인공호흡기 관련 폐렴(Ventilator-Associated Pneumonia, VAP)**

여기서 잠깐 !!

- 어디서 감염되었는지에 따라서 대표적인 감염균과 항생제 내성 상태가 달라집니다.(아무래도 병원에 있는 균이 항생제에 많이 노출되니까 내성이 강하겠지요?) 이에 따라 초기 치료 방법이 달라지기 때문에 이런 분류가 생기게 되었습니다.

2 감염경로(route of infection)

1) Microaspiration from oropharynx(m/c)

(1) 수면 중 소량이 흡인될 수 있음

(2) 건강한 사람에서도 항생제 치료, 생리적 스트레스 상황에서 발생 가능

(3) 흔한 균 : *S. pneumonia, H. influenza*

2) Gross aspiration

(1) 의식저하 상태나 뇌졸중의 후유증 등 CNS 장애가 있을 때 가능

(2) 흔한 균 : 혐기성균, GNB

3) 공기중 미생물의 흡인(Aerosolization)(2nd m/c)

흔한 균 : 결핵균, 진균, *Legionella, Influenza* 등의 여러 virus

4) 혈행성 전파(hematogeneous spread)

(1) 감염성 심내막염, 카테터 연관 감염, 요로감염 등에서 혈행성으로 폐로 전파

(2) 흔한 균 : MRSA, *E. coli*

5) 직접 전파(Contagious extension)

Trauma, Liver abscess, pleural & mediastinal infection에서 전파

3 병태생리

1) Pathogen이 alveolus로 흡인

→ Alveolar macrophage에 engulf 되어, 적절히 방어하지 못하면

→ Inflammatory response가 일어나고 임상적으로 폐렴으로 진행

→ IL-1, TNF 등이 발열을 일으키고, IL-8과 G-CSF 등이 호중구 침윤, 화농성 분비 증가

지역사회 획득 폐렴(community-acquired pneumonia)

09

1 Etiology

1) 대표 원인균

(1) 전형적인 폐렴(typical pneumonia) : ***S. pneumonia, Hemophilus influenza, S. aureus, GNB(Klebsiella pneumonia, Pseudomonas aeruginosa)***

(2) 비전형 폐렴(atypical pneumonia) : *Mycoplasma pneumonia, Chlamydia pneumonia, Legionella* spp.

Respiratory virus(influenza virus, adenovirus, human metapneumovirus, RSV)

여기서 잠깐 !!

• 폐렴 환자를 처음 접했을 때, "typical" vs. "atypical" pneumonia의 가늠이 초기 경험적 항생제 결정에 매우 중요합니다. Atypical pneumonia를 일으키는 균은 cell wall이 없어서 Gram stain이 되지 않고, 일반배지에서 배양이 되지 않습니다. 진단은 주로 serologic marker에 의존하기 때문에 우선 임상적인 특징만으로 의심을 해야, 항생제 선택에서 macrolide, quinolone, doxycycline를 선택할 수 있습니다(cell wall이 없어서 모든 종류의 β-lactam에 저항성이 있습니다). 이 점을 숙지하고 항생제 선택을 공부하시면 이해가 빠릅니다.

꼭 알아둡시다!!

▎Typical pneumonia의 임상적 특징

• 갑자기 발생, 고열, 화농성 가래, 빈호흡, 흉막성 흉통, leukocytosis 심함, consolidation

▎Atypical pneumonia의 임상적 특징

• 젊은 나이에 발생, 서서히 진행, 마른기침, 가래가 거의 없음, 다른 장기의 침범
• 폐외증상 : 두통, 근육통, 피로, 인후통, 구역/구토, 설사

2) Anaerobes

(1) Aspiration 후 수일에서 수주 경과 후 폐렴으로 진행

(2) 폐렴의 합병증으로 **lung abscess, empyema, parapneumonic effusion** 형성이 흔함 → 이러한 소견이 있으면 의심

3) Staphylococcus aureus pneumonia : MRSA pneumonia

(1) 항생제 내성 *S. aureus*

(2) 주로 원내 획득 폐렴에서만 관찰되었으나, 최근 지역사회 획득 폐렴의 원인균으로 증가하는 추세

2 Epidemiology

알코올 중독자에게 Klebsiella pneumonia가 잘 발견된다는 것은 기억해둡시다.

표 9-1 epidemiologic factors suggesting possible causes of community-acquired pneumonia

Factor	Possible pathogen(s)
Alcoholism	Streptococcus pneumonia, Oral anaerobes, Klebsiella pneumonia, Acinetobacter spp., Mycobacterium tuberculosis
COPD and/or smoking	Hemophilus influenza, Pseudomonas aeruginosa, Legionella spp., S. pneumonia, Moraxella catarrhalis, Chlamydophila pneumonia
Structural lung disease(e.g., bronchiectasis)	P. aeruginosa, Burkholderia capacia, Staphylococcus aureus
Dementia, stroke, decreased level of consciousness	Oral anaerobes, Gram-negative enteric bacteria
Lung abscess	CA-MRSA, Oral anaerobes, endemic fungi, M. tuberculosis, Atypical mycobacteria
Travel to Ohio or St. lawrence river valleys	Histoplasma capsulatum
Travel to southwestern united states	Hantavirus, Coccidioides spp.
Travel to southeast asia	Burkholderia pseudomallei, avian influenza virus
Stay in hotel or on cruise ship in previous 2weeks	*Legionella* spp.
Local influenza activity	Influenza virus, *S. pneumonia*, *S. aureus*
Exposure to bats or birds	*H. capsulatum*
Exposure to birds	Chlamydophila psittaci
Exposure to rabbits	Francisella tularensis
Exposure to sheep, goats, parturient cats	Coxiella burnetii

3 임상양상

1) 증상

(1) 개인차가 있으며, 진행단계에 따라 다양한 증상을 호소

(2) 흔한 증상 : 발열, 오한, 기침, 가래(mucoid or purulent or blood-tinged), 호흡곤란

(3) 흉막 침범 시 흉막성 흉통, 오심/구토 등 소화기 증상(약 20%)

(4) 두통, 피로, 근육통, 관절통 등

여기서 잠깐 !!

- 새롭게 발생한 기침, 가래, 호흡곤란 등의 호흡기 증상이 있는 환자에서, 청진상 비정상 소리와 발열이 있으면 폐렴을 의심해야 한다.
- 노인에서는 기침, 가래, 발열 등의 전형적인 호흡기 감염의 증상보다는 "입맛이 없어요", "기운이 많이 떨어지고, 자꾸 졸려요", "정신이 오락가락 해요" 등을 주증상으로 와서 심한 폐렴으로 진단되는 경우가 있다. 항상 세심한 병력청취, 이학적 검사를 통해서, 의심이 되면 흉부 X-ray 검사 등을 시행해서 놓치지 말아야 한다.

2) 이학적 검사

(1) 호흡수 증가 : 가장 중요하고, 중증도를 반영하는 소견
(2) 혈압감소, 의식변화 : 장기 부전을 시사하며 중등도를 반영
(3) 청진 : crackle, bronchial breathing sound
(4) 타진 : consolidation 및 parapneumonic effusion 유무에 따라 다양

4 진단

1) 폐렴의 진찰소견

(1) 단순 흉부 촬영 : 폐렴진단에 기본검사이자 타질환과의 감별에 중요
(2) CT : 폐렴진단에 거의 필요하지 않으나, post-obstructive pneumonia 진단에 도움
(3) 단순 흉부 촬영에서 특정 병원체를 의심하게 하는 소견
① **Pneumatocele** : *S. aureus*
② **Upper lobe cavitating lesion** : tuberculosis
③ **Bulging fissure** : *Klebsiella*
④ **Air-fluid level** : polymicrobial(abscess)
⑤ **Crescent(meniscus) sign** : aspergillosis

꼭 알아둡시다!!

Klebsiella pneumonia

- 기본적으로 알코올 중독, 당뇨, 만성 폐질환과 같은 **기저질환**이 있는 환자에게 발생
- Enteric GNB(Gram-Negative Bacilli)가 원인이므로 X-ray에서 전형적인 **"Airspace"와 농성 가래**를 보인다(dark red, current jelly sputum).
- **bulging fissure** : Klebsiella 에 의한 분비물은 무겁기 때문에 X-ray상 minor fissure가 아래로 불거져 나와 보임, 대개 상엽에 발생
- 진행하면서 pulmonary necrosis, pleural effusion, empyema가 생긴다.

꼭 알아둡시다!!

Bronchopneumonia(기관지폐렴)

- 부분적으로 airway 말단 주변을 침범하는 폐렴. 대개 병변이 multiple하게 나타나는 것을 일컬으며 lower, posterior에 많이 분포한다.
- Atypical pneumonia의 원인균에 의한다(최근 항균제 보급으로 typical pneumonia에서도 bronchopneumonia 형태가 나타난다).

Interstitial pneumonia

- 병리학적 소견에서 간질(interstitium)을 주로 침범하는 형태의 폐렴
- 방사선학적으로는 patch or diffuse pattern을 보인다.
- 원인균 : PCP(*Pneumocystis carinii*), Virus, *Mycoplasma*

Septic pneumonia, miliary pneumonia

- 혈행성으로 폐를 침범하여 multiple nodule의 형태로 나타난다.
- *S. aureus*(다른 곳에 infection focus 존재) miliary TB

Mycoplasma pneumonia

- 모든 연령에 가능하지만, 주로 젊은 성인에서 집단생활(군대, 학교, 기숙사 등)에서 많이 감염
- 잠복기 : 2~3주로 다른 호흡기 감염보다 길다.
- 증상 : 미열(고열은 드묾), 기침, 두통, 가래(화농성 가래는 드물다), 흉막염성 동통
- X-ray : 이학적 검사에 비해 X-ray 이상이 심하다.
- 폐외 증상
  - Bullous myringitis(이통을 일으키며, 흔하지는 않지만 특징적)
  - Erythema multiforme, Hemolytic anemia, Raynaud phenomenon
- 진단 : 임상상이 맞고, cold agglutinin >1 : 32 이상이면 진단 가능
- 치료
  - Self-limited이지만, 항생제 사용으로 증상 및 질병의 경과를 단축시킬 수 있음
  - Macrolide, Doxycycline, Quinolone

Legionella pneumonia

- 물이 있는 곳(호수, 냉방기, 물탱크 등)에서 번식
- 특징
  - 미열을 보이는 경미한 질환부터 광범위 폐침윤과 여러 장기 부전을 보이는 경우까지 다양
  - β-lactam 항생제에 반응 없음
- 증상 : 설사, 발열, 두통, 근육통 등 가래에서 다량의 백혈구가 보이나 Gram stain에서 염색되지 않음, 저나트륨혈증
- 진단 : urinary Ag(ELISA), 그 외 가래 DFA test, BCYE media culture, serology 등이 도움
- 치료 : newer macrolide, respiratory quinolone

사례

68세 여자가 4일 전부터 기침, 누런 가래, 발열이 있었고 1일 전부터 호흡곤란이 나타나 응급실을 방문하였다. 활력징후는 140/90mmHg −90/min −30/min −38.3℃이었고, 신체검진에서 의식은 명료하였으며, 우폐하야에 bronchial breath sound와 inspiratory crackle이 들렸다. Chest X−ray에서는 Right minor fissure로 경계가 명확히 그어지는 consolidation이 RLLF(Right Lower Lung Field)에 보인다. 심장의 우연이 소실된 것으로 보아 심장과 이웃한 RML(Right Middle Lobe)에도 병변이 있음을 알 수 있다. 즉, RML(우중엽)+RLL(우하엽) lobar pneumonia이다. 환자의 sputum examination에서는 우선 WBC가 많이 보이면서 epithelial cell이 적은 '적절한 검체'임을 알 수 있으며 G(+)의 diplococci가 관찰되어 있어 *S. pneumonia*에 의한 폐렴임을 알 수 있다.

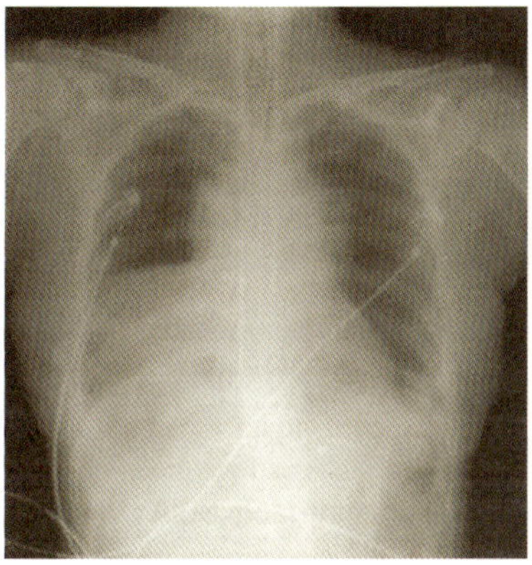

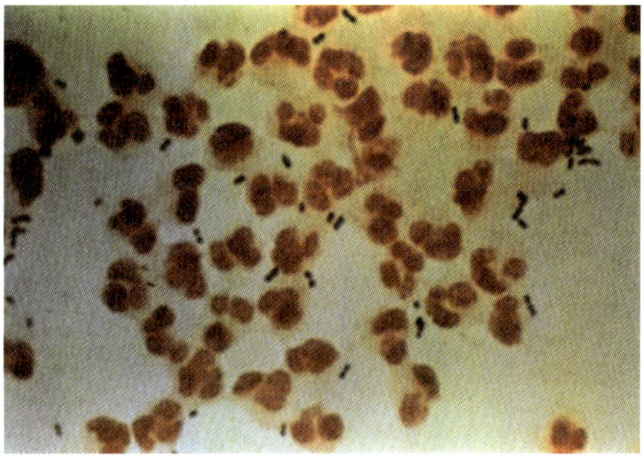

그림 9-1 *S. pneumonia*에 의한 lobar pneumonia의 X-ray 및 가래

만성 음주자, 당뇨병 환자 등에서 호발하며 'current jelly sputum'이라는 thick, blood−tinged sputum을 흔히 보인다. *K. pneumonia* 폐렴 중 일부는 이와 같이 'bulging contour'의 인해 원래 위로 볼록한 minor fissure가 오히려 아래로 오목하게 밀리고 있는 것이 보인다(화살표).

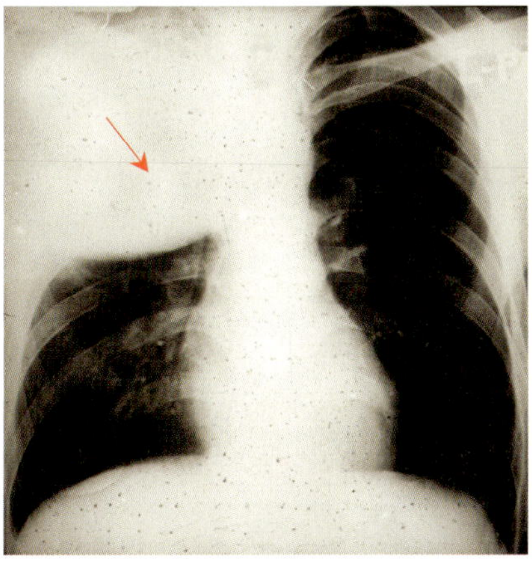

그림 9-2 Bulging contour

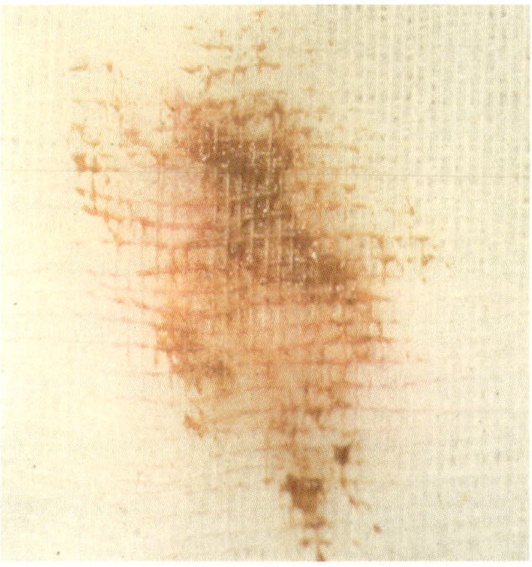

그림 9-3 Current jelly sputum

2) 원인균 검사

(1) 혈액 배양(Blood culture)

① 동정되면 원인균일 가능성 가장 높음(입원 환자의 약 5~14%에서만 동정)

② 가장 흔히 동정되는 균 : *S. pneumonia*

③ 모든 입원환자에게 시행하지 않음

∵ 낮은 동정률, 많은 경우 경험적 항생제로 *S. pneumonia*를 치료할 수 있으므로

④ 혈액 배양검사를 시행해야 하는 경우

- 호중구감소증, 무비증, 보체 결핍, 만성 간질환에서 발병한 폐렴
- 임상적으로 매우 심한 폐렴

표 9-2 폐렴환자 혈액 배양 검사의 적응증

Indication	Blood culture	Sputum culture	Legionella UAT	Pneumococcal UAT
Intensive care unit admission	○	○	○	○
Failure of outpatient antibiotic therapy		○		○
Cavitary infiltrates	○	○	○	
Leukopenia	○			○
Active acohol abuse	○	○	○	○
Chronic severe liver disease	○			○
Severe obstructive/strutural lung disease		○		
Asplenia(anatomic or functional)	○			○
Recent travel(within past 2 weeks)			○	
Positive Legionella UAT result		○	NA	
Positive pneumococcal UAT result	○	○		NA
Pleural effusion	○	○	○	○

NOTE. NA, not applicable: UAT, urinary antigen test.

(2) 그람 염색(Gram stain)

① 의의 : 가래 검체가 적절한 것인지 판단하고, 원인균 예측에 도움

② 배양에 적절한 가래

- (low power field 당) neutrophil >25개, epithelial cell <10개
- 이 조건에 부합하지 않으면 가래는 오염된 검체

③ 부적절할 경우

- 아침에 가래를 채취
- Induced sputum : 가래를 뱉지 못하는 환자는 3% saline의 nebulization

④ **원인균 예측**

- **Gram(+) : Streptococcus pneumonia, Staphylococcus aureus**
- **Gram(−) : GNB**

(3) 가래 배양(Sputum culture)

① 오염된 검체가 많아서, sensitivity & specificity 낮음(50% 이하)

② Gram stain 결과와 일치해야 의미있는 결과로 해석

③ 일반적인 방법으로 동정이 안 되는 균주

anaerobes, *Mycoplasma, Chlamydia, Legionella, Pneumocystis, Mycoplasma*, fungus

④ 가래에서 동정되면 반드시 원인균인 균주

M. tuberculosis, Legionella, Blastomyces dermatitidis, Histoplasma capsulatum, Coccidioides immitis

여기서 잠깐 !!

- 폐렴환자에서, 균동정까지는 대개 수일이 필요하므로 경험적 항생제 치료를 시작한다. 그 후에 의미있는 균이 동정되면, 감수성 결과에 맞게 항생제를 선택하면 되지만, 많은 경우에서는 균동정도 되지 않은 상태에서 경험적 항생제 치료에 반응하지 않고 악화되면, 깊은 수렁에 빠지게 됩니다.

(4) 기관지 내시경(Bronchoscopy)

① 폐렴에서 기관지 내시경 같은 침습적 방법으로 진단을 해야 하는 경우

- 정확한 진단의 지연이 위중한 결과를 가져올 수 있는 상황

예 초기 항생제 치료에 실패한 면역저하 환자 등

- 기관지 폐쇄가 동반된 폐렴

② 검체 채취 방법

- PSB(Protected Specimen Brush) : 솔에 묻혀냄
- BAL(Bronchoalveolar Lavage) : 씻어낸 액체를 모음
- TBB(Transbronchial Biopsy) : 직접 생검

③ **의미 있는 결과 기준**

- **PSB $>10^5$ CFU/mL**
- **BAL $>10^4$ CFU/mL**
- **TBB : 조직배양(+)**

(5) 소변 항원 검사(Urinary antigen test)

① *Legionella pneumophila* serogroup Ⅰ antigen, *Streptococcus pneumonia* Ag

② 양성일 때 sensitivity와 specificity 모두 높음

(6) 혈청 검사(Serology)

① Atypical pneumonia 진단에 유용

② IgM 항체가 4배 이상 증가할 때 진단적

③ 최종 확인 시간이 많이 소요되어 최근에는 거의 사용하지 않음

5 치료

1) 입원 치료 vs 통원 치료

여기서 잠깐!!

- 내과 질환 중, 유일하게 외래치료/입원치료의 기준이 나와 있고, 입원치료에서도 중환자실 치료의 기준이 있는 질환은 "폐렴"만이 유일합니다. 그 이유는 질병의 중등도와 원인균 및 항생제 내성이 관련이 많고, 또 분류에 따라서 항생제의 선택이 영향을 받기 때문입니다.
- 현재 입원기준에 대해 2가지의 기준이 쓰이고 있는데, PSI(Pneumonia Severity Index)와 CURB-65입니다. PSI는 20가지의 변수로 점수를 합산하여 총점을 계산하는 것이고, CURB-65는 5가지의 변수 중 몇 개가 해당하는지 보는 것입니다. PSI가 20개의 항목이라서 복잡하지만, 더 많은 Study가 되어 왔고, CURB-65는 실제 임상에 적용하기 편하다는 장점이 있습니다.

(1) **PSI(Pneumonia Severity Index)**

표 9-3 PSI scoring system

환자 나이		동반질환		신체 검진소견		검사실/방사선 소견	
남성		악성종양	+30	의식저하	+20	pH <7.35	+30
여성	−10	간질환	+20	호흡수 ≥30/분	+20	BUN ≥30mg/dL	+20
요양시설 수용자	+10	울혈성 심부전	+10	수축기혈압 <90mmHg	+15	Sodium <130mEq/L	+20
		뇌혈관질환	+10	체온 <35℃ or ≥40℃	+15	Glucose >250mg/dL	+10
		콩팥질환	+10	맥박수 ≥125/분	+10	Hb <9g/dl(Hct <30%)	+10
						PaO_2 <60mHg(SaO_2 <90%)	+10
						흉막염(흉막삼출)	+10

표 9-4 PSI에 따라 추천되는 치료방법

	점수	사망률(%)	추천되는 치료방법
I	50세 미만, 동반질환(−), 신체검진(−)	0.1	외래
II	≤70점	0.6	외래
III	71~90점	2.8	입원(잠깐)
IV	90~130점	8.2	입원
V	>130점	29.2	입원

(2) **CURB-65**

표 9-5 CURB-65

C	Confusion
U	Urea >7mmol/L(20 mg/dL)
R	Respiratory rate ≥30/min(pneumonia의 중증도에서 가장 유용한 sign)
B	Blood Pressure, Systolic ≤90mmHg or Diastolic ≤60mmHg
65	Age ≥65

0~1개 해당 : 외래치료
2개 해당 : 입원치료
3개 이상 해당 : 중환자실 치료

2) 내성 위험 평가

(1) *Streptococcus pneumonia*의 penicillin 및 macrolide에 대한 내성 증가

(2) DRSP(Drug-Resistance Streptococcal Pneumonia)의 risk factor

① 최근 항생제 치료 받은 적 있을 경우

② 2세 미만, 65세 이상

③ Attendance at day-care center

④ 최근 입원 경력

⑤ HIV 감염

(3) DRSP의 의의 : 경험적 항생제 결정에 risk factor 여부가 매우 중요

3) 경험적 항생제 선택

(1) 건강하고 항생제 치료의 과거력이 없는 외래 환자(=DRSP risk factor 없음)
: Macrolide(혹은 doxycycline) 단독 투여
→ Harrison 기준이지만, 이 치료는 국내 내성 상황에는 맞지 않다고 합니다.

(2) 동반질환이 있거나, 3개월내 항생제 치료를 받은 환자(=DRSP risk factor 있음)
: Respiratory quinolone 단독 투여 혹은 경구용 β-lactam+macrolide 병합요법

(3) 중환자실이외 입원 환자
: Respiratory quinolone 단독 투여 혹은 주사용 β-lactam+macrolide 병합요법

(4) 중환자실 입원 환자 : 주사용 β-lactam+IV azithromycin 또는 respiratory quinolone

(5) 특수사항(*Pseudomonas aeruginosa*가 의심될 때)

① Risk factor : structural lung disease(예, bronchiectasis) 있거나, 최근 항생제나 스테로이드 제제를 투약 받은 경우

② Tx-gram stain에서 GNB가 보이고, risk factor에 해당될 때, 〈표 9-6〉과 같이 antipseudomonal activity 있는 항균제의 병합요법

(6) 특수사항(CA-MRSA가 의심될 때) : 추가로 linezolid or vancomycin 투여

표 9-6 Empirical antibiotic treatment of community-acquired pneumonia

Outpatients	• Previously healthy and no antibiotics in past 3months – A macrolide[Clarithromycin(500mg Po bid) or azithromycin(500mg PO once, then 250mg qd)] or – Doxycycline(100mg PO bid) • Comorbidities or antibiotics in past 3months; select an alternative from a different class – A respiratory fluoroquinolone[moxifloxacin(400mg PO qd), gemifloxacin(320mg PO qd), levofloxacin(750mg PO qd)]or – A β-lactam[preferred: high-dose amoxicillin(1g tid) or amoxicillin/clavulanate 2g bid); alternatives: ceftriaxone(1～2g IV qd), cefpodoxime(200mg PO bid), cefuroxime(500mg PO bid)] plus a macrolide • In regions with a high rate of "high-level" pneumococal macrolide resistance, consider alternatives listed above for patients with comorbidities.
Inpatients, non-ICU	• A respiratory fluoroquinolone[moxifloxacin(400mg PO or IV qd) or levofloxacin(750mg PO or IV qd)] • A β-lactam [cefotaxime(1～2g IV q8h), ceftriaxone(1～2g IV qd), ampicillin(1～2g IV q4～6h), ertapenem(1g IV qd)] plus a macrolide [oral clarithromycin or azithromycin(as listed above) or IV azithromycin(1g once, then 500mg qd)]
Inpatients, ICU	• A β-lactam[ceftriaxone(2g IV qd), ampicillin-sulbactam (2g IV q 8h) or cefotaxime(1～2g IV q8h)] plus • Azithromycin or a fluoroquinolone as listed above for inpatients, non-ICU
Special concerns	• **If pseudomonas is a consideration** : – An antipseudomonal β-lactams[**piperacillin/tazobactam**(4.5g IV q6h), **cefepime**(1～2g IV q12h), **imipenem**(500mg IV q6h), **meropenem**(1g IV q8h)] plus either **ciprofloxacin** (400mg IV q12h) or **levofloxacin**(750mg IV qd) – The above β-lactams plus an aminoglycoside[**amikacin**(15mg/kg qd) or **tobramycin** (1.7mg/kg qd) and **azithromycin**] – The above β-lactams plus an aminoglycoside plus an antipneumococcal **fluoroquinolone** • If CA-MRSA is a consideration : – Add **linezolid**(600mg IV q12h) or **vancomycin**(15mg/kg q12h initially, with adjusted dose)

여기서 잠깐 !!

- **폐렴 부분에서 가장 중요한 표입니다.** 폐렴 환자가 PSI 혹은 CURB-65를 이용해 입원여부가 결정이 되면, Site of care에 따라 경험적 항생제 치료를 합니다.
- 외래 환자는 경구용 항생제, 입원 환자는 정주용 항생제를 일반적으로 사용하지만, Quinolone계 항생제는 Bioavailibility가 좋아, 입원환자도 경구용으로 투여하기도 합니다. 또, Cephalosporin계에서 3세대인 Ceftriaxone은 반감기가 길어서, 유일하게 1일 1회 투여 가능하므로 외래 환자에게 투여할 수 있다는 걸 알아야 표를 이해할 수 있습니다.

여기서 잠깐 !!

• 우리나라에서는 Macrolide에 대한 *Streptococcus pneumonia*의 내성이 증가해서, DRSP risk factor가 없는 외래 환자에서 Macrolide 단독요법은 효과가 떨어집니다.

4) 치료 경과

(1) 경과 : 증상호전(2～4일), X-ray 호전(4～12주)

(2) 항생제 투여기간

① Uncomplicated pneumonia : 보통 10～14일

② Bacteremia, metastatic infection, CA-MRSA나 *Pneudomonas* : 치료기간 연장

③ Quinolone, telithromycin 5일 요법 가능

(3) 주의사항

① X-ray로 병의 호전여부를 판단하지 말 것

② 발열, 호흡곤란, 백혈구 증가증이 호전되면, 경구 항생제로 전환

5) 치료 실패 시 고려사항

(1) 비 감염성 질환이 아닌가? : 폐부종, 폐색전증, 폐암, 결체조직 질환, 과민성 폐렴, 방사선 폐렴 가능성

(2) 감염성 질환이라면, 항균제는 적절한가? : 세균이 아닐(결핵균 혹은 진균) 가능성, 항균제의 선택/용량/투여기간, 항생제 내성, 폐렴의 합병증(폐농양, 농흉)일 가능성

(3) 새로운 균에 의한 병원 감염 가능성(중복감염,superinfection)이 아닌가? : 원내감염이 합병되었을 가능성, 전이성 감염 존재

여기서 잠깐 !!

• 치료 실패시 CT, 기관지 내시경을 고려한다. 처음부터 고려하는 것은 교과서적으로 틀린 말이다.

6 예방

1) Vaccination(influenza, pneumococcus), chemoprophylaxis

2) 금연

건강관리 연관 폐렴(health care-associated pneumonia)

대표적으로 HAP(Hospital Acquired Pneumonia)와 VAP(Ventilator Associated Pneumonia)를 알아두시면 됩니다. CAP보다 중증도 및 사망률도 높고, 원인균 및 치료 방침도 다릅니다.
균은 크게 MDR pathogen과 non-MDR pathogen으로 나뉘는데, non-MDR pathogen에 의한 폐렴은 severe CAP와 비슷한 균주라서 치료 방향도 이와 비슷하게 치료하면 되지만, MDR pathogen의 원인은 내성이 높은 *Pseudomanas aeruginosa*, MRSA, ESBL-positive strain 등이므로, severe CAP에 쓰는 항생제 조합으로는 항균력이 없습니다.

1 HAP(Hospital Acquired Pneumonia)

1) 정의

(1) 입원 후 48시간 이후 발생(입원 당시 잠복기가 아니어야 함)

(2) 새롭게 혹은 악화되는 X-ray상 병변(필수)

2) 원인균

표 9-7 Microbiologic causes of HAP

Non-MDR pathogen	MDR pathogen
Streptoccus pneumonia	*Pseudomonas aeruginosa*
Other *Sterptococcus* spp.	MRSA
Hemophilus influenza	Acinetobacter spp.
MSSA	Antibiotic-resistant Enterobacteriaceae
Antibiotic-sensitive Enterobacteriaceae	*Enterobacter* spp.
Escherichia coli	ESBL-positive strains
Klebsiella pneumoniae	*Klebsiella* spp.
Proteus spp.	*Legionella pneumophila*
Enterobacter spp.	*Burkholderia cepacia*
Serratia marcescens	*Aspergillus* spp.

(1) HAP에서는 CAP보다 anaerobes, Gram(−)이 흔하게 발견됨

(2) 흔한 균 : **MRSA, *Pseudomonas aeruginosa***, *Acinetobacter*, enteric GNB

3) 역학

(1) 원내 감염 중 발생률 2위(cf. 1위는 요로감염), 사망률 1위

(2) 발생기전

① Oropharynx의 원인 미생물의 증식(colonization)

→ 증식된 원인 미생물이 호흡기 내부로 전파(aspiration)

② 환자의 면역 기능 감소

(3) 위험인자 : 기관삽관

① 기관 삽관(endotracheal intubation)의 cuff 주변으로 microaspiration

② 반복적인 suction으로 점막손상

(4) 위험인자 : 기타

① 장기간의 항생제 사용으로 colonizaion의 변화

② 가래배출이 어려운 질환 동반

③ 오염된 장비 사용, 영양결핍 등

꼭 알아둡시다!!

Risk factor for MDR(Multi-Drug Resistant) pathogens

- Antimicrobial therapy in preceding 90days
- Current hospitalization of 5days or more
- High frequency of antibiotic resistance in the community or in the specific hospital unit
- Presence of risk factors for HCAP
  - Hospitalization for 2days or more in the preceding 90days
  - Residence in a nursing home or extended care facility
  - Home infusion therapy(including antibiotics)
  - Chronic dialysis within 30days
  - Home wound care
  - Family member with multidrug-resistant pathogen
- Immunosuppressive disease and/or therapy

4) 증상, 검사소견

(1) 증상은 일반 폐렴과 비슷함 : 발열, 백혈구 증가증, 호흡곤란, 기침, 가래

(2) 저산소증, 심박수 증가, 호흡수 증가

5) 검사

(1) 원내 획득 폐렴에서는(특히 인공호흡기 연관 폐렴) 항생제 내성여부 및 적절한 항균제의 선택을 위해, 침습적 방법을 이용해서 균주를 밝혀내는 것이 좋음

(2) 진단방법 : 보통 기관지 내시경을 이용

① PSB(Protected Specimen Brush) : PSB >104 CFU/mL

② BAL(Bronchoalveolar Lavage) : BAL >104 CFU/mL

③ TBB(Transbronchial Biopsy) : 조직배양(+)

6) 치료

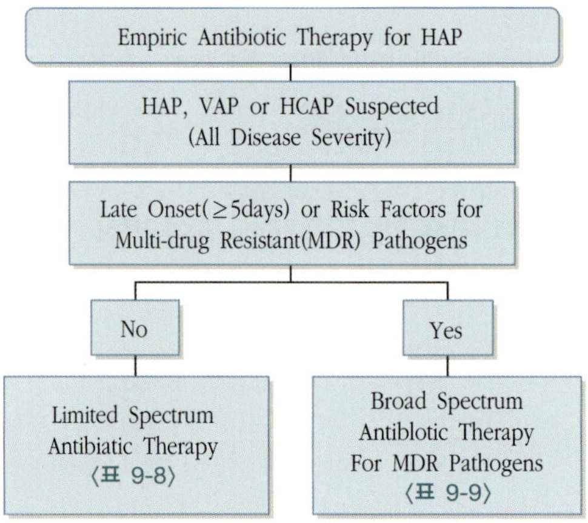

그림 9-4 HAP의 치료 알고리즘

표 9-8 Initial empiric antibiotic therapy for hospital-acquired pneumonia or ventilator-associated pneumonia in patimets with **no known risk factors** for multidrug-resistant pathogens, early onset, and any disease severity.

Potential Pathogen	Rexommended Antibiotic
Streptococcus pneumoniae	Ceftriaxone or cefotaxime
Other *Streptococcus* spp.	or
Haemophilus influenzae	Levofloxacin, moxifloxacin, or ciprofloxacin
Methicillin-sensitive Staphylococcus aureus(MSSA)	or
Antibiotic-sensitive Enterobacteriaceae	Ampicillin/sulbactam
Escherichia coli	or
Klebsiella pneumoniae	Ertapenem
Enterobacter spp.	
Proteus spp.	
Serratia marcescens	

표 9-9 Initial empiric therapy for hospital-acquired pneumonia, ventilator-associated pneumonia, and healthcare-associated pneumonia factors for multidrug-**resistant pathogens** and all disease severity

Potential Pathogens	Combination Antibiotic Therapy
Pathogens listed in 〈표 9-8〉 and MDR pathogens *Pseudomonas aeruginosa* MRSA *Acinetobacter* spp. Enterobacteriaceae *Enterobacter* spp. ESBL-positive strains *Klebsiella* spp. *Legionella pneumophila* *Burkholderia cepacia* *Aspergilus* spp.	1. β-lactam : Ceftazidime or cefepime or Piperacillin/tazobactam or Imipenem or meropenem PLUS 2. Second agent active against gram-negative baterial pathogens Gentamicin or tobramycin or Amikacin or Ciprofloxacin or levofloxacin PLUS 3. Agent active against gram-positive bacterial pathogens Linezolid or Vancomycin

* ESBL 양성 균주의 경우 carbepenem을 선택하여야 하고, L. pneumophilia가 의심될 경우에는 macrolide 혹은 fluroquinolone을 선택해야 한다.

여기서 **잠깐 !!**

- 〈표 9-8〉과 〈표 9-9〉와 같이 치료제는 MDR risk factor가 있는 그룹과 없는 그룹으로 나누어져 있으며, 이에 따라 쓰는 항생제가 달라집니다.
- MDR risk factor가 없는 그룹은 "atypical pathogen"의 가능성이 낮다는 것 이외에는 심한 CAP와 비슷합니다. 주사제로 ceftriaxone, respiratory quinolone, carbapenem, ampicillin/sulbactam의 mono-therapy를 합니다.
- MDR risk factor가 있는 그룹은 가장 중요한 pseudomonas, MRSA를 치료해야 하기 때문에,
  - Pseudomonas : antipseudomonal cephalosporin(3세대 중 ceftazidime 혹은 4세대) 혹은 Antipseudomonal penicillin(piperacillin/tazobactam) 혹은 carbapenem에 Aminoglycoside 혹은 quinolone 병합요법 합니다(pseduomonas는 내성이 잘생겨 2개의 항생제를 동시에 써야함을 꼭 명심합시다!).
  - MRSA : vancomycin 또는 linezolid 투여

7) 예방

(1) 철저한 손씻기

(2) 가급적 비침습적 환기, 기관삽관 시에는 가능하면 조기발관

(3) 보조내강(흡인용 내강)의 사용

(4) 침대에서 30~45° 정도 머리를 올려놓기

(5) 장관 방역(control of bowel flora overgrowth) : 특수한 경우(간이식, 위장관 폐쇄)

(6) 도움이 되지 않는 예방법

① ventilator circuit, In-line suction catheter의 잦은 교체

② 예방적 항생제 : non-MDR은 감소하나 MDR 증가

2 VAP(Ventilator Associated Pneumonia)

1) 특징

(1) 기계호흡 시작 후 48시간 이후 발생

(2) VAP의 반은 4일 이내 발생하고, 이후 시간이 오래될수록 점차 감소

(3) E tube의 작은 누출 부분을 통해 흡인

(4) 흔한 균 : G(−) rod, *Staphylococcus aureus*, anaerobic bacteria

2) 진단 및 치료

(1) HAP와 진단 및 치료방법이 유사

(2) VAP 환자는 대부분 supine position으로 있어서 단순 X-ray에서는 병변을 관찰하기에 어렵다.

3) 예방

손씻기, continuous semiglottic suction, semirecumbent position, nasogastric tube의 조기제거, E tube cuff의 적절한 압력 유지

10 Chapter

괴사성 폐렴·폐농양

Necrotizing pneumonia & lung abscess

두 개의 질환은 연속선상에 있다고 볼 수 있습니다. 두 질환의 공통점은 폐의 병변 내에 necrosis로 인한 공기음영이 보이는 것인데, 이 크기가 2cm 이하의 것이면 괴사성 폐렴(necrotizing pneumonia), 2cm보다 크면 폐농양(lung abscess)이라고 봅니다.

1 정의

1) 괴사성 폐렴(necrotizing pneumonia) : 폐실질에 괴사를 일으키는 폐렴
2) 폐농양(lung abscess) : 폐렴으로 인해 실질에 괴사를 일으키고, 동공(cavity) 형성
   (1) 균이 많음
   (2) 항균제의 침투력이 낮음

2 폐농양의 원인

1) 흡인(aspiration)
   (1) 식도운동 장애
   (2) 경련 질환
   (3) 연하장애가 나타나는 신경질환
   (4) 알코올 중독
2) 치주 질환
3) 패혈성 색전증(septic embolism)
4) 기관지 폐쇄(종양, 이물 등)
5) 모든 경우에서 당뇨, 악성질환, 면역저하상태 등이 흔한 유발인자

3 폐농양의 원인균

1) 혐기성 세균(anaerobes)

   Bacteroides fragilis, Prevotella, Fusobacterium nucleatum, Peptostreptcoccus

2) 호기성 세균(aerobes or facultative)

   Staphylococcus aureus, Klebsiella pneumonia, Nocardia sp., *Streptococcus milleri, E. coli* 등

3) 기타 : 진균(fungi), 기생충(parasite)

4) Cavity를 만들지 않는 원인균

   Hemophilus influenza, Mycoplasma pneumonia, Streptococcus pneumonia(type Ⅲ 제외)

5) 혐기성균에 의한 감염은 대부분 혼합감염

4 호발부위

1) 흡인성 폐렴 및 농양의 위치 : **dependent region**
   (1) **누웠을 때(supine position)** : **superior segment of lower lobe, posterior segment of upper lobe(보통 Rt.)**
   (2) **서있을 때(upright)** : **basilar segment of lower lobes**

2) 기타 부위 : dependent region이 아닌 부분에 동공(cavity)을 형성하면, 폐암 등의 다른 원인을 반드시 고려해야 함

5 증상 및 검사소견

1) 증상 : 화농성 및 악취 나는 가래, 기침, 발열, 흉막염성 통증, 객혈

2) 특징 : 혐기성 세균에 의한 폐렴은 진행속도가 느림

3) X-ray : dependent portion에 1~2개의 동공

   CT : 농흉(empyema)과의 감별에 도움

여기서 **잠깐 !!**

- X-ray만으로 폐농양과 농흉이 air-fluid level을 갖는 cavity로 보이기 때문에 감별이 쉬지 않는 경우가 많습니다. 이럴 때, CT가 감별에 많은 도움을 줍니다. 폐농양은 폐실질(parenchyme)에 발생한 농이고, 농흉은 흉강(pleural space)에 생긴 농이라, 치료방법도 폐농양－항생제＋체위배출인 반면, 농흉－항생제＋흉관삽관입니다.

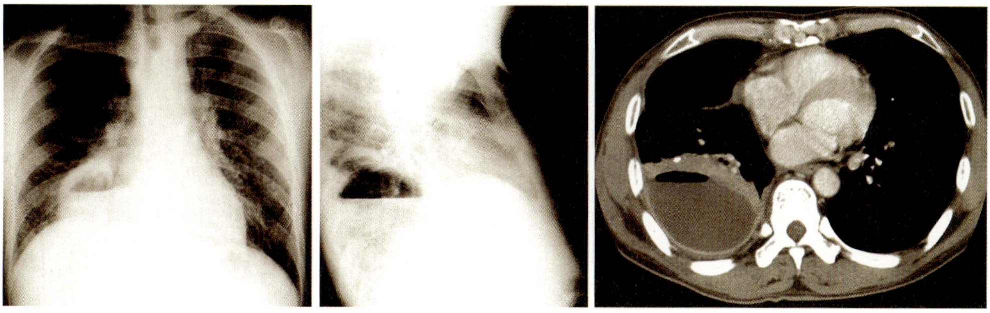

그림 10-1 Lung abscess의 방사선 소견

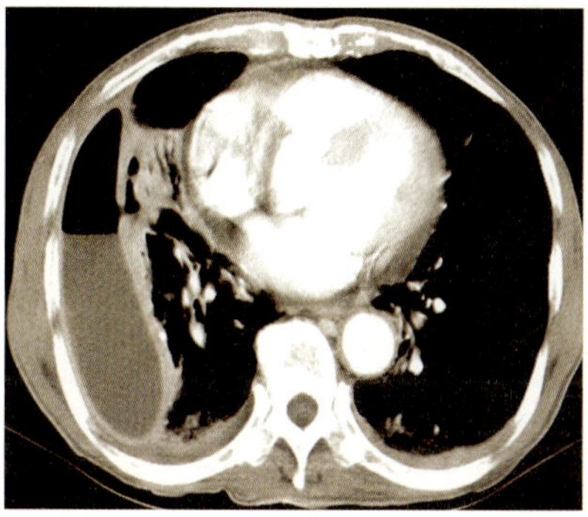

그림 10-2 Empyema의 방사선 소견

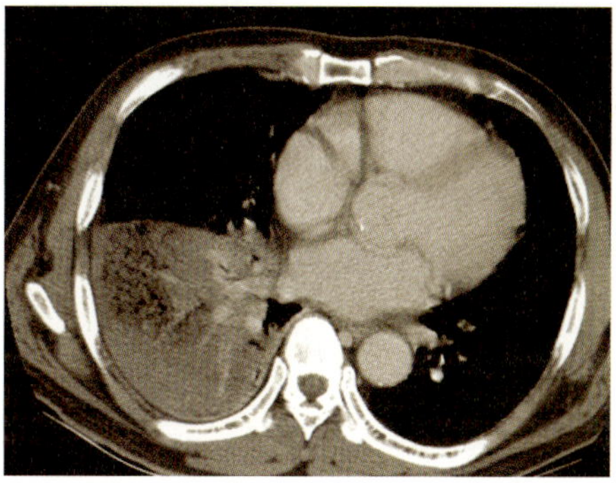

그림 10-3 Necrotizing pneumonia의 방사선 소견

6 진단

1) 가래에서 얻은 검체로는 협기성 세균 배양에 부적합
2) 기관지 내시경 : PSB, BAL 등 시행할 수 있다.
3) CT-guided percutaneous needle aspiration
4) 감별진단 : 결핵, 악성종양, 폐경색증, 폐격리증, 혈관염(granulomatosis with poly-angiitis), septic emboli, lung cyst or bullae containing fluid

7 치료

1) 항생제

(1) 경험적 항생제

① **Clindamycin** : 표준치료

② β-lactam/β-lactamase inhibitor

(2) 추천되지 않는 항생제 : penicillin(∵ β-lactamase), metronidazole 단독 요법
(3) 투여기간 : 4~6주 이상

2) 체위 배농(postural drainage)

자세한 위치를 일일이 기억하실 필요 없습니다. 체위 배농이라는 것이 있다고만 알아둡시다.

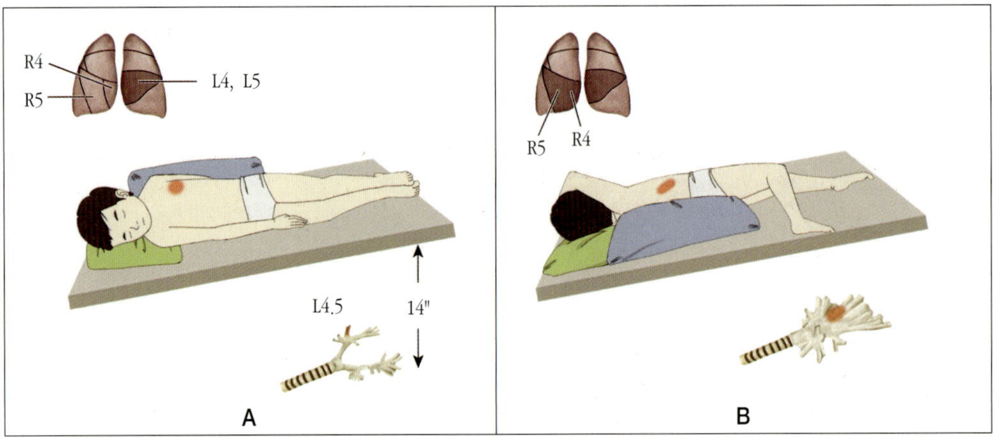

그림 10-4 **A, 좌상엽의 설상구**(L4, 5). left lingula segments(L4, 5): left lingula segment와 RML은 중간 앞쪽에 있으므로 환자를 엎드리지 않고 눕힌다. 특히 left lingula segment의 경우는 오른쪽으로 향해 눕는다. **B, 우중엽**(R4, 5)**의 가래 배출**. right middle lobe의 경우는 반대로 왼쪽을 향해 눕는다.

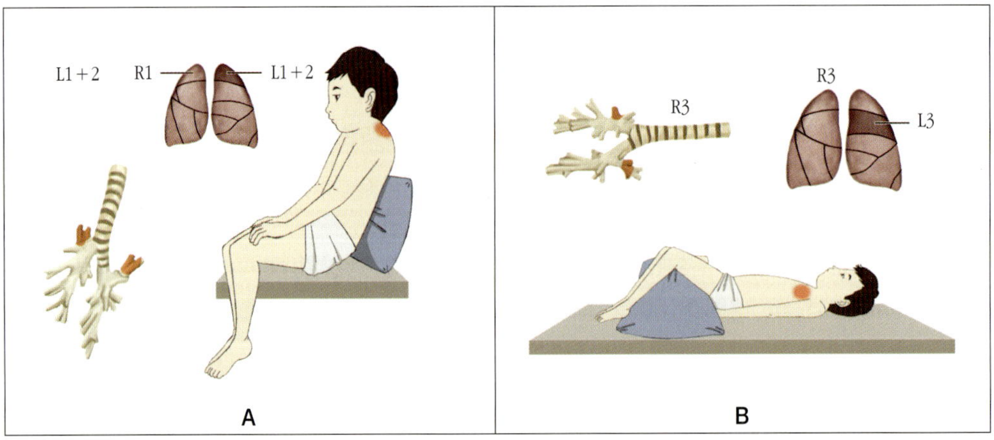

그림 10-5 **A,** Upper lobe segments. 폐의 최상부에 있으므로 환자를 앉힌다. **B,** Upper lobe ant. segments. 앞쪽이므로 환자를 눕혀야 합니다.

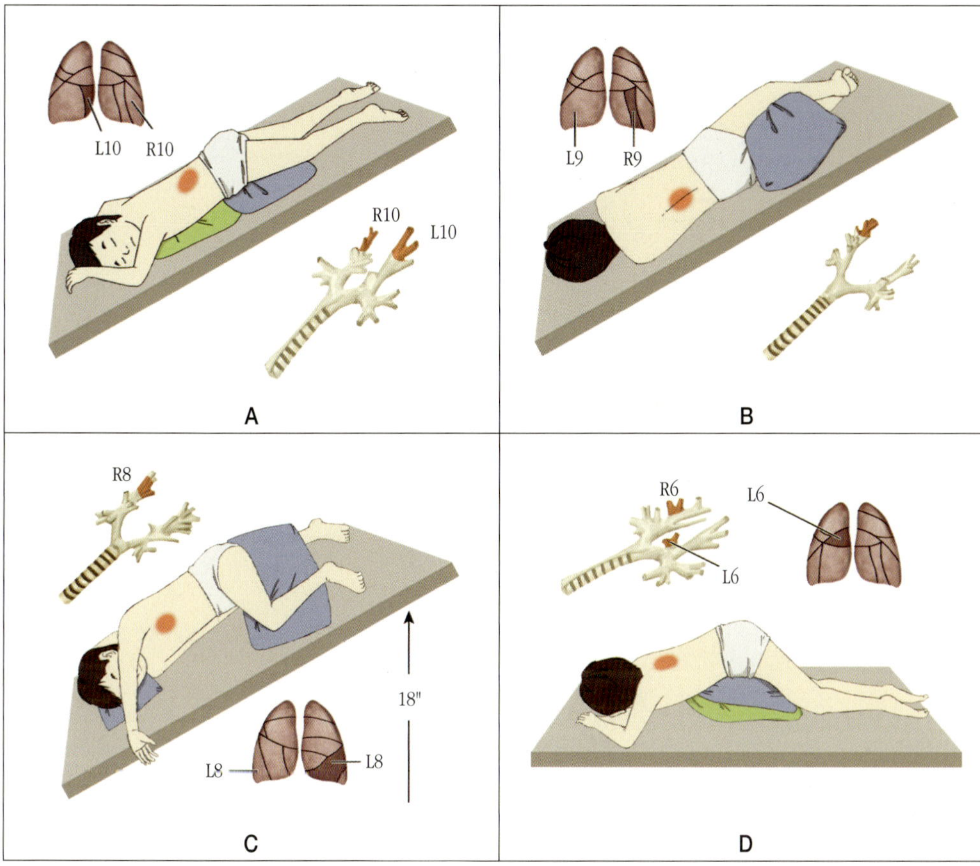

그림 10-6 **A,** Post basal segment. 아래쪽, 뒤쪽에 있으므로 엎드리게 하고 다리 쪽을 높여준다. **B,** Lateral basal segments. 아래쪽 옆쪽에 있으므로 다리 쪽을 들어주고 병변 부위 반대쪽으로 돌아눕는다. 환자는 지금 right에 병변이 있으므로 왼쪽으로 돌아눕고 다리를 들어준다. **C,** Left lateral basal segments. 반대로 오른쪽으로 돌아눕고 다리를 높인다. **D,** Superior segments 중간 뒤쪽에 위치한다. 따라서 환자를 엎드리게 하고 다리를 Basal segment 보다 다리를 약간만 들어준다.

3) 수술

(1) 반복되는 객혈

(2) 내과적 치료에 반응 없을 때

(3) 진단이 명확치 않아서, 조직검사가 필요할 때

PACIFIC
INTERNAL MEDICINE

11 Chapter

결 핵

Tuberculosis

폐결핵은 국내 아주 흔한 질환이었고, 아직까지도 흔하기 때문에 국시에도 매년 출제되며, 꽤 비중이 높은 질환입니다. 따라서 진단, 치료, 부작용 등에 대해 모두 알고 계셔야 합니다. 국내 결핵균은 내성 상태가 외국과 많이 다르기 때문에, 치료 가이드라인은 Harrison과 다릅니다. 내용은 결핵 및 호흡기 학회 가이드라인을 참조하였으며, 더욱 관심 있으신 분은 Harrison보다 국내 가이드라인을 보시기 바랍니다.

개 요

1 용어

1) 결핵(tuberculosis)
   (1) *Mycobacterium tuberculosis* complex에 감염되어 발생한 질병
   (2) 폐결핵(pulmonary tuberculosis)이 가장 흔함
   (3) 폐외결핵(extrapulmonary tuberculosis) : 환자의 1/3에서 나타남
2) 결핵균(*Mycobacterium tuberculosis* complex) : *M. tuberculosis*(가장 흔함)
   그 외 *M. bovis*(우유로 감염), *M. caprae*, *M. africanum*, *M. microti*, *M. pinnipedii*, *M. canettii* 등 존재
3) NTM(Non-Tuberculous *Myco*bacteria, 비결핵성 항산균)
   (1) 과거 MOTT(Mycobacteria Other Than Tuberculosis)라고 불렸던 균
   (2) Mycobacterium(항산균) 중에서 *Mycobacterium tuberculosis* complex(결핵균)와 M. leprae(나병)를 제외한 균
   (3) 종류 : MAC(*M. Avium* Complex), *M. kansasii*, *M. chelonae*, *M. abscessus*. *M. fortitum* 등
   (4) 최근에 빈도 및 관심도가 높아지고 있음

4) **MDR(Multi-Drug Resistant) tuberculosis(다제내성 결핵)** : **다른 항결핵제에 대한 내성과 관계없이, INH, RFP에 내성이 있는 결핵**

5) **XDR(Extensive Drug-Resistant) tuberculosis(광범위 약제내성 결핵)** : MDR 균주가 quinolone 및 injectable drug(amikacin, kanamycin, capreomycin 등)에 내성

6) **Latent Tuberculosis Infection(LTBI, 잠복 결핵)**
   (1) 감염 후 숙주 면역체계에 의해 억제되어 있다가, 재활성화에 의해 발병
   (2) HIV 감염, 면역억제 요법 등에 재활성화가 잘되므로, 조기 발견이 중요

꼭 알아둡시다!!

아직도 결핵이 중요한가?

- 과거 개발도상국에서 호발하던 질병 패턴에서, HIV 감염, 면역억제 치료 등으로 인해 선진국에서도 호발
- NTM 균주 및 MDR, XDR 결핵이 점차 증가하는 추세
- 장기이식, 면역억제 치료 및 류마티스 질환 등에 사용되는 Biologic agent 등에 의해 재활성화 되므로, Latent TB의 조기진단이 중요해지고 있다.

2 역학 : 국내 통계

1) 유병률
   (1) CXR상 활동성으로 추정되는 환자의 유병률 : 0.228%(2010년)
   (2) 균양성 유병률 : 0.176%(2010년)
2) 결핵 신환자
   (1) 폐결핵 : 28,176명/년(2010년)
   (2) 폐외결핵 : 8,129명/년(2010년)
3) 결핵 사망률 : 2,365명/년(2010년)
4) 다제 내성률 : 2.7%(2004년)
5) 남 : 여=1.3 : 1
6) 연령 : 20대 최고, 50대부터 다시 증가

3 전파/감염/발병

1) 균주 특성

(1) 크기, 모양 : 0.5μm × 3μm(rod-shaped)
(2) 특징 : non-spore-forming, thin aerobic bacteria

(3) AFB(Acid-Fast Bacilli) : AFB(Ziehl-Neelsen법) stain에 양성

(4) AFB에 양성인 다른 균주 : *Norcardia, Rhodococcus, Legionella micdadei, Isospora, Cryptosporidium*

여기서 **잠깐 !!**

가래에서 AFB(+)이면, 결핵균이다?

- AFB 양성의 대부분은 결핵균이지만, 실제로 acid-fast bacilli라는 것이므로, 약 10~20%는 결핵균이 아니다. 가장 흔하게 임상에서 실수하는 균주로 NTM(비결핵성 항산균)이 있고, norcardia 등 역시 AFB 만으로 결핵으로 오인할 수 있는 균주이고, 사균도 양성으로 나올 수 있다. 임상적인 정보가 중요하고, TB-PCR 도움을 받거나, 배양검사에서 *Mycobacterium tuberculosis*를 확인해야 확진이 된다. → AFB 양성이 결핵균의 가능성을 포함하는 개념임을 숙지하시길

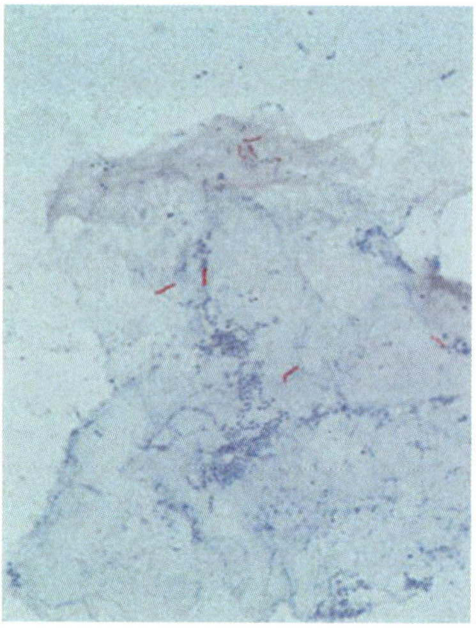

그림 11-1 AFB stain에서 염색된 결핵균

2) 노출에서 감염

(1) **공기 전염(Airborne transmission)** : 결핵균의 비말핵(droplet nuclei)이 aerosol화되어 공기 중으로 퍼짐 → 기침, 재채기, 대화중에 전파 가능(coughing, sneezing, speaking) : 1회 기침에 약 3,000개의 비말핵 포함

(2) 감염력을 결정하는 요인

① 결핵 감염자 접촉 확률

② 접촉 기간(duration)과 접촉 정도(intimacy)

③ 균의 감염력

④ 환경적 요인

(3) 도말, 배양 검사 결과에 따라 3가지로 분류
① **도말 양성 : 감염 위험 높음을 시사**
② 도말 음성+배양 양성 : 감염 위험 낮음을 시사
③ 배양 음성 / 폐외 결핵 : 감염 위험 없음을 시사

(4) 폐질환에 따른 감염력
① 공동(cavity) 형성 혹은 기관지 결핵(endobronchial tuberculosis) 때 위험 높음
② HIV 환자가 공동이 없을 때, 위험 낮음
③ 폐외 결핵은 감염력 없음

3) 감염에서 발병

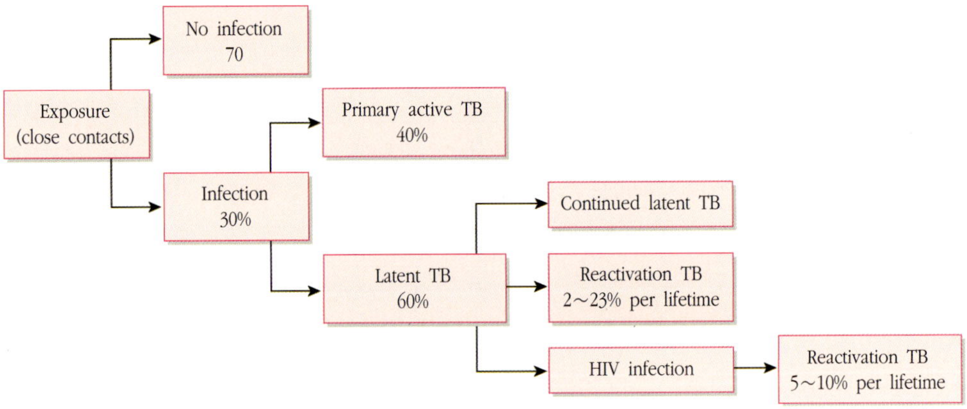

그림 11-2 결핵균의 발병기전

(1) 환자의 나이
① Late adolescence, early adulthood에서 가장 높음(원인 미상)

여기서 잠깐 !!

• 5~34세경 최대. 이 시기에는 여자가 발병률은 높지만 이보다 많은 나이에서는 남자가 더 많이 발병한다.

② 고령일수록 다시 증가(∵ ① 면역력 감소, ② 동반 질환 증가)

(2) 위험인자

표 11-1 Risk factors for active tuberculosis among persons who have been infected with tubercle bacilli

Factor		Relative risk/odds
Recent infection(<1year)		12.9
Fibrotic lesions(spontaneously healed)		2~20
Comorbidity	HIV infection	21~30
	Silicosis	30
	Chronic renal failure/hemodialysis	10~25
	Diabetes	2~4
	Intravenous drug use	10~30
	Immunosuppressive treatment	10
	Tumor necrosis factor α inhibitors	4~5
	Gastrectomy	2~5
	Jejunoileal bypass	30~60
	Posttransplantation period(renal, cardiac)	20~70
Tobacco smoking		2~3
Mainutrition and severe underweight		2

(3) 병태생리에 세포성 면역(Cellular Mediated Immunity)이 매우 중요하며, macrophage와 T cell(주로 $CD4^+$ lymphocyte)이 숙주 방어에 중요한 역할

(4) IFN-γ : T lymphocyte에서 생산되는 cytokine, latent TB의 조기발견에 중요

여기서 **잠깐 !!**

- 결핵균에 노출되고 감염되기 까지는 외부 요인이 중요합니다. 하지만 감염된 결핵균의 발병(활동성 결핵)에는 외부요인보다는 내부 요인이 중요합니다.
  - BCG vaccination은 감염된 결핵균의 발병을 막기 위함. 감염 자체를 막지 못한다.

4 임상양상

1) 소아결핵 vs. 성인결핵

중요합니다. 소아에서는 초감염이 주된 기전이라 초감염의 특징을 모두 가지고, 성인에서는 재감염/재활성화의 특징을 모두 가집니다. 초감염의 특징인 **국소 림프절 침범과 석회화된 결절**을 묶어서 **Gohn's complex**라고 부르는 것도 같이 기억합시다.

표 11-2 소아결핵과 성인결핵의 특징

	소아형 결핵(primary)	성인형 결핵(secondary)
발병기전	초감염	재활성화 혹은 재감염
폐병변의 위치	폐 하부의 말초부위	폐첨부
국소 림프절 침범	흔함	없음
진행 양상	혈행성 산포 : 속립결핵 혹은 결핵성 뇌막염	기관지성 산포 : 공동, 건락성 괴사
치유 양상	석회화(calcification)	섬유화(fibrosis)

(1) 소아형 결핵(primary disease)의 특징

① 일반적인 경우

- 호발 부위 : 중엽 혹은 하엽의 변연부
- **Ghon lesion**
  - Peripheral lesion + 1/2 이상에서 Hilar or paratracheal lymphadenopathy
  - Chest X-ray에서 보이지 않을 수도 있음
  - 대부분 저절로 호전되나, 석회화된 폐문부 림프절로 남기도 함(Ghon lesion)

② 진행하는 경우

- Pleural effusion(진행하는 경우, 약 2/3에서 동반) : 흉막 근처의 bacilli가 흉강 안으로 뚫고 나가 발생
- Progressive primary tuberculosis : 심한 경우에 크기가 커지면서, 중심부는 괴사되고 공동이 형성되기도 함
- 혈행성 전파
  - 다양한 장기에 육아종을 형성
  - 무증상으로, 자연치유 되기도 하고, 심한 임상양상을 나타내기도 함
  - 속립성 결핵(miliary tuberculosis)이나 수막염 등이 발생(면역억제환자에서 심함)
- Hilar or paratracheal lymphadenopathy : 림프절을 따라 전파되어, 비대해진 림프절이 기관지 폐쇄를 일으키기도 한다.

(2) 성인형 결핵(postprimary disease)의 특징

① 동의어 : 성인형, 재활성화, 이차성 결핵

② 호발 부위

- 상엽의 **apical** segment 또는 posterior segment, 하엽의 **superior** segment
- 상대적으로 **산소의 분압이 높은 곳에 호발**

③ **잠복결핵이 재활성화**(endogeneous reactivation) 되면서 발생

④ 기관지성 산포
- 공동(cavity) 형성(약 50%)
- 공동안의 건락성 괴사(liquefied necrosis) 물질이 기관지로 배출되고, 위성 결절을 만들어서 다시 공동을 형성

⑤ "Caseating pneumonia"
- Segment 혹은 lobe을 침범하여 병변이 융합됨
- 대부분 치료에 반응하여 수주 이내에 열이 떨어지고 기침 감소, 체중 증가
- 치료하지 않을 경우 1/3에서 심한 폐결핵으로 진행

⑥ 공동(cavity)의 의의
- 기관지를 통한 전염의 위험이 높고, 자신의 폐에도 새로운 병소를 만듦
- 항결핵제의 통과가 어렵고, 약제 내성이 잘 생김
- 호기성 결핵균이 잘 자라며, 세균 감염이 잘 됨
- 대량 출혈, 진균종 발생

2) 증상

(1) 전신 증상

① 서서히 진행하고, 초기에는 증상이 있거나 경미하고 비특이적 증상

② **미열, 야간 발한, 체중 감소, 식욕부진, 피로감** 등(특징적으로 오한은 없고, 오후에 열이 나며, 밤에 식은땀과 함께 열이 내림)

(2) 호흡기 증상

① 기침(대부분 있음) : 마른기침으로 시작하여, 점차 가래 동반(점액성, 화농성, 혈담)

② 객혈의 원인
- 공동 벽의 혈관 손상
- 공동안의 확장된 혈관의 파열(Rasmussen's aneurysm)
- 진균종(aspergilloma)형성

③ 흉막염성 흉통(pleuritic chest pain)

④ 호흡곤란

(3) 검사 소견

① 이학적 검사
- 기침 뒤에 rale이 들리며, rhonchi가 들리기도 함
- 안면 창백(pallor), 곤봉형 손가락(finger clubbing)

② 검사실 소견 : 약한 빈혈, 백혈구 증가증, 저나트륨혈증(SIAD 때문)

3) AIDS 환자의 결핵의 특징

(1) 면역저하 정도에 따라 임상양상이 다름

① 경도의 면역저하 : 전형적 폐결핵 양상(성인형)

② 중등도 이상의 면역저하 : 소아형 결핵 양상

=폐 전체적으로 미만형, 동공(cavity) 없음. 국소 림프절 침범

(2) 폐외 결핵이 흔함

① 약 40～60%에서 관찰

② 흔한 장기 : 림프절, 속립 결핵, 흉막, 심낭, 신경계 결핵

(3) 진단의 어려움 : 낮은 도말 양성률, 흉부 X-ray의 다양한 소견, granuloma 형성이 드묾, TST(−)

5 진단

꼭 알아둡시다!!

실제로 결핵 진단에서 중요한 것은 "High index of suspicion"

- 기침, 가래 등 호흡기 증상이 2～3주 지속되면 의심!
- 호흡기 증상이 있어 X-ray를 찍었는데 이상소견이 있으면 의심!
- 면역 억제될 만한 내과적인 문제가 없는데, X-ray상 상엽에 공동이 보이면 의심!
- 면역 억제 상태에서는 비전형적인 소견(공동이 없는 하엽 병변)이 보인다.

1) 가래 채취

(1) **아침에 공복 상태**에서 채취

(2) **3회** : AFB smear 및 culture 시행

(3) 적절한 가래를 얻기 어려운 경우의 조치

① 유도 가래(Induced sputum) : 3% hypertonic saline nebulizer로 흡입 후 채취

② 위액 채취 : 가래 배출을 자발적으로 하기 힘든 소아나 의식 장애 환자에서 시행(false positive가능성 높음)

③ BAL : 기관지 내시경 이용

2) AFB microscopy

(1) 간단하고 신속, 경제적인 방법, 전염성의 지표

(2) 방법 : Ziehl-Neelsen 염색법

(3) 낮은 민감도(sensitivity 40～60%)

(4) **AFB 양성이 결핵균을 반드시 의미하지 않음**(**반드시 배양검사로 확진** 필요)

(5) **위양성** : NTM, *Norcardia, Actinomyces, Legionella* spp. 등

(6) **위음성** : 부적절한 가래 검체, 직사광선/자외선/과도한 열에 노출

여기서 잠깐 !!

- AFB(+)인데, 폐결핵이 의심되지 않을 때, 1. 임상증상이 폐결핵에 맞지 않고, 2. 위험인자가 없으며, 3. Tuberculin skin test 음성, 4. 만성 폐쇄성 폐질환이 동반되어 있는, 상태에서 AFB 양성, PCR 음성이 나오면, 폐결핵보다는 **NTM의 가능성**이 더 높다.

3) 배양(Mycobacterial culture)

(1) **확실한 진단법**이지만 **배양 음성 결핵도 많음**

(2) 장점 : 높은 민감도, 약제 감수성 확인 가능

(3) 단점 : *M.* tuberculosis를 포함한 대부분의 mycobacteria가 천천히 자라기 때문에 4~8주 정도 소요됨

(4) 방법 : Egg 혹은 Agar-based medium에 심고 37℃+5% CO_2에서 배양

(5) 최근 새로운 배양방법들이 시도되어, 2~3주 만에 결과를 얻기도 함

(6) 도말 양성이면서 배양 음성인 경우의 해석

① 치료 중인 환자 : 균이 증식력을 잃음

② 치료 받지 않은 환자 : 가래가 햇빛/열에 노출 혹은 건조된 경우

③ 오염, 과도한 전처지, 도말 위양성

4) PCR

(1) 장점

① AFB양성인 검체를 빠르게 확인하는데 유용하며 AFB음성에도 도움됨

② 극소수의 균도 검출 가능, 신속한 결과, 민감도와 특이도가 높음

③ 결핵균과 NTM을 구별가능(AFB는 구분 못함)

④ Xpert MTB/RIF assay : 결핵 진단과 동시에 rifampin 내성을 2시간 내에 확인 가능

(2) 단점

① 생균과 사균을 구분 하지 못함

② 약제 감수성을 알 수 없음

(3) 뇌척수액, 흉막, FNA 등 오염이 적은 폐외검체에서 기존 검사를 대신할 수 있다.

5) 약제 감수성 검사(Drug susceptibility testing)

(1) 방법

① Directly(with clinical specimen) : 액체 배지, 3주 소요

② Indirectly(with mycobacterial culture) : 고체 배지, 8주 이상 소요

(2) INH, RFP, ETM 등에 대한 감수성 검사

① 대부분 M. tuberculosis 균이 처음 검출되면 시행

② 광범위 감수성 검사(Expanded susceptibility testing)

- 적응증
  - 이 중 1개나 그 이상의 약제에 내성이 있거나
  - 초기 치료 실패
  - 치료 완료 후 재발 : 초기 치료에 대한 내성을 가졌을 가능성이 높으므로 감수성 검사 후 맞는 약제를 선택하여 치료

꼭 알아둡시다!!

결핵 진단의 실제

- 임상적으로 폐결핵이 의심되는 환자에서, sputum AFB(+)으로, 항결핵제를 시작을 하였고, 수주 후에 배양검사에서 mycobacteria tuberculosis가 동정되고, 모든 항결핵제에 감수성이 있는 결과가 나오는 것이 가장 이상적이지만, 실제로는 도말 음성 폐결핵, 배양 음성 폐결핵도 매우 많다.
- 과거에는 임상증상, X-ray만으로 폐결핵을 진단하고, 항결핵제를 처방하는 경우가 많았으나, 최근에는 기관지 내시경이나 조직검사, PCR 방법 등의 발전으로, 결핵을 진단할 때, **미생물학적 진단**이 매우 중요하다. 더구나 약제 내성, 치료실패 등이 많아지고 있어서 배양검사를 통한 약제 감수성 결과가 중요~

6) 방사선 검사

(1) 정상 소견에서부터 폐결절, ARDS(Acute Respiratory Distress Syndrome)의 diffuse alveolar infiltrates까지 모든 소견이 가능

(2) 전형적 소견 : 상엽에 침윤성 병변 및 공동 형성

(3) 반드시 예전 X-ray와 비교 필요함 : X-ray만으로는 활동성과 비활동성을 구분하기 어렵다.

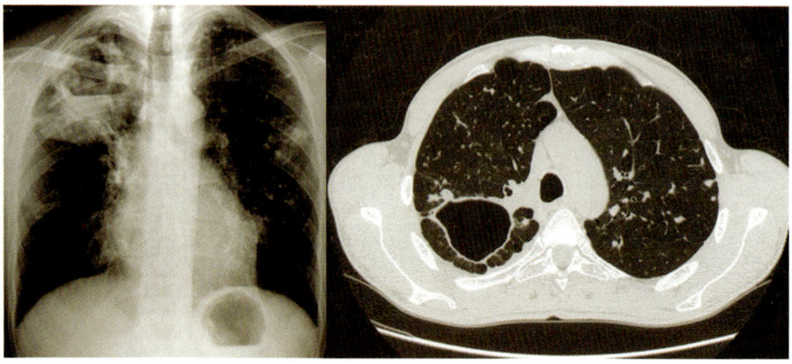

그림 11-3 우상엽에 결핵에 의한 공동을 가지고 있는 환자

(4) CT : X-ray 소견이 애매하고, 가래도말검사에서 결핵균이 검출되지 않으면서, 폐암 등의 다른 폐질환의 가능성이 있을 때 유용

7) 조직 검사

건락성 괴사 동반 육아종(granuloma with caseous necrosis)

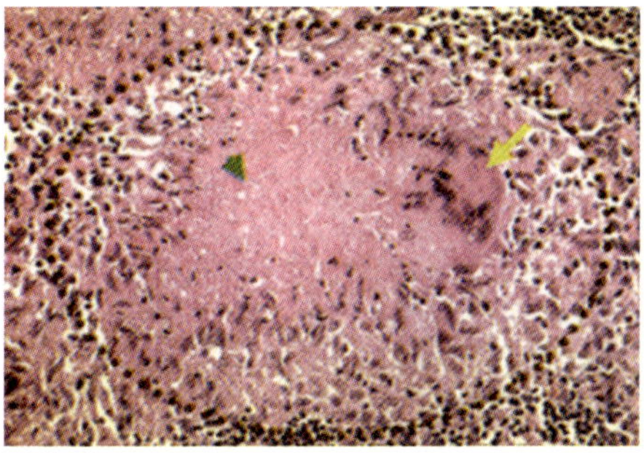

그림 11-4 TB granuloma

여기서 **잠깐 !!**

- TB의 특징적인 조직학적 소견은 'granuloma with caseating necrosis'이다.
- 이 사진에서 보면 lymphocytes, epitheloid cells, multinucleated giant cell(노란색 화살표)이 둘러싸고 있는 전체적으로 둥그런 형태의 병변이 보이는데 이것이 granuloma이다(갈색 점선 안쪽 부분에 보인다).
- 이러한 granuloma는 sarcoidosis 등 여러 질환에서도 보이지만 특히 granuloma가 caseating necrosis 라는 치즈 녹은 듯한 세포가 없는 괴사부위(녹색 화살촉)가 있다면 이는 TB임을 강력하게 시사한다.

6 잠복결핵 감염(Latent M. tuberculosis Infection, LTBI) 진단

1) Tuberculin Skin Test(TST)

(1) 원리

① 결핵균에 감염되면 결핵균의 배양 추출물에 포함되어 있는 Tuberculin이란 물질에 과민성을 갖게 됨

② 결핵균에 대한 세포면역(T cell)의 활성화 여부를 보는 검사

③ **지연형 과민 반응**의 표현(감염 후 4~6주에 양성)

(2) 방법

① 0.1mL의 PPD(Purified Protein Derivative)를 전박부의 굴측(volar surface)에 피내주사

② 판독 : 48~72시간 뒤, 경결(Induration)의 둘레를 측정, 10mm 이상이면 양성

③ 양성의 의미 : **현재 또는 과거의 결핵 감염으로 결핵균 단백에 감작되었거나, BCG 접종에 감작된다.**

→ 현재의 발병상태를 의미하지 않는다.

(3) 단점

① 낮은 민감도와 특이도

② 활동성 감염과 잠복 결핵을 구분하지 못함

③ **위양성 : BCG 접종자, NTM, 치유된 결핵**

④ **위음성 : 세포면역 저하(AIDS, 스테로이드 투여 등), 중증 결핵(miliary tuberculosis 등)**

2) IFN-γ Release Assays(IGRAs)

(1) 종류

① QuantiFERON-TB Gold test : Whole-blood ELISA

② T-SPOT. TB test : ELISpot assay

(2) 방법

① ESAT-6, CPF-10 항원과 반응하여, TH1세포에서 분비되는 IFN-γ를 측정

② ESAT-6, CPF-10 항원 : BCG strain, NTM에 없고, *M. tuberculosis*에 존재

(3) 장점

① TST 결과와 연관성 있는 결과가 나옴

② 높은 특이도(BCG vaccination 및 NTM 환자에서, IFN-γ는 상승하지 않음)

(4) 최근 LTBI를 조기 발견하는데 TST를 대체하고 있으며, 특히 low to moderate risk of tuberculosis인 인구에서 LTBI의 선별검사로 추천되고 있음

7 치료

1) 치료목표

(1) 전염력을 떨어뜨려, 결핵균의 전파를 막음

(2) 결핵이 있는 환자를 치료하여, Morbidity와 Mortality 감소

2) 결핵 치료의 원칙

(1) **감수성이 있는 약제**를 사용

(2) **약제를 병합하여 사용(4가지)**

(3) 최소한 6개월 또는 그 이상의 **장기간 치료**가 필요하며

(4) **하루 1회 투약**하는 것을 원칙(1차 약제의 경우 최고 혈중 농도가 중요)

(5) 정균제보다는 **살균제**를 사용하여야 한다.

3) 항결핵제의 종류

(1) **살균제(bactericidal drugs)**

① **Isoniazid(INH : H)**

② **Rifampin(RFP : R)**

③ **Streptomycin(SM : S)**

④ **Pyrazinamide(PZA : Z)**

(2) **정균제(bacteriostatic drugs)**

① Ethambutol(EMB : E)

② Para-Aminosalicylic acid(PAS : P)

③ Cycloserine(CS : C)

④ Prothionamide/Ethionamide(PTA/ETA : P_1/E_1)

꼭 알아둡시다!!

1차약과 2차약

- 우리나라에서 표준요법으로 권고되는 4제 병합요법에 해당하는 약 INH, RFP, PZA, EMB이 1차약에 속하며, streptomycin은 2차약으로 바뀜. 효과가 좋고 부작용이 적은 특징이 있어 초치료 시 우선적으로 고려되는 약
- 2차약은 효과가 적고 부작용이 커 1차 치료에 듣지 않는 경우에만 사용된다.

4) 1차약

표 11-3 Recommended dosage for initial treatment of tuberculosis in adults(우리나라는 매일용량)

Drug	Dosage	
	Daily dose	Thrice-weekly dose
Isoniazid	5mg/kg, max 300mg	10mg/kg, max 900mg
Rifampin	10mg/kg, max 600mg	10mg/kg, max 600mg
Pyrazinamide	25mg/kg, max 2g	35mg/kg, max 3g
Ethambutol	15mg/kg	30mg/kg

표 11-4 항결핵약제(결핵 및 호흡기학회 기준)

약제의 종류	용량(매일 요법)			투여방법	부작용
	체중당	권고량	최대량		
1차 약제					
Isoniazid	5mg/mg	300mg	400mg	qd, 식후	간독성, 말초신경염, 피부관민반응
Rifampin	10mg/mg	450mg(<50kg) 600mg(≥50kg)		qd, 식후	간독성, 독감암 증후군, 피부반응, 위장장애, 혈소판 감소증, 자반증
Pyrazinamlde	20~30mg/mg	1500mg(≥50kg)	2000mg	qd, 식후	간독성, 고요산혈증, 위장장애, 관절통
Ethambufol	15~25mg/mg	800mg(<50kg) 1200mg(≥50kg) 2날 이후 800hmg		qd, 식후	시신경염(시력 및 색각의 변화), 관절통
2차 약제					
Streptomycln	15mg/kg	1000mg		주로 IM	이독성, 신독성, 입주위 저린 증상
Kanamycln	15mg/kg	1000mg		IM 또는 IV	이독성, 신독성
Amllkacln	15mg/kg	1000mg		IM 또는 IV	이독성, 신독성
Capreomycln	15mg/kg	1000mg		IM 또는 IV	이독성, 신독성
Oflo xacln	7.5~15mg/kg	800mg		300~400mg qd	
Clproflloxacln	10~20mg/kg	500mg		500~750mg qd	
Leveloxacln		1000mg		500~1000mg qd	
Moxllflo xcln		400mg		400mg qd	
Gattoxcln		400mg		400mg qd	
Prothionamide	15~20mg/kg	500mg	1000mg	<50kg, 250mg bid ≥50kg, 500mg bid	위장장애, 간독성
Cycioserlne	10~15mg/kg	500mg	1000mg	250~500mg qd	어지럼, 지남력 장애, 우울, 발작
Para-amlnosallcycllc acid	150mg/kg	10g	12g	4g/bid/1d	위장장애, 간독성, 피부발진, 갑상선 기능저하증
기타 약제					
Amoxclln/clarulanlc acid		3g		1g(7:1 복합) 1d	
Clotazimine			300mg	100mg 1d, 식품	위장장애, 피부색 변화
Clarlthomycln		1000mg		500mg qd	
Rtabuth	5mg/kg	330mg		300mg qd	맥락미염, 위장장애, 관절통, 중성구 감소중, 혈소판감소증
Linezolld		600mg	1200mg	120mg	말초신경염, 골수억제, 위장장애, 미각 변화, 시신경염

* 모든 약제에서 체중이 평균에 비하여 상당히 낮은 경우에는 일일 권장량을 사용하지 말고 체중당 용량을 맞게 계산하여 감량하여 사용하여야 한다.

(1) **Rifampin(RFP)** – 가장 중요한 기본 약제

① 살균 작용(세포 내/외 다 작용함), 특히 결절(caseous necrosis) 내의 결핵균에 효과 있음

② 기전 : RNA 합성 억제

③ **소변이 적색**으로 변하는 것은 정상 반응(약을 잘 복용하는지 확인하는데 유용함)

④ 부작용 : **소화기** 부작용(m/c), 간독성(INH, PZA와 같이 복용시 흔하며, 단독으로는 드묾), 피부 과민반응, 신부전, 용혈성 빈혈, 혈소판감소증

⑤ 약물 상호 작용 주의(특히, 경구피임약, 항응고제, digoxin 등)

(2) **Isoniazid(INH)** – 두 번째로 효과 좋음

① 세포 내/외로 작용(resting bacilli에 한 정균효과/rapidly multiplying organisms에 살균효과)

② 기전 : mycolic acid 합성 억제

③ 부작용 : **간독성, 말초 신경염**

④ 말초 신경염 위험인자(Vit. B_6 deficiency)

- Alcoholism, malnourished person, pregnant and lactating women, CRF, DM, HIV 환자
- **예방** : **Pyridoxine(10~25mg/day)**

(3) **Pyrazinamide(PZ)**

① 살균효과(**caseous granuloma 혹은 phagocyte내 산성환경에 존재하는 slowly metabolizing organisms)**

② 부작용 : **간독성, 관절통, 고요산혈증**

(4) **Ethambutol(EMB)**

① 정균 작용

② 부작용 : **시신경염(optic neuritis)**, 시력감소, 중심암점, 적녹색약

③ 소아에서는 금기 : 시력장애를 호소하지 못하기 때문

5) 2차약

(1) 주사 약제(Injectable drugs)

streptomycin(2차약으로 분류됨), kanamycin(KM), amikacin, capreomycin(CPM)

❋ **Streptomycin(SM)**

① 살균 작용(산성 환경에서 효과 없음)

② 심한 결핵에 복합요법으로 투여

③ 부작용

- **8번째 뇌신경 장애**(주로, vestibular br. 장애로 현기증, 운동 실조)
- **이독성**(주로 신생아 난청), 신독성, 입주위의 저린 느낌(계속 투여)

(2) 경구용 약제(Oral agent)

① **Prothionamide(PTA)/Ethionamide(ETA)** : 정균제제, 태아기형 발생

② **Cycloserine(CS)**

- 정균제제
- 정신증(Psychosis;성격 변화, 경련) 유발 : 정신질환자, 간질환자에 금기

③ **Para-aminosalicylic acid(PAS)** : 정균제제

(3) **Quinolone(Q)**

① 종류 : ofloxacin, levofloxacin, gatifloxacin, moxifloxacin 등

② 최근 MDR tuberculosis 증가로, 이용이 증가 추세

6) 초치료

꼭 알아둡시다!!

항결핵제 시작의 적응증

- 결핵의 임상증상 및 방사선 소견이 비특이적인 경우가 많기 때문에, 진단은 가래 도말 검사 및 PCR, 그리고 수주 후에 결과를 알 수 있는 배양 검사에 의존할 수밖에 없다.
- 임상증상과 가래의 AFB, PCR 등이 일치하면, 결과에 맞게 항결핵제를 시작하면 되지만 임상증상이 결핵에 합당하지만, 도말검사에서 음성인 환자(A)와 임상증상이 결핵에 합당하지 않지만, 도말검사에서 양상인 환자(B)가 어려운 경우가 된다. A 환자는 항결핵제를 투여하면서, 배양검사 및 경과 관찰할 수 있고, B 환자는 도말검사를 반복하고, 항결핵제 투여보다는 배양검사를 기다리면서 경과관찰하면 된다.

사례

호흡기 증상을 호소하는 젊은 남자에서, 폐렴으로 판단하고, 폐렴치료 가이드라인에 맞게 경구 quinolone을 처방하며 외래에서 치료하던 환자가 증상이 호전되는 듯하다가 다시 악화되어 내원하여, 폐결핵을 진단받는다.
호흡기 증상을 호소할 때 반드시 폐결핵의 가능성을 생각해 보고, 가능성이 높은 경우에는 quinolone 사용이 적절치 않다. 항결핵효과가 있어 증상이 masking 될 수 있고, 오히려 quinolone에 대한 내성만 높아지는 결과가 생길 수 있다.

(1) **한국의 결핵 치료 표준요법**

① **6개월 단기요법[2HREZ/4HR(E)]**

- 2개월(inital or bacterial phase) : 결핵균 사멸, 증상 호전
- 4개월(continuation or sterilizing phase) : 결핵균 멸균, 재발 방지

② PZA는 2개월 이상 사용해도 결과에 차이가 없음

③ **PZA를 사용하지 못하는 경우(예, 임신)는 HRE로 9개월 요법**

④ EMB는 INH와 RFP에 모두 감수성이 확인되면 생략 가능

⑤ **매일 요법, 1일 1회 복용 원칙**

⑥ 치료기간은 6개월이 원칙이지만, 특수상황에서는 개별적으로 연장 혹은 단축

- 기간 연장(2+7개월) : 공동이 형성된 폐결핵이면서 2개월이 지나도 가래 배양(+); **간헐요법 환자 대상으로 한 연구결과. 매일 요법에 적용 여부 미지수**

표 11-5 결핵치료 표준요법

치료		치료기간
기본치료	2HREZ/4HR(E), 9HR(E)	
약제내성 결핵의 치료 Isoniazid 단독내성 Ritampicin 단독내성 Ethambutol 단독내성 Pyrazinamide 단독내성	 2HREZ/4HRE, 6REZ, 2RE(Z)/10RE, 2SRZE/7RE (9−12)HEZ, 2HEZ/16HE 2HRZ/4HR 9HR(E)	
표준 치료	HRZ(E) HR(E)	6개월 9개월
특수상황, HRZ(E)	규폐증 동반 HIV 감염자 도말 및 배양 음성 공동과 2개월 치료 후 배양 양성 감수성 재발	9개월 6개월 6개월 6개월 9개월

(2) 입원 치료의 적응

① 임상증상이 심할 때(고열, 객혈, 호흡곤란, 기흉, 농흉 등)

② 다른 질환(특히 당뇨병)의 합병증이 있거나, 당뇨 조절을 위해

③ 항결핵제의 부작용이 심하거나, 항결핵제 선택을 위해

④ MDR, XDR 결핵균은 전염 위험성 때문에 입원을 피함

(3) 항결핵 치료와 전염성

① 주요 전염원 : 도말 양성인 폐결핵 환자

② 도말 양성이더라도, 적절한 항결핵제를 시작하면, 전염력은 급격히 감소하여 2주면 전염력 소실

③ 폐외 결핵 환자는 전염력이 없음

7) 약제 내성 결핵의 치료

(1) INH에만 내성이 있는 경우

6개월 regimen(R+Z+E) 요법

(2) **MDR tuberculosis**

① 정의 : 다른 약제의 내성과 관련없이 **INH와 RFP에 내성이 있는 경우**

② 국내 검출률 : ~13%

③ 치료 : 매우 어려움

- quinolone+PZ+ETB+SM(내성시 다른 주사제)의 18~24개월 요법

④ 1차약에 모두 내성이 있는 경우 : 1개의 주사제+[ETA, CS, quinolone, PAS 중 3개 조합]의 24개월 요법

(3) **XDR tuberculosis**

① 정의 : **MDR 균주가 quinolone과 1개 이상의 주사제에 내성이 있는 경우**

② 치료 : 병변이 국소적이면 수술 고려

③ 예후 : 매우 나쁨

8) 치료 효과, 치료 실패, 재발

(1) 치료 효과

① 증상 호전 : 첫 2~3주

② 흉부 X-ray 호전 : 보통 2~4개월 뒤

③ 가래도말검사 : 약 80%에서 2개월 후에 가래 AFB 음전

꼭 알아둡시다!!

흉부 X-ray 만으로 치료 효과를 판단해서는 안 됨!(흔히 혼동하는 점입니다!)

- 치료개시 3개월 이내에 흉부 X-ray에 이상 음영 확대, 흉막염 발생, 종격동 림프절 종창 등이 생길 수 있는데, 이는 대체로 일시적인 현상이므로 결핵균 검사에서 호전되고 있으면, 투여중인 항결핵약제를 변경할 이유가 없다.
- 정해진 바는 없으나, 대개 치료시작 후 도말 배양이 음전될 때까지 매월 가래 검사를 추적관찰한다! 배양검사가 여의치 않을 경우에는 도말검사를 최소한 2, 5, 6개월에 시행해야 한다. 2개월(80% 이상에서 AFB 음전), 5개월(치료실패 판단), 6개월(치료 종료)
- 흉부 X-ray는 권고되는 바는 없지만, 호흡기 증상이 새로 생기거나 악화되는 경우에 시행하고, 치료 종료 시 시행해야 후에 재발이 의심될 때 비교할 수 있다.

(2) **치료 실패**(국내 기준)

① 정의 : 약제 치료 시작 3개월 후 **채취한 검체의 smear and/or culture (+)일 때** 치료 중에 임상 증상이 악화되는 경우(CXR으로만 판단하는 것 아님)

② 의의 : 내성균 출현 가능성 높아, **완전히 새로운 약제로 모두 변경해야 함**

③ 치료 실패의 원인 : 조기중단 or **불규칙한 복용**, 약제 부작용의 잘못된 관리, 치료전 약제의 내성 의사에 의한 부적절한 처방, 합병증 발생, 오진(결핵 이외의 다른 폐질환)

④ 치료 원칙 : **새로운 약제로만 3~5가지 병용하여, 12~18개월 이상 치료**

⑤ 치료 약제(감수성 결과를 모르는 경우)

- 과거에 사용하지 않았던 최소한 4가지 이상의 약제를 조합
- 대개 SM(혹은 KM), Quinolone, PTH, CS, PAS 등을 병합

⑥ 치료 약제(감수성 결과를 아는 경우)

- 감수성 결과에 맞게 사용
- 과거에 사용했던 약제가 감수성 있게 나타나도, 제외시키는 것이 안전
- 초치료에서 2개월 사용하고 끊은 PZA는 감수성 있게 나타나면 사용 가능

(3) 재발 환자(relapse)

① **재발** : **단기 요법을 받고 균음전(완치 판정) 후에 결핵균이 다시 배출**

② 치료 : 원래 약제를 다시 사용하는 것이 원칙
초치료보다 3개월 연장 치료

(4) 조기 중단

① **조기 중단** : **치료 초기에 충분한 기간동안 치료 받지 않은 상태로 임의로 투약을 중단한 자**

② 치료 : 감수성균이 대부분이라서, **초치료 때 사용했던 약제를 재투여, 원칙적으로 18개월 이상 치료**

→ 모든 재치료 환자에서는 치료 재개와 동시에 반드시 약제감수성 검사를 병행하여 내성 확인 후 필요에 따라 처방을 재조절합니다.

9) 약물 부작용

(1) **약물 부작용의 대처방법**

① 경미한 부작용은 약제를 그대로 사용

② 중증 부작용이 발생한 경우는 즉시 의심되는 모든 약제를 중지

③ 중증 부작용인 경우 끊었던 약제를 한 가지씩 시도하여, 원인 약제가 발견되면 원인약제를 빼고 나머지 약제를 사용

④ 원인으로 밝혀진 약제라도 중증이 아니었고, 꼭 필요한 경우에는 탈감작 시도

표 11-6 Monitoring side effects of common antituberculous drugs

Drug	Side effect	Management
Rifampin	Rash	Observe patient/stop drug if significant
	Liver dysfunction	Monitor AST/limit alcohol consumption/monitor for hepatitis symptoms
	Flu-like syndrome	Administer at least twice weekly/limit dose to 10mg/kg(adults)
	Red-orange urine	Reassure patient
	Drug interactions	Consider monitoring levels of other drugs affected by rifampin, especially with contraceptives, anticoagulants, and digoxin/avoid use with protease inhibitors
	Fever, chills	Stop drug
Isoniazid	Hepatitis	Monitor AST/limit alcohol consumption/monitor for hepatitis symptoms/educate patient/stop drug at first symptoms of hepatitis(nausea, vomiting, anorexia, flulike syndrome)
	Peripheral neuritis	Administer Vit. B_6
	Optic neuritis	Administer Vit. B_6/stop drug
	Seizures	Administer Vit. B_6
Pyrazinamide	Hepatitis	Monitor AST/limit daily dosage to 15~30mg/kg/discontinue with signs or symptoms of hepatitis
	Hyperuricemia	Monitor uric acid level only in cases of gout or renal failure
Ethambutol	Optic neuritis	Use 25mg/kg daily only for first 2months(except in drug-resistant tuberculosis), then use lower daily dose(15mg/kg) when possible/monitor visual complaint/educate patient/stop drug at first change in vision, get ophthalmologic evaluation
Streptomycin, amikacin capreomycin	Ototoxicity, renal toxicity	Limit dose and duration of therapy as much as possible/avoid daily therapy in patients >50years old/monitor BUN and serum creatinine levels and possibly conduct audiometry before and as needed during therapy/question patient regularly about tinnitus, dizziness, vertigo, and decreased hearing/measure serum drug levels if possible/educate patient/stop drug at first development of adverse effect(usually tinnitus)

(2) **대증치료하면서 경과 관찰해도 되는 경우**

① 체액(소변 혹은 눈물)이 붉게 변하는 정상 반응

② 경증의 발진 또는 가려움증

③ 위장장애

④ 관절통 or 고요산혈증(PZ) : acetylsalicylic acid 투여(그러나 통풍－PZ 중지)

(3) **간독성**

① 증상 : 식욕부진, 오심, 구토, 암갈색 소변

② 빈도 : 약 20%에서 증상 없이 AST/ALT가 3배 이하로 상승

③ 고위험군 : 고령, 간염의 기왕력, 음주자, 동반 질환 존재

④ 대처방법

- 치료전 간기능 검사를 시행(AST, ALT, bilirubin)
- **증상이 있으면 바로 약물을 중단하고, 간기능 검사 시행**
- **증상없이 AST/ALT가 3배 이하 상승하면 간기능 검사만 추적 관찰**
- **증상을 동반하며 AST/ALT가 3배 이상 상승하거나, 증상이 없더라도 AST/ALT가 5배 이상 상승하면 약물 중단**
- 간기능이 정상화되면 한 가지씩 재투여하면서 원인 약제를 찾음(일반적으로 RFP → INH 순으로 재투여)

⑤ 간독성시 사용할 수 있는 약제 : **SM(or KM), CS, EMB, quinolone**

(4) 피부발진 및 전신적 과민반응

① 경미한 소양증 or 피부발진 : 항히스타민제 투여하며, 치료 지속

② 심한 피부발진 or 전신적 과민반응 : 모든 약제를 끊고 하나씩 재투여

③ 원인 약제의 투여가 꼭 필요하면, 탈감작을 시도

(5) 위장 장애

① 대증치료

② 약을 분할하여 복용할 수 있지만, 한 가지 약제는 반드시 한 번에 복용

③ 식전복용이 원칙이나, 위장장애가 심하면 RFP를 제외하고 식후복용 가능

(6) **재투여가 금지되는 부작용**

① EMB : 시신경염

② RFP : autoimmune thrombocytopenia, ARF, hemolytic anemia

(7) 기타 부작용

① Aminoglycoside(SM or KM 등) : 8번째 뇌신경 장애, 신독성시 투약 중지

② CS : psychosis 시 투약 중지

③ PZ : 통풍성 관절염시 투약 중지

10) 특수 상황에서의 치료

(1) 임신 및 수유

① 임신시 결핵에 이환 위험은 비임신시와 비슷함

② 신생아에 전염가능성이 있어서, 결핵치료 시작

③ 치료 약제

- PZA는 WHO에서 인정받았으나 안전성 입증 부족, **HRE 9개월**
- Pyridoxine 투여 권장

④ 투여 금지 : SM(신생아 난청)

⑤ 안전성 미확립 : PZA, ETA, CS

⑥ 활동성 폐결핵 산모에서 태어난 **신생아는 INH를 예방적으로 투여**

⑦ **항결핵제 투여 중 수유는 금기 아님**

(2) 신부전

① 투여 금지 : SM 등 aminoglycoside

② 비교적 안전한 약

- RFP : 담도로 배설되어 가장 안전
- INH, PZA : 중증 신부전에서는 용량 감량

③ 기타 주의사항

- 혈액투석 환자는 투석 후 약물투여
- Pyridoxine 보충

(3) 간질환

① 고려 사항 : INH, RFP, PZA가 약물 유발성 간 손상을 일으키므로 기존 간질환이 있는 환자에서는 추가적인 간손상이 가능

② 간기능 장애시 안전한 약 : CS, EMB, SM, quinolone(CESQ : 세스코로 암기)

③ 경미한 간질환시 투약 : INH, RFP를 포함하여 투여하고, 자주 관찰

④ 중등도 간질환시 투약 : 간독성이 있는 약 중 1개만 포함하거나 모두 안전한 약으로 투여

⑤ 항결핵제 투여 시 자주 임상증상을 관찰하고, 간기능검사를 시행

(4) 규폐증(silicotuberculosis)

최소 2개월 이상 연장 치료

(5) AIDS

① 표준처방을 사용(치료 반응은 비감염자와 비슷함)

② 치료기간 : 6개월

③ 항결핵제의 부작용이 더 심함

꼭 알아둡시다!!

AIDS 환자에서 항결핵제 치료시 고려해야 점

- Paradoxical reaction 증가(Immune Reconstitution Inflammation Syndrome, IRIS)
  - 치료 중 일시적으로 증상 및 검사소견이 악화되는 것
  - 숙주면역이 저하되어 있을수록, 폐외 결핵일수록 증상이 심함
  - 발생기전 : 일시적인 면역기능 상승
  - 치료 : 치료 실패가 아니므로 대증치료. 심하면 steroid 고려
- HAART와 rifamycin과 상호작용
  Rifampin은 cytochrome P450 system을 활성화시킴으로써 NNRTI와 protease inhibitor의 혈중 농도를 감소시킨다. HAART 받는 환자에는 대신 rifabutin을 투여한다.
- AIDS 환자에서 rifamycin의 단독 내성이 증가한다(주 1회 또는 2회 투여 받는 환자는 주 3회 혹은 매일 투여로 바꾼다).

8 폐결핵의 합병증

1) 객혈

폐결핵은 대량 객혈의 주 원인 중 하나입니다.

(1) 원인

① 결핵 자체

② 결핵으로 인한 기관지 확장증 : 양이 적고 반복적 객혈

③ Rasmussen aneurysm

④ 진균종(aspergilloma)

⑤ 폐결핵 반흔에서 발생한 종양

(2) 치료

양이 많으면 혈관 색전술(embolization) 또는 수술 고려

2) 개방성 공동(open cavity)

(1) 특징

① RUL(우상엽)에 호발

② Air fluid level(−)

③ 얇은 벽 : 두껍고 내면이 불규칙하면 폐암으로 인한 공동을 고려

(2) 치료

① 치료에도 불구하고 지속적으로 균 양성이면 수술을 고려

② 균 음성이라도 재발의 위험이 높으므로 치료 기간을 최소 6개월 이상 연장

3) 진균종(aspergilloma, fungus ball, mycetoma)

→ 폐감염 부분 참조

4) 기관지 확장증

5) 호흡부전

6) 폐암

기관지 결핵(endobronchial tuberculosis)

1 의의

1) 전염력이 매우 높음
2) 진단의 어려움(천식으로 오인 가능)
3) 후유증 : 기도 협착, 호흡곤란

2 역학

1) 여자에서 많이 발생(4～5배)
2) 10대 후반～30대 초반
3) 폐결핵 환자의 약 10%에서 기관지 결핵 동반

3 기관지 결핵을 의심할 수 있는 임상소견

1) 흉부 X-ray는 정상인데, 가래 AFB 양성
2) 2/3 이상의 환자에서 wheezing, stridor가 들림
3) 심한 기침과 가래, 객혈
4) 방사선 소견보다 심한 호흡곤란

4 진단

기관지내시경(Bronchoscopy)

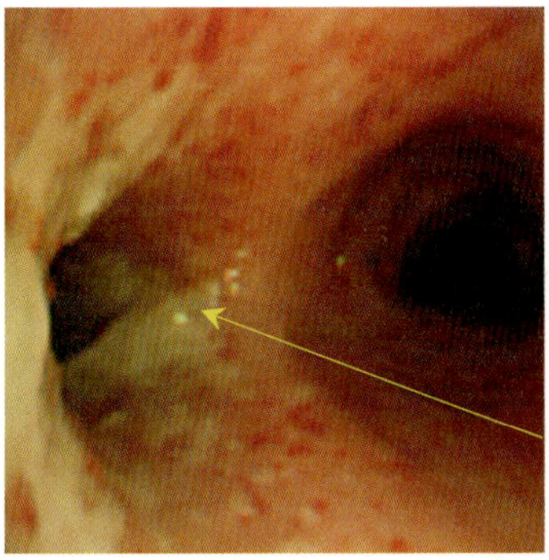

그림 11-5 기관지 결핵의 기관지 내시경 소견

5 치료

1) 폐결핵에 준한 단기요법
2) 스테로이드 치료 : 기관지 협착 예방 목적으로 시행하나 검증된 치료는 아님
3) Balloon catheter, metalic stent
4) 수술 : laser, resection, anastomosis, bronchoplasty

여기서 잠깐 !!

• 감염력이 높은 결핵? 기관지 결핵, 후두 결핵, 공동이 동반된 결핵(cf. 속립 결핵은 아님)

폐외 결핵

1 개요

1) 흔한 장기(빈도 순서)

(1) 림프절 > 흉막 > 비뇨기계 > 골관절 > 중추신경계 > 복막 > 심막 등
(2) 우리나라에서는 **결핵성 흉막염**이 가장 흔함

표 11-7 폐외 결핵의 치료방법

폐외 결핵의 발생부위	치료기간	스테로이드의 사용
림프절	6개월	추천 안함
골관절	6~9개월	추천 안함
흉막	6개월	추천 안함
심낭	6개월	적극 추천
중추신경계	9~12개월	적극 추천
좁쌀 결핵	6개월	추천 안함
비뇨생식기계	6개월	추천 안함
복막	6개월	추천 안함

2) 치료원칙

(1) 폐결핵의 치료원칙과 동일

(2) 치료기간 연장 : 결핵성 뇌수막염(9~12개월), 치료 반응이 느릴 때 고려

(3) **스테로이드 치료의 적응증** : **결핵성 심낭염, 중추신경계 결핵**
(속립 결핵, 결핵성 흉막염 등에서 증상이 심하고 약제 감수성에 합당한 경우에 사용할 수 있지만, 아직 근거가 부족)

2 종류

1) 림프절 결핵

(1) 역학적 특징

① 폐외 결핵 중 가장 흔함(25~40%), 특히 AIDS 환자에서 흔함

② 약 50% 미만의 환자에서 폐결핵을 동반

③ 원인균 : *M. tuberculosis*(예전에는 *M. bovis*가 가장 흔했음)

(2) 임상 특징

① 증상 : 무통성 림프절 비대(위치 : posterior cervical & supraclavicular)

② 진행하면 fistula를 형성하여 피부로 건락성 물질을 배출

(3) 진단

① Fine needle aspiration, surgical biopsy

② AFB(50% 양성), culture(70~80% 양성), 조직(epitheloid cell granuloma 관찰)

(4) 치료

① 폐결핵과 동일(반응은 느림)

② 치료 중, 크기가 커지거나 fistula 형성되더라도, 계속 동일하게 치료

2) 결핵성 흉막염

(1) 역학

① 젊은 성인에서 호발

② 1/3에서 폐결핵을 동반

(2) 발생기전

① 소수가 흉강 내로 들어가, 지연성 과민반응을 유발함

② 흉막하 병소가 파열되어 흉강 내로 건락성 물질이 유입

(3) 흉수의 검사소견

① Exudate : protein↑, LDH↑, glucose↓, WBC↑(대부분 lymphocyte 우세형)

② 결핵을 시사하는 흉수액 검사

- **ADA >45IU/L**(good screening marker, 대개 70IU/L 이상으로 증가)
- γ-IFN >140pg/mL(ADA보다 특이도가 높음)
- Lysozyme(+), PCR(+), Mesothelial cell(−)

③ 진단 : AFB(10~25%), culture(25~75%), 흉막 조직검사(80% 이상)

④ 가래 도말 양성이면서, 흉막액이 lymphocyte 우세형 exudate이고, 다른 질환의 증거가 없을 때 임상적으로 결핵성 흉막염으로 간주

(4) 치료

① 폐결핵과 동일
(치료하지 않으면 5년 이내 75%에서 폐결핵 or 폐외결핵 발생)

② 항결핵제에 반응이 좋아 1~2주 내에 대부분 흉수가 자연흡수

③ 스테로이드 : 흉수의 흡수를 빠르게 하지만 꼭 필요한 경우는 매우 드묾

(5) 결핵성 농흉

① 원인 : 공동의 파열, bronchopleural fistula

② 흉부 X-ray : hydropneumothorax, air-fluid level

③ 치료 : 항결핵제+수술적 배농

④ 후유증 : 심한 흉막 섬유화 및 제한성 폐기능 장애

여기서 잠깐!!

ADA(Adenosine Deaminase)

- T lymphocyte에 존재하는 효소로서, 결핵성 흉막염의 screening에 많이 이용되는 enzyme
- ADA가 낮은 경우는 결핵성 흉막염의 가능성이 거의 없지만, AIDS 환자에서는 상승되지 않음
- γ-IFN이 특이도가 높아, AIDS환자에서 발생한 결핵성 흉막염에서도 상승함

3) 비뇨생식기 결핵

(1) 콩팥 결핵

① 증상 : 빈뇨, 야뇨, 옆구리 통증 혹은 무증상

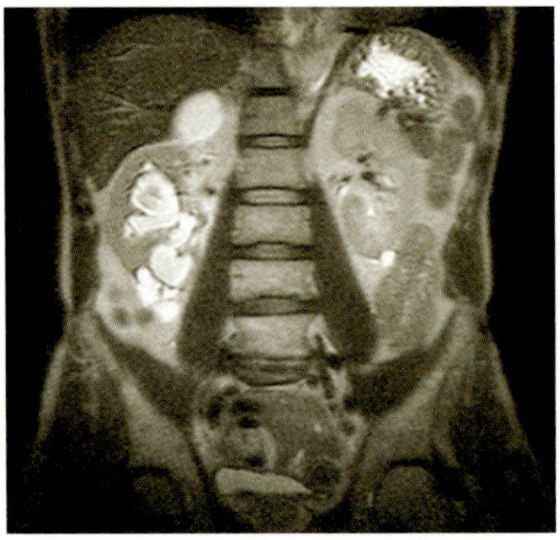

그림 11-6 오른쪽 콩팥에 결핵이 침범해 있고 hydronephrosis가 동반

② 진단

- 90% 이상에서 혈뇨, 농뇨(pyuria)
- **항생제 치료 후에도 지속되는 농뇨가 있으면 반드시 의심**
- 아침 농축뇨의 배양(3회)으로 진단

③ 방사선

- IVP, CT, MRI 등
- 석회화(Calcification), 요로 협착, 심하면 수신증(hydronephrosis)

(2) 생식기 결핵

① 여성

- Fallopian tube, endometrium 침범, infertility, pelvic pain 등의 증상
- 진단은 D & C로 배양 및 조직검사

② 남성 : epididymitis, orchitis, prostatitis

4) 골관절 결핵

(1) 척추 결핵(TB spondylitis, Pott's disease)

① 발생기전 : 혈행성 전파 or 주변 림프절(paravertebral LN)

② 호발부위 : upper thoracic spine(소아), lower thoracic or upper lumbar spine (성인)

③ 증상 : 등과 목의 통증

④ 진단

- CT, MRI : 특징적인 병변 및 농양
- Abscess aspiration & bone biopsy

(2) 결핵성 관절염(TB arthritis)

① 호발 부위 : weight bearing joint(hip, knee 등)

② 진단 : 관절액 도말 20%, 관절액 배양 80%, 관절막 조직검사 80~90%

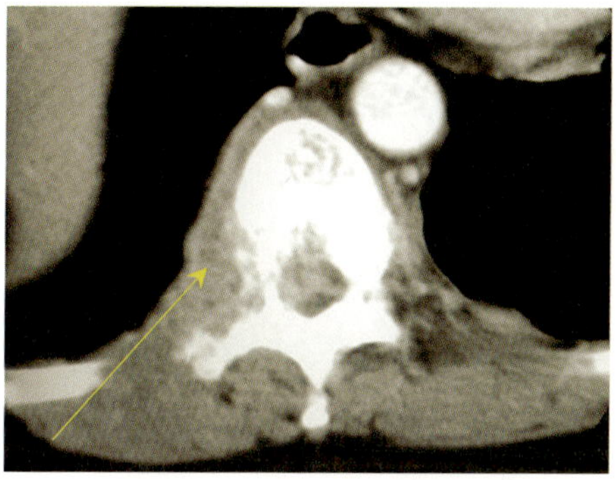

그림 11-7 척추 결핵(CT)

5) CNS 결핵

(1) 결핵성 뇌수막염(tuberculous meningitis)

① 역학 : 소아에서 흔하며, 성인에는 HIV 감염 환자에서 많이 발생

② 발생기전 : 혈행성 전파 or subependymal tubercle이 파열되어 발생

③ 증상

- 두통, 경도의 정신 변화, 미열, 식욕부진 등이 지속되다가 심한 두통, 의식 변화, 경부 강직 등이 나타남
- 임상 경과는 세균성 뇌수막염보다 천천히 나타남

④ 진단

- 요추 천자(lumbar puncture)가 반드시 필요
- Brain CT, MRI : hydrocephalus 또는 이상 음영 관찰

⑤ 요추 천자 소견

- WBC 증가(초기 neutrophil 우세 → lymphocyte 우세형)
- Protein 100~800mg/dL, glucose 감소
- 뇌수막액 AFB(20%에서 양성), 뇌수막액 배양(80% 양성, 진단의 gold standard)
- Xpert MTB/RIF assay : 민감도 80% 정도로 초기 진단에 도움

⑥ 치료

- 약 25%에서 신경학적 후유증이 남음(대부분 진단이 늦어진 경우)
- 스테로이드 치료(adjunctive glucocorticoid)로 CSF 이상소견이 빠르게 호전되고 생존율 상승됨(하지만, 신경학적 후유증이 감소하는 것은 아님)

(2) 결핵종(tuberculoma)

① 빈도는 드물지만, 증상으로 경련이나 신경학적 증상이 나타남

② CT or MRI 소견 : contrast enhanced ring lesion

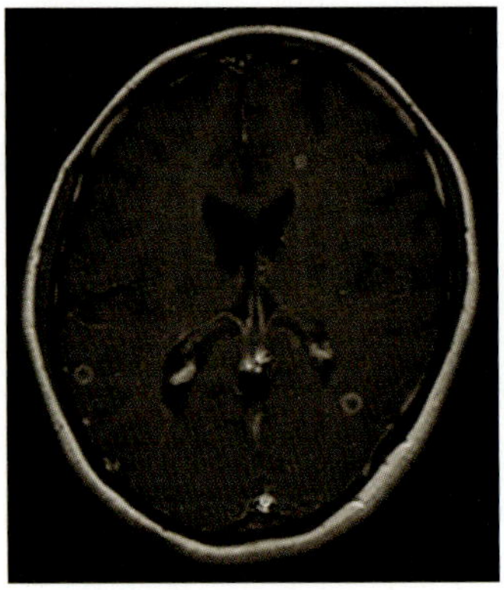

그림 11-8 결핵종

6) 위장관 결핵

(1) 장결핵(intestinal TB)

① 발생기전 : 가래를 삼키거나, 혈행성 전파, 결핵에 감염된 소의 우유 섭취

② 증상 : 복통, 혈변, 복부 종괴, 미열, 체중 감소 등

③ 호발 부위 : ileocecal valve(염증성 장질환과 감별이 어려운 경우가 많음)

→ 소화기 내과 참조

(2) 결핵성 복막염(TB peritonitis)

① 복수 천자

- Lynphocyte 우세형 exudate
- AFB 양성(3%), 배양(10～20%)

② 복강경하 복막 조직검사

AFB 양성(75%), 조직검사(granuloma 관찰, 85～90%)

7) 결핵성 심낭염

(1) 역학 : 결핵 유병률이 낮은 지역에 사는 고령자, HIV 감염자

(2) 증상

① Subacute onset

② Dyspnea, fever, dull retrosternal pain, pericardial friction rub

③ Pericardial effusion의 증상 및 소견

(3) 진단 : 심초음파하 천자(pericardiocentesis)

(4) 심낭액 소견

① WBC(lymphocyte, monocyte) 상승

② Hemorrhagic effusion이 흔함

③ AFB(대부분 음성), culture(2/3에서 양성), ADA와 lysozyme, γ-IFN 상승

④ 심낭막 조직검사

(5) 치료

① 치료하지 않으면 치명적이며, 치료해도 합병증이 발생(chronic constrictive pericarditis)

② 스테로이드 요법 : 심낭액 감소, 혈액학적 안정화, 생존율 향상시키지만 constrictive pericarditis로의 진행은 막지 못함

8) 속립 결핵(miliary tuberculosis)

여기서 잠깐 !!

• 결핵의 유병률이 높은 우리나라에서는 불명열의 원인으로 miliary TB를 반드시 고려해야 한다. 고열이 있으면서 원인 불명의 빈혈이나, leukemoid reaction 등이 있는 경우 가능성이 있다.

(1) 정의 및 특징

① **결핵균이 혈행성 전파를 통해 전신으로 파급된 것**

② 침범 장기 : 폐(86～100%), 비장(79～100%), 간(85～97%), 골수(24～77%) 등

③ 호발 연령 : 소아, 노인 및 HIV 감염 등(초감염 및 재감염 모두 가능)

(2) 임상증상

① 발열, 야간 발한, 식욕부진, 체중감소, 기침

② 간 종대, 비장 종대, 림프절 비대

③ 눈 : choroidal tubercle(환자의 30%에서 관찰되지만, 발견되면 pathognomic)

(3) 진단

① 고열 및 흉부 X-ray 이상 시 반드시 의심

② 흉부 X-ray : 미만성 망상결절(Miliary reticulonodular pattern; 지름 1~3mm의 작은 nodule들이 골고루 퍼져 있음), 초기에는 정상일 수 있음

→ 애매할 경우 HRCT가 도움됨

③ 가래 도말 : 80%에서 음성

④ 검사실 소견 : anemia, lymphopenia, neutrophilic leukocytosis, leukemoid reaction, polycythemia, DIC profile, LFT 이상(간 침범시)

⑤ 확진 : BAL, TBLB, liver/LN 조직 검사, 골수 조직검사로 caseating granuloma 관찰

⑥ TST : 50% 이상에서 음성

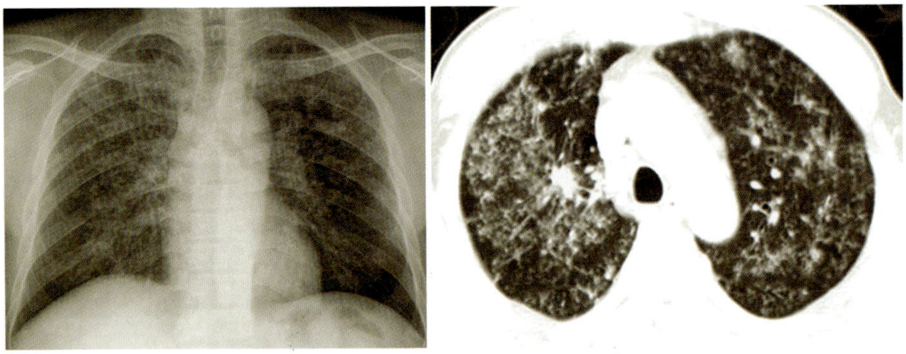

그림 11-9 **속립 결핵**. 좁쌀 같은 덩어리들이 폐 전체에 퍼져 있다.

(4) 치료 : 항결핵제 6개월 → 치료하지 않으면 치명적이나, 치료에 잘 반응함

3 예방

1) BCG 예방접종

(1) 접종방법

① 생후 4주 이내에 1회 접종(늦어도 만 1세까지 접종)

② 왼팔 삼각근 부위에 접종 : 피내 주사법(intradermal injection)이 추천

③ 부작용 : ulceration 및 regional lymphadenitis

(2) BCG 접종의 금기

① 면역결핍 상태(예, hypogammaglobulinemia)

② 미숙아(<2kg), 영양실조, 피부병

③ 결핵환자 및 TST(+)

2) 잠복결핵 감염(LTBI) 치료

(1) 접촉자 조사에서 LTBI 검사 양성인 경우 치료 대상자

① 35세 미만

② HIV 감염

③ 장기이식 후 면역억제제 복용

④ TNF inhibitor 사용자 또는 사용예정자

⑤ 최근 2년 내 감염이 확인된 경우

⑥ 장기간 스테로이드 사용 중이거나 예정자(Prednisole 15mg/day, 1개월 이상)

⑦ 만성 신부전

⑧ 당뇨병

⑨ 위절제술 혹은 공회장우회술 시행 또는 시행예정자

⑩ 규폐증

⑪ 집단생활시설(학교, 군대, 요양시설, 교정 시설 등)에서 전염성 결핵 발병

(2) 치료 용법

① Isoniazid 9개월 단독

② Rifampin 4개월 단독

③ Isoniazid/Rifampin 3개월 병합

비결핵성 항산균(non-tuberculous mycobacteria)

최근 NTM에 대한 관심이 높아지고 여러 가이드라인이 제시되고 있는데, 여기서는 기초적인 개념들을 위주로 간단히 알고 넘어가도록 하자.

1 개요

1) 최근 NTM을 중요한 병원균으로 인식하게 된 계기

(1) AIDS 환자에서 중요한 기회감염균임이 밝혀짐

(2) 폐결핵과 유사하게 상엽을 공동을 동반한 폐질환뿐만 아니라 매우 다양한 형태의 폐질환을 일으킴

(3) NTM의 배양과 동정이 이전보다 빨리 할 수 있는 기술 개발

2) 정의 및 역학

(1) 정의 : 결핵균과 나병균을 제외한 마이코박테리아

(2) 자연수와 토양 등 자연환경에 정상적으로 존재하며 병원성이 낮음(과거에는 NTM이 분리되어도 대부분 오염균 or 집락균 등 비병원성으로 생각)

(3) 사람과 사람 사이는 전파되지 않으며, 대개 자연환경에서 직접 획득

(4) 동일한 균이라도 어떤 경우에는 병원성이 있으나, 어떤 경우에는 잡균으로 존재

3) 종류

(1) *M. avium* complex(MAC; 50~60%) : *M. avium* < *M. intracellulare*

(2) *M. chelonae* group : *M. abscessus, M. chelonae*

(3) *M. fortuitum*

(4) *M. kansasii*

4) 분류

(1) 증식속도에 따른 분류 : slow growing / rapid growing

(2) 4가지 임상 증후군에 따른 분류

① 폐질환(90% 이상)

② 림프절염

③ 피부질환

④ 파종성질환

표 11-8 Main species of NTM(Nontuberculous Mycobacteria) and patterns of disease

Species	Growth on solidmedia	Environmental reservoir	Patterns of disease			
			Cutaneous	Pulmonary	Disseminated	Other
M. avium	Slow	hot water systems, natural water, soil	−	+	+++	Lymphadenitis
M. intracellulare	Slow	hot water systems, natural water, soil	−	+++	+	Lymphadenitis
M. kansasii	Slow	Potable and natural water	−	+++	++	−
M. abscessus, *M. chelonae,* *M. fortuitu,*	Rapid	Potable and natural water soil	++	+	−	Sporotrichoid spread
M. marinum	Slow	Fish tanks, salt water	+	−	−	Sporotrichoid spread
M. ulcerans	Slow	natural water	+	−	−	"Buruli ulcer", osteomyelitis

2 임상증상 및 진단

1) NTM 진단의 어려움

(1) 자연환경에 널리 분포하고 있음 : 가래나 기관지 세척액에서 NTM이 분리되어도 NTM 폐질환의 증거라 할 수 없음

(2) 방사선 소견과 조직검사 소견이 결핵과 감별할 수 없음

(3) NTM 진단을 위해 미생물학적, 임상적, 방사선적 진단이 필요

2) NTM의 진단 기준 : **clinical/radiologic/bacterial 기준 모두 만족해야 함**

표 11-9 ATS/IDSA criteria for the diagnosis of pulmonary disease due to nontuberculous mycobacteria

Category	Requirement
Clinical	Pulmonary symptoms(e.g., chronic cough) and appropriate exclusion of other diagnoses
Radiologic	Chest X-ray : nodular or cavitary opacities
	High-resolution CT : multifocal bronchiectasis with multiple small nodules
Bacteriologic	Sputum : ≥2 positive cultures
	Bronchial wash or lavage ; ≥1 positive culture
	Lung biopsy : granulomatous inflammation or positive stain for acid-fast bacilli plus ≥1 positive culture(of biopsy, sputum, or bronchial wash sample)

3 치료

1) NTM 치료의 문제점

(1) 내성 빈도가 높음(*M. kansasii*를 제외하고는 일반 결핵제에 잘 안 들음)

(2) 높은 재발률

(3) 치료의 지속기간이 불확실

→ 치료 여부 결정이 매우 중요하며, 임상적, 방사선적, 미생물학적인 측면을 모두 고려하여 결정함

2) NTM 치료 약제 및 기간

표 11-10 NTM 치료 약제 및 기간

<table>
<tr><th rowspan="2">원인균</th><th colspan="3">약제</th><th rowspan="2">폐절제술</th></tr>
<tr><th>용량</th><th>투여간격</th><th>투여기간</th></tr>
<tr><td rowspan="3">M. avium complex</td><td>clarithromycin 500mg 1일 2회 또는 azithromycin 250mg 1일 1회</td><td>매일 투여</td><td rowspan="3">가래 배양음전이 되고 이것이 최소한 12개월 지속될 때까지 치료</td><td rowspan="3">분리된 균이 macrolide에 내성을 보이면서 병변이 한쪽 폐에 국한되어 있는 경우 고려</td></tr>
<tr><td>RMP 600mg(체중 50kg 미만일 때는 450mg)</td><td>매일 투여</td></tr>
<tr><td>EMB(초기 2개월은 25mg/kg, 이후 15mg/kg)±SM(심하거나 진행된 폐질환을 가진 환자에서 고려, 용량은 연령, 체중, 콩팥기능 등을 고려하여 결정)</td><td>매일 투여, 1주에 2~3회 투여</td></tr>
<tr><td rowspan="3">M. abscessus</td><td>clarithromycin 500mg 1일 2회 그리고 AMK 15mg/kg</td><td>매일 투여, 1일 1회 또는 2회로 분할하여 투여</td><td rowspan="3">정립되지 않음, 증상이 있거나 진행되는 경우, 26주 사용(억제요법)</td><td rowspan="3">병변이 국한된 경우 고려</td></tr>
<tr><td>Celoxilin 200mg/kg(최대 1일 12g)</td><td>매일 투여</td></tr>
<tr><td>Imipenem 750mg 1일 3회</td><td>매일 투여</td></tr>
<tr><td rowspan="3">M. kansasii</td><td>INH 300mg</td><td>매일 투여</td><td rowspan="3">최소한 12개월 동안의 배양음전 기간을 포함하여 18개월</td><td rowspan="3">일반적으로 고려되지 않음</td></tr>
<tr><td>RMP 600mg(체중 50kg 미만일 때는 450mg)</td><td>매일 투여</td></tr>
<tr><td>EMB(초기 2개월은 25mg/kg 이후 15mg/kg)</td><td>매일 투여</td></tr>
</table>

12 Chapter

폐감염 질환

Pulmonary infections

진균성 폐질환

진균성 질환 중 폐에서 중요한 질환은 aspergillosis입니다. 3가지 임상상이 있다는 것을 알고 특징적인 방사선학적 소견과 치료에 관하여 익혀두면 좋습니다. 진균에 대한 자세한 사항은 감염을 참조하면서 같이 보세요.

1 호흡기 진균감염의 일반적 특성

1) 주로 흡입(inhalation)에 의하여 감염(예외, 칸디다 균)
2) 감염여부 및 임상양상은 숙주의 면역상태와 밀접하게 관련됨
3) 무증상에서 세균성폐렴과 유사한 증상까지 다양함
   → 진단에 있어서 임상적 상황(clinical setting)이 중요
4) 진균의 종류에 따라 침습성 감염 외에도, 과민반응에 의하여 병을 유발하기도 함
   : 과민성 폐렴(HP), 알레르기 기관지폐 아스페르길루스증(ABPA)

2 아스페르길루스증(aspergillosis)

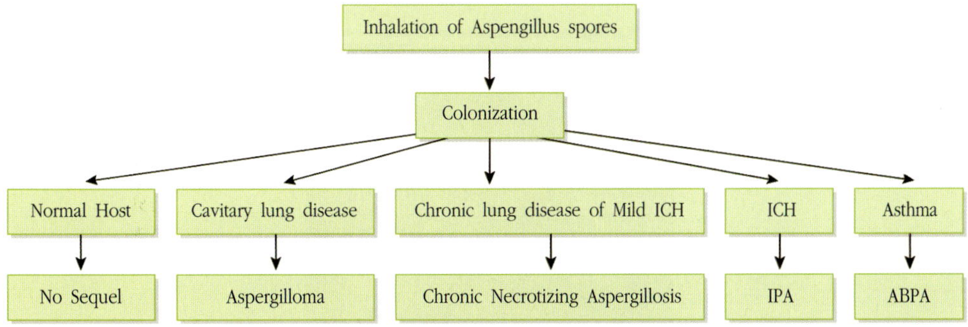

그림 12-1 aspergillosis의 clinical spactrum. ICH : immuno-compromised host / IPA : invasive pulmonary aspergillosis

1) 아스페르길루스종(aspergilloma, fungus ball)

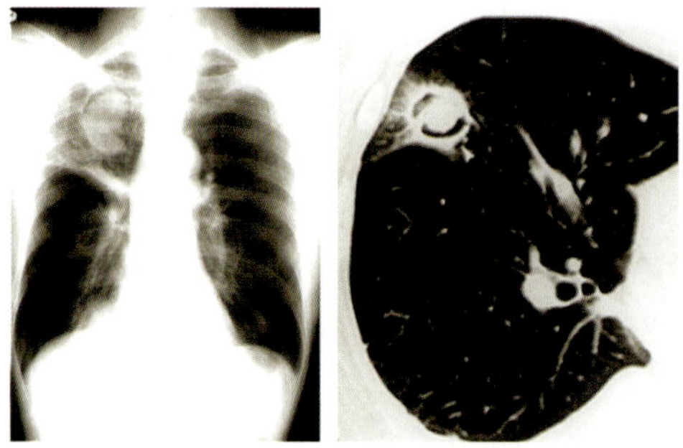

그림 12-2 Aspergilloma

(1) 임상적 상황 : 공동화된 폐에 이차적으로 발생(예, 결핵)

(2) 증상 : 무증상부터 심한 객혈까지 다양

(3) 진단 : 흉부 X선 사진에서 **air-crescent sign**

(4) 치료 : **증상이 없으면 필요 없지만, 심한 객혈 시 수술 필요함**

2) 침습성 폐 아스페르길루스증(invasive pulmonary aspergillosis)

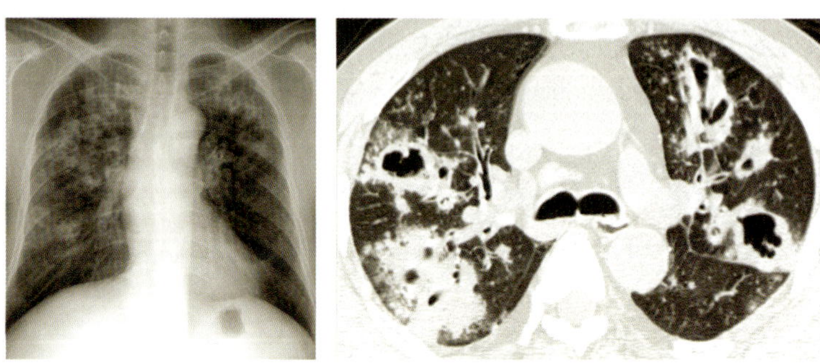

그림 12-3 Invasive aspergillosis

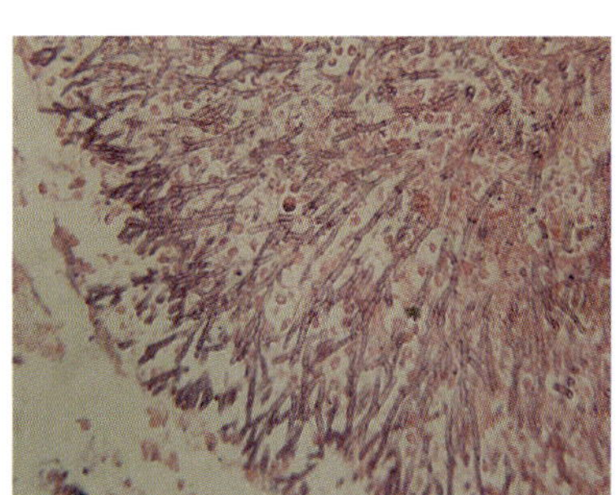

그림 12-4 Aspergillosis 조직소견

(1) 임상적 상황 : **호중구감소증 환자, 면역억제 환자(장기이식, 스테로이드 치료) 만성 음주자, 당뇨 환자** 등

(2) 임상상 : 발열, 기침, 혈담, 흉통(세균성폐렴과 유사)

(3) 진단 : 산발성 침윤 양상, 진행하면 공동 형성
대부분 미생물학적 검사 또는 조직학적 검사가 필요함

(4) 치료 : voriconazole, itraconazole, posaconazole, amphotericin B, liposomal amphotericin B, caspofungin, micafungin

3) 알레르기 기관지폐 아스페르길루스증

(Allergic Bronchopulmonary Aspergillosis, ABPA)

→ 폐침윤 부분 참조

3 Pulmonary mucormycosis

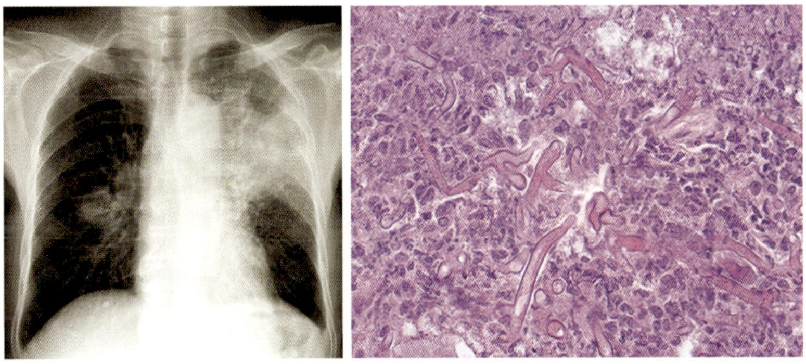

그림 12-5 Mucormycosis의 CT와 조직소견

1) 임상상 : **심한 면역억제 환자**에서 발생(주로 hematologic malignancy)
2) 임상증상 : 급성폐렴의 증상, 혈관침범에 의한 객혈, 폐경색, 흉통, bronchopleural fistula, invasive aspergillosis와 유사한 증상
3) 진단 : 생검 및 배양에서 균사를 확인
4) 치료 : amphotericin B, liposomal amphotericin B, Echinocandins, posaconazole

4 Pulmonary cryptococcosis

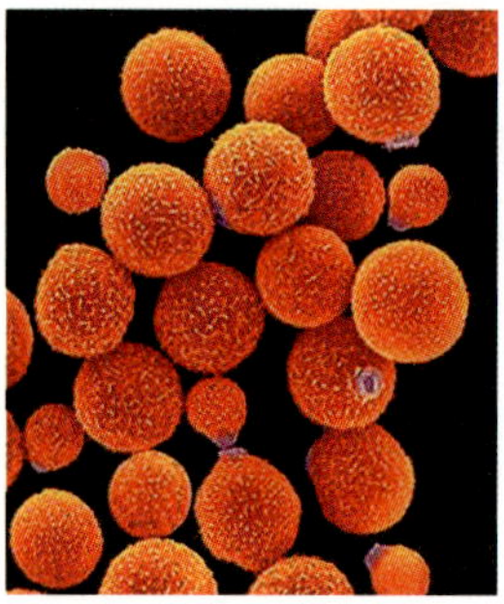

그림 12-6 Cryptococcus

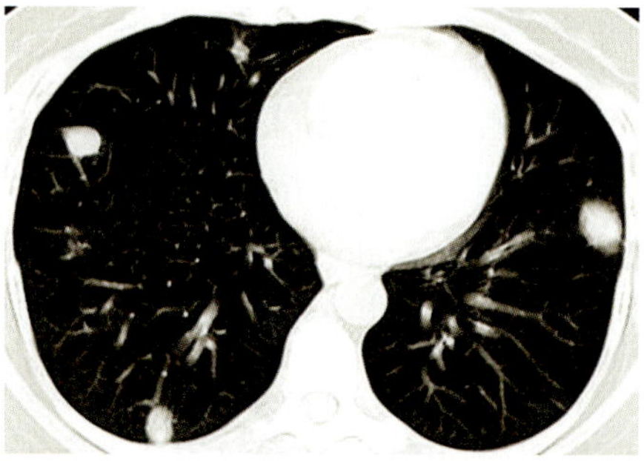

그림 12-7 Cryptococcal pneumonia

1) 임상상
   (1) 정상인의 경우, 절반이 무증상이며 증상이 있는 경우 경미한 기침, 흉통, 발열
   (2) AIDS 환자에선 폐렴보다 meningoencephalitis가 있는지 확인하는 것이 중요
2) 방사선학적 소견 : 하나 또는 여러 개의 폐결절
3) 진단 : 폐조직 혹은 기관지세척액에서 cryptococcus를 확인
4) 치료
   (1) 무증상 : 경과 관찰
   (2) 증상 있으면, Fluconazole, amphotericin B

5 칸디다 폐질환(pulmonary candidiasis)

1) 임상상

   면역억제 환자에서 점막 손상이 있거나, 피부를 통하여 전신에 파급. 대부분의 칸디다 폐렴은 전신감염의 한 일부로 발생함
2) 증상 : 기침, 가래, 호흡곤란, 발열
3) 방사선학적 소견 : 세균성 폐렴과 유사
4) 진단

   정상 상재균이므로 조직검사에서 **pseudohyphae**를 관찰해야 확진

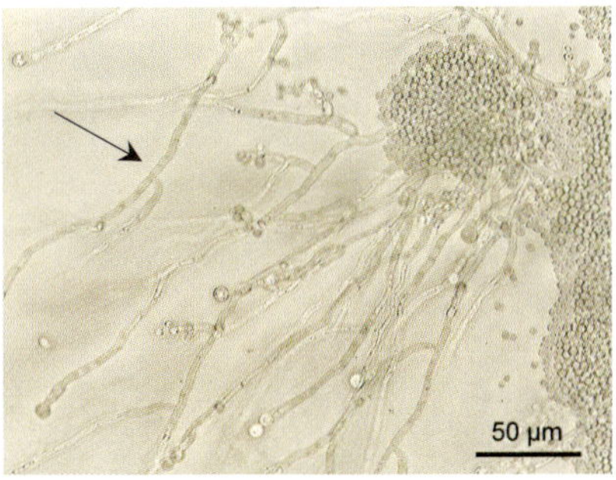

그림 12-8 Candida albicans 현미경 사진(x200). pseudohyphae(화살표)와 spore를 가진 전형적인 C. albicans 모양이 관찰된다.

6 방선균 폐질환(pulmonary actinomycosis)

1) Actinomyce
   (1) 구강, 대장, 질 등에 정상적으로 존재
   (2) "Sulfur granule"이라 불리는 덩어리를 형성
2) 증상 : 매우 서서히 진행하는 indolent infection, 경미한 기침, 가래, 발열, 흉통
3) 방사선학적 소견 : 종양으로 오인
4) 진단 : 조직검사에서 sulfur granule의 검출
5) 치료 : 페니실린, 6개월

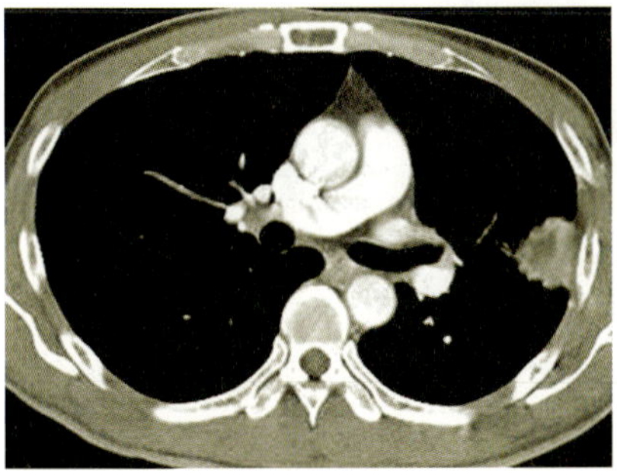

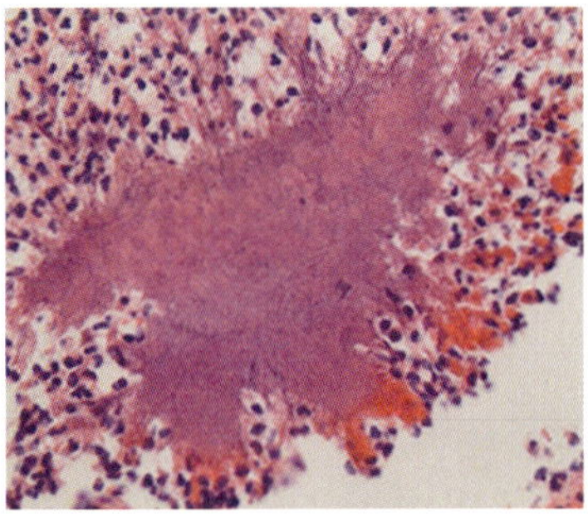

그림 12-9 Pulmonary actinomycosis(CT 소견 및 조직소견)

7 노카디아 폐질환(nocardiosis)

1) Nocardia : 호기성균으로 흙 속에 존재하는 균. AFB(+)이므로 결핵으로 오인됨
2) 임상상 : 정상인에서도 병을 일으킬 수 있지만, 면역억제 상태에서 더 흔함
3) 증상 : 아급성 또는 만성의 경과, 기침, 가래, 발열, 체중감소

4) 방사선학적 소견 : 침윤, 공동형성, 농흉
5) 진단 : 가래나 조직에서 nocardia의 분리. modified AFB(+)
6) 치료 : sulfonamide

기생충성 폐질환

1 폐흡충증(paragonimiasis)

1) 원인충

Paragonimus westermani

2) 역학

우리나라 중요한 감염원 : **민물게장**

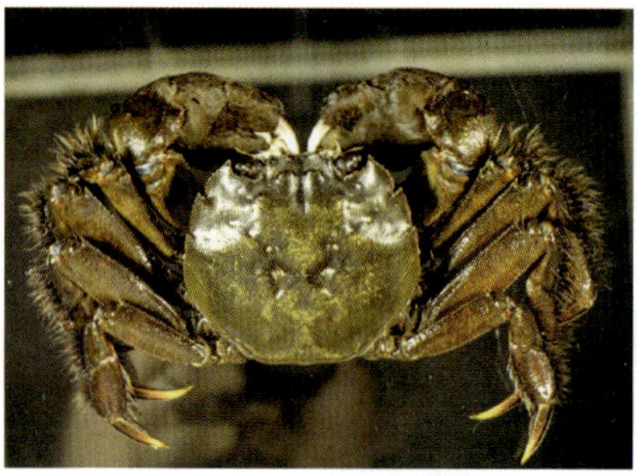

그림 12-10 민물게

3) 병리와 병변

폐흡충은 충란이 십이지장에서 탈낭하여 유충에 감염
→ 유충이 폐에 가서 서식하려 몸속을 이동함
단, 이행경로가 복잡하기 때문에 이소기생(ectopic parasitism)이 흔함

(1) 폐, 흉부 폐흡충증
(2) 복부 폐흡충증
(3) 뇌 폐흡충증
(4) 전신성 폐흡충증
(5) 피부 폐흡충증

4) 증상

(1) 혈담, 흉통, 기침

(2) 늑막염

5) 방사선학적 소견

무기폐상 음영, 공동, 흉수(bilateral basilar hydropneumothorax)

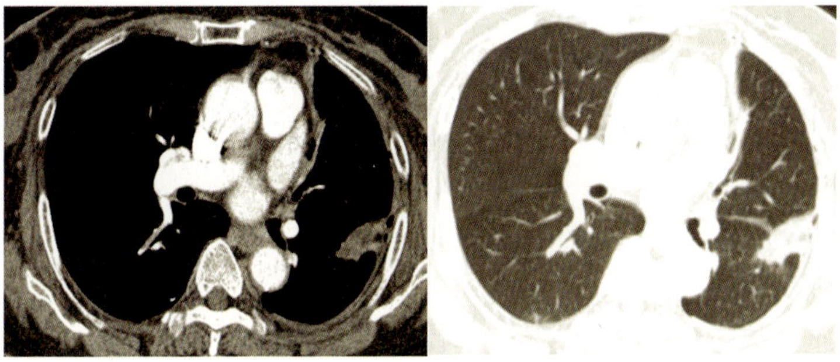

그림 12-11 폐흡충증 환자의 CT 소견

6) 진단

(1) 혈청검사 : 임상적 유용

(2) **대변, 가래** : **충란 확인** → 가장 정확

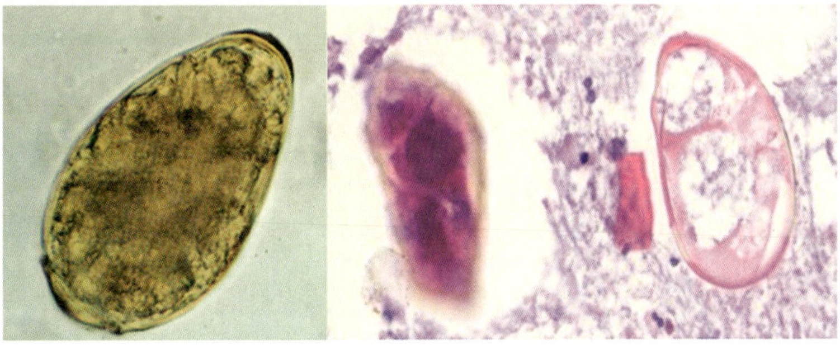

그림 12-12 폐흡충의 육안 및 조직소견

7) 치료

Praziquantel

PACIFIC
INTERNAL MEDICINE

13 Chapter

기관지 확장증

Bronchiectasis

기관지 확장증은 폐의 만성적 염증에 의하여 기관지 조직이 늘어나게 된 것입니다. 이는 내부 공간을 만들어 그곳에 또 다시 감염이 일어나게 하고, 또한 합병증으로 기관지 동맥에서 기인하는 객혈이 일어날 수 있다는 것을 알아야 합니다. 기관지 확장증에서 HRCT의 역할과 BAE의 역할을 알고, postural drainage에 대하여 알아 둡시다!

1 정의

1) 기관지벽의 탄성조직 및 근육성분의 파괴에 의해, **기관지의 비가역적인 확장**
2) 특징 : 만성적인 호흡기 감염으로 다량의 **화농성 가래와 객혈이 반복**

2 병리소견

1) Medium-sized bronchi의 염증 및 파괴 : 정상적으로 존재하는 근육, 연골 등 elastic tissue가 fibrotic tissue로 대체됨
2) 확장된 기도에는 thick, purulent secretion이 차 있음
3) 기관지 주변 폐실질 : fibrosis, emphysema, bronchopneumonia, atelectasis 발생
4) Bronchial artery의 확장(만성 염증으로 인해, 혈류 증가) → 객혈 유발
5) 3가지 종류 존재 : cylindrical, varicose, cystic bronchiectasis

3 발생기전

1) **반복적인 감염에 의해 염증세포(호중구, 대식세포)가 기관지 내로 침윤**
2) **세균에서 분비되는 단백질 분해효소와 염증세포의 자극으로 기관지벽 손상**
3) **기관지벽이 탄성을 잃고 확장되며, 기관지 섬모 운동의 장애**
4) 다시 감염이 발생하는 악순환을 반복

여기서 잠깐 !!

Traction bronchiectasis

- 폐의 섬유화(e.g., postradiation fibrosis 또는 idiopathic pulmonary fibrosis)로 인하여 폐 실질의 변형이 생겨 기관지가 늘어나는 것

4 원인

1) 감염

(1) 세균 : m/c

① 과거에는 *Bordetella pertussis*(백일해)가 중요한 원인

② 최근에는 *Staphylococcus aureus, Klebsiella,* anaerobes가 흔함

(2) 바이러스

① 과거에는 *Measles*(홍역)가 중요한 원인이었으나, 예방접종으로 감소

② 최근에는 Adenovirus, Influenza virus가 주요 원인

③ HIV 감염환자는 기회감염으로 기관지 확장증이 잘 동반

(3) 결핵 : *M. tuberculosis*뿐만 아니라, NTM(비항산성 결핵균)도 원인

2) 기관지 폐쇄

악성 종양, 이물질 흡인 등 → 국소적 기관지 확장증 발생

3) 숙주 방어능력 저하

(1) 면역 결핍 상태(hypogammaglobulinemia, HIV 감염, bronchiolitis obliterans after LT)

(2) Cystic fibrosis

(3) Primary ciliary dyskinesia

① 기관지 확장증 환자의 약 5～10%, 상염색체 열성 유전(AR)

② 섬모 운동 장애로 잦은 호흡기 감염 : 폐렴, 부비동염, 중이염, 기관지 확장증

③ 동반 질환

- 남성 불임 : 정자 운동 장애
- 내장전위(Situs inversus) : ciliary motion이 visceral rotation에 영향

④ Kartagener's syndrome

- Primary ciliary dyskinesis의 약 50%
- Bronchiectasis + infertility + situs inversus

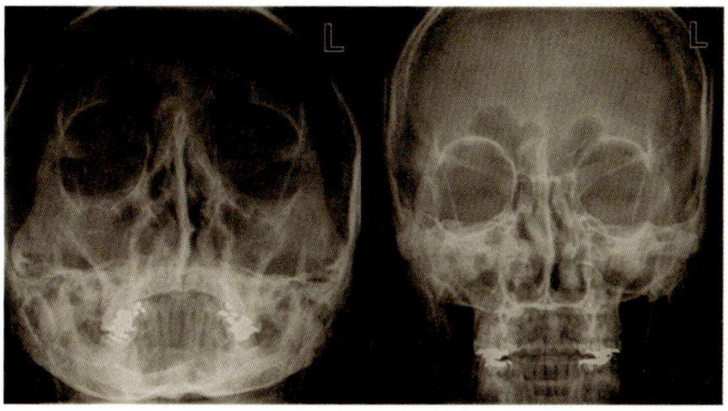

그림 13-1 Sinusitis

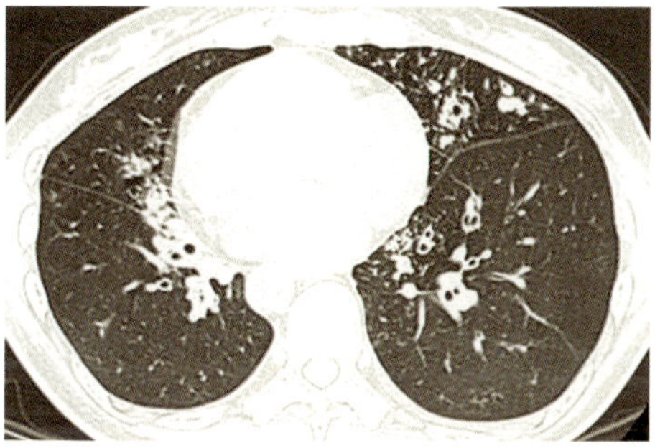

그림 13-2 Bronchiectasis

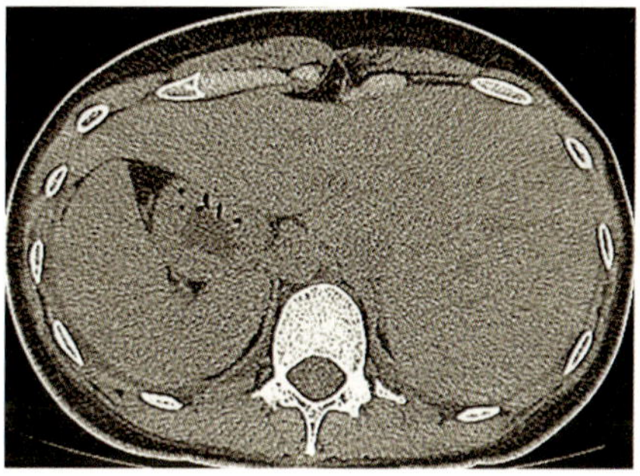

그림 13-3 Situs inversus

4) 기타

(1) Autoimmune or rheumatic causes(RA, Sjögren's syndrome, IBD)

(2) ABPA(Allergic Bronchopulmonary Aspergillosis)

(3) α_1-antitrypsin deficiency

(4) Recurrent aspiration

(5) Yellow nail syndrome, Traction bronchiectasis 등

5 임상소견

1) 증상

(1) 기침, 가래 : 지속되고 반복되는 기침, 화농성 및 악취나는 가래

(2) 반복되는 호흡기 감염(폐렴, 기관지염) : *S. pneumonia, H. influenza, P. aeruginosa, S. aureus*, atypical mycobacterium

(3) 객혈(50~70%) : 다량 객혈은 hypertrophied bronchial artery에서 출혈이 날 때이며, 치명적일 수 있음

(4) 급성 악화 : 가래량 증가, 농성이 심해지고, 객혈 증가, 발열

2) 이학적 소견

Crackle, rhonchi, wheezing(가래를 배출하면 소실)

6 진단

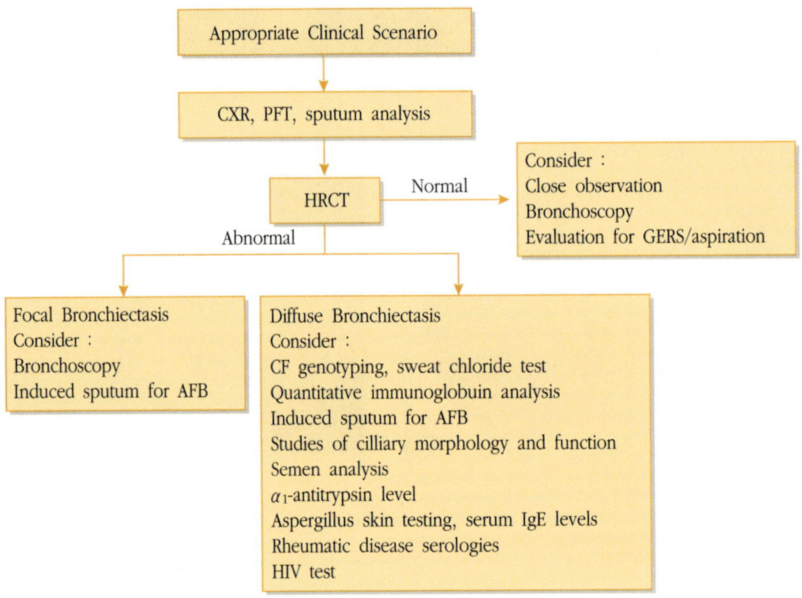

그림 13-4 Diagnostic approach to bronchiectasis. AFB, acidfast bacilli; CXR, shest X-ary; GERD gastroesophagel reflux disease; JRCT, high-resolution computed tomography; PFT, pulmonary function testing.

1) 흉부 단순 촬영

(1) 기관지벽의 비후와 확장 : "**Tram-track**"(longitudinal section), "**Ring shadow**" (cross-section)

(2) 비특이적 : 방사선소견의 심한 정도와 질병의 중증도는 관련 없음

2) 고해상도 CT(High Resolution CT, HRCT)

(1) **진단의 gold standard**

(2) 기관지 확장증의 형태, 위치, 범위 확인

(3) 과거 사용하던 기관지 조영술(bronchography)은 HRCT의 발달로 쓰지 않음

3) 가래 검사

Gram stain 및 배양 검사 시행

4) 기관지 내시경

(1) 객혈의 위치 확인

(2) 기관지 확장증이 국소적으로 있을 때 시행(기관지 폐쇄 가능성 있으므로)

(3) 기관지 확장증이 상엽에만 존재 : tuberculosis, ABPA 가능성

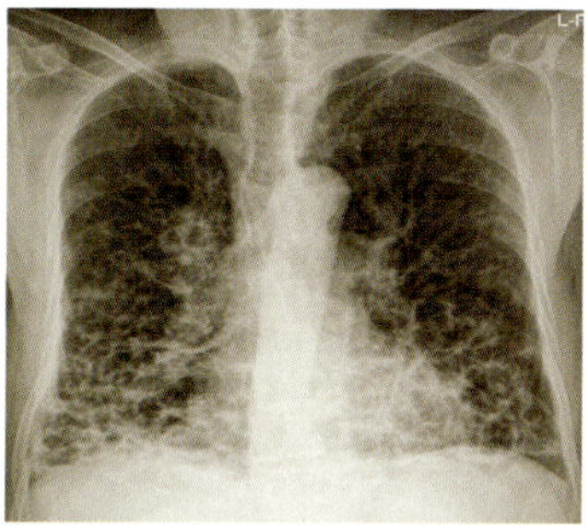

A

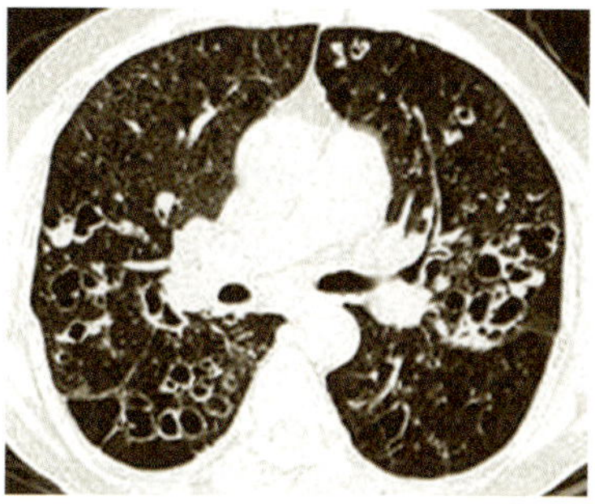

B

그림 13-5 A, 기관지 확장증(X-ray). B, 기관지 확장증(CT)

여기서 잠깐 !!

기관지 확장증의 HRCT 소견

- 반지 모양(signet-ring sign) : 수직으로 잘리는 기관지
- 기찻길 모양(tram track sign) : 수평으로 잘리는 기관지
- 기낭의 군집(cluster of cyst)
- 기낭 내의 공기-액체층(air-fluid level in cyst)

7 합병증

1) 반복적, 진행성 화농성 감염(폐렴, 기관지염)
2) 객혈
3) 대량객혈 : 기관지 동맥에서 기인
4) 만성호흡부전증, 폐인성 심장장애(Cor pulmonale)
5) 뇌농양
6) 비결핵성 항산균증(NTM)
7) 진균감염(aspergillus)

8 치료

1) 항생제

(1) **급성 악화기에만 사용**

① 가래가 많아지고 농성이 심해지면, 도말 검사와 배양검사를 시행

② 연 3회 이상 감염 재발에 대한 예방적 항생제 사용은 아직 논란 중

(2) 경험적 항생제 : amoxicillin, trimethoprime-sulfamethoxazole, levofloxacin

(3) ***Pseudomonas aeruginosa***

① 자주 동정되며, 또 폐기능을 악화시키므로 반드시 치료

② 항생제 : quinolone + (aminoglycoside or carbepenem or 3rd cephalosporin)

③ 치료기간 : 10~14일

(4) 예방주사 : influenza, pneumococcus

2) 분비물의 효과적인 배출

(1) Physiotherapy : Postural drainage〈그림 10-4, 그림 10-5, 그림 10-6〉, Chest percussion

(2) Mucolytics, hydration

(3) Aerosolization of bronchodilator and hyperosmolar agents(e.g., hypertonic saline)

3) 객혈의 치료

(1) 전통적 치료 : 감염조절(항생제), 지혈제, 거담제

(2) 수술

① 젊은 환자로 반복 다량 출혈, 반복 감염

② 대량 객혈

③ 조절이 안 되는 감염

(3) 기관지 동맥 색전술(Bronchial Artery Embolization, BAE) : 병변이 광범위할 때 선호(국소적 – 수술)

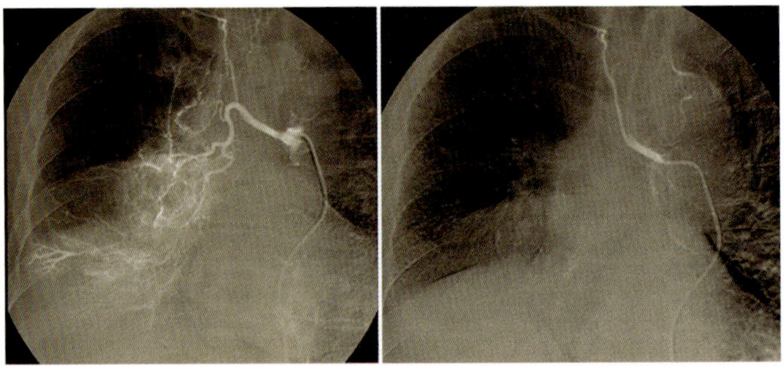

그림 13-6 기관지동맥 색전술

PACIFIC INTERNAL MEDICINE

Chapter 14

만성 폐쇄성 폐질환

Chronic obstructive pulmonary disease

만성 폐쇄성 폐질환(COPD)은 폐기종(emphysema)과 만성 기관지염(chronic bronchitis) 두 가지로 구성되어 있습니다. 두 질환 간의 차이를 아는 것이 중요합니다. 그리고 치료 생존율 증가 가능한 치료법을 알아두고, 산소공급 적응과 목표, 산소공급의 합병증인 CO_2 narcosis의 치료에 대하여 아는 것이 중요합니다.

1 정의

- Small airway disease : COPD, asthma
- **COPD : emphysema + chronic bronchitis**
- **Emphysema** : 폐의 alveoli가 파괴되어 커져버린, **해부학적**으로 정의되는 상태
- **Chronic bronchitis** : 만성 기침과 가래를 동반하는 **임상적**으로 정의되는 상태

1) COPD

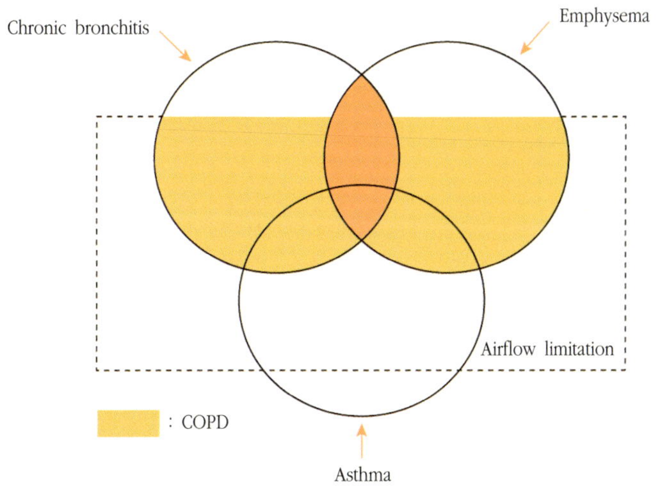

그림 14-1 COPD의 정의

(1) **정의 : 기도 폐쇄가 완전히 가역적이지 않은 질병 상태**

(2) 기도 폐쇄가 없는 chronic bronchitis는 COPD에 속하지 않음

(3) COPD 중 일부는 천식의 특징을 가지며, 이런 환자들에게는 COPD 치료 중 steroid 등 천식 치료가 쓰임

2) 만성기관지염(chronic bronchitis)

1년 중 최소한 **3개월** 이상 **가래를 동반한 기침**이 연속적으로 **2년** 이상 지속될 때

3) 폐기종(emphysema)

종말 세기관지(Terminal bronchiole) 이하의 airway space의 확장과 alveolar septum의 파괴된 상태

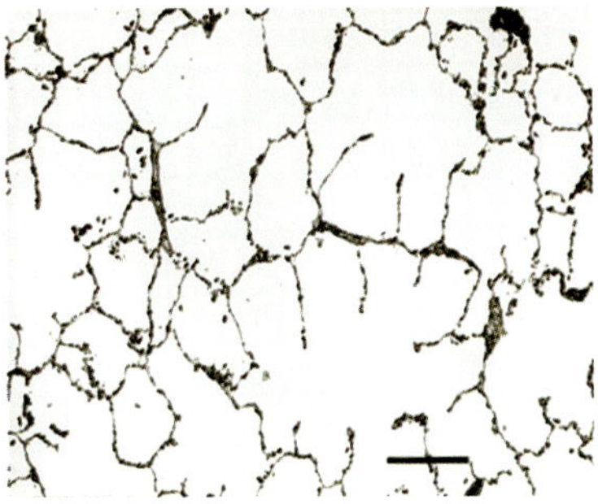

그림 14-2 정상 폐 조직

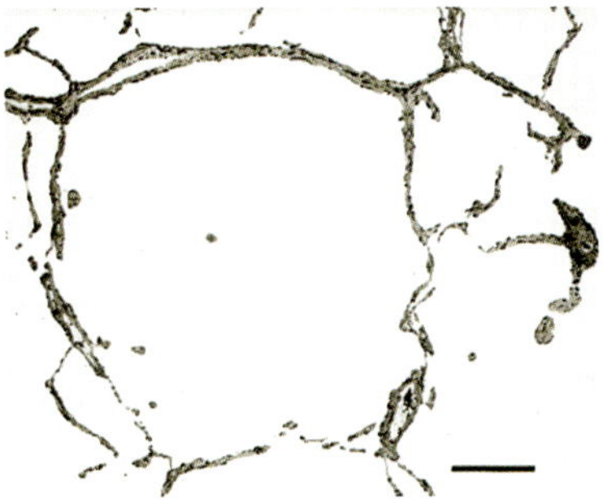

그림 14-3 COPD 환자의 폐 조직

2 위험인자

1) **흡연** : 가장 중요, 2차 노출도 위험인자임

꼭 알아둡시다!!

흡연과 COPD

- 원인
  - COPD 환자의 90%가 흡연자이며, 흡연자의 15%에서 COPD 발병
  - FEV_1 감소와 총흡연량(pack-year)은 비례관계

2) 기도 과민성(Airway hyperresponsiveness) : 천식의 전형적 특징이지만, 많은 COPD 환자들에서도 나타남

3) 기도 감염(Respiratory infection), 직업적 노출(Occupational exposure), 대기 오염(Air pollution)

4) α_1 antitrypsin deficiency : 명확히 증명된 유전 위험인자

3 발병기전

1) 흡연 시 염증세포의 반응

(1) **담배연기**에 만성적으로 노출되면 염증세포들이 terminal airspace에 몰려듦(염증세포 : macrophage, $CD8^+$ T cell, neutrophil)

(2) 염증세포들이 elastolytic proteinase를 내어 extracellular matrix(ECM)를 손상

(3) Proteinase에 의해 활성화된 TGF−, IGF 등이 fibrosis 유발

(4) Elastin 손상과 fibrosis에 의한 폐의 구조적 변화로, 폐실질은 점차 커지며, 폐기종 형성

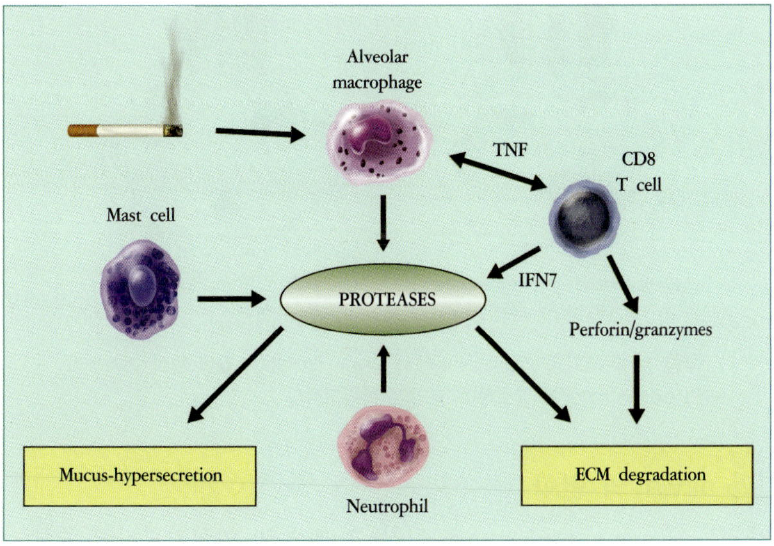

그림 14-4 폐기종(emphysema)의 발생 기전

꼭 알아둡시다!!

Elastase : Antielastase theory

- ECM의 주요 성분인 elastin의 균형이 깨지면서, airspace 확장, 폐기종이 발생한다는 이론. 흡연과 같은 elastase의 활성화된 상태이거나, α_1AT deficiency 같이 anti-elastase의 활성이 감소한 경우가 대표적인 elastin의 균형이 깨지는 경우)
- Elastase 종류 : Matrix Metalloproteinase, Serine proteinase

여기서 잠깐 !!

- Emphysema의 경우는 감이 잘 오지 않을 것 같아 부연설명을 좀 드리려고 합니다. 폐의 airflow는 elastic recoil과 airway resistance 간의 균형으로 이뤄집니다.
- (1) Elastic recoil은 고무줄을 잡아당겼을 때 원래의 모양으로 돌아가려는 힘에 해당합니다. 숨을 들이마실 때, 흉강의 음압으로 폐를 늘려 놓았으니, 고무줄처럼 다시 돌아가려고 하겠죠? 이렇게 돌아가는 과정에서 풍선에서 바람 빠지듯 공기들이 나가게 됩니다. 따라서 elastic recoil이 강하면 강할수록 밖으로 공기를 내뱉는 힘이 강해지겠죠. (2) Airway resistance는 공기가 밖으로 나갈 때 생기는 저항입니다. 만약 airway가 좁아지면 잘 못 나가니까 저항이 높아지겠죠?
- 이렇게 둘 간의 균형이 airway flow를 정해됩니다. Bronchiolitis나 small airway disease에서는 기도에 염증이 생겨서 통로가 좁아지다보니 airway resistance가 높아져서 airflow limitation이 생기는 거죠. Emphysema의 경우는 alveoli 들이 합쳐지고 주변 조직이 파괴되다보니 elastic recoil이 감소됩니다. 즉, 밖으로 공기를 내보내려는 힘 자체가 감소한 거죠. 그러다보니 airflow limitation 이 생기는 것입니다.

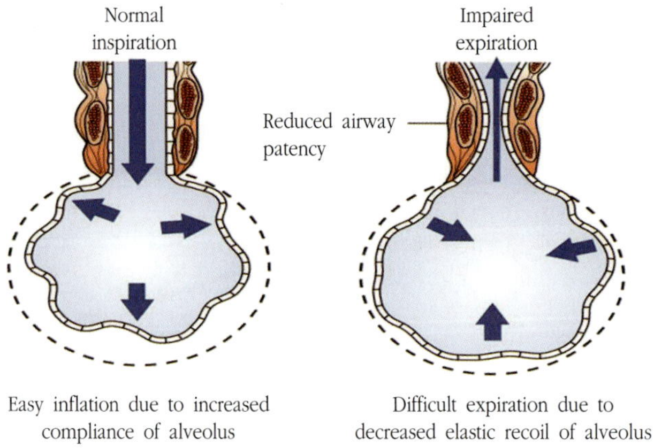

그림 14-5 폐기종(emphysema)에서 airway limitation 발생 원리. alveolus의 elastic recoil이 감소하여 호기가 힘들어진다.

2) 흡연과 airway의 변화

(1) 대기도 (Large airway) : 주로 기침, 가래 등의 만성기관지염 증상

mucus gland enlargement, squamous metaplasia, smooth muscle hypertrophy

(2) 소기도 (Small airway) : 주로 기류 제한을 일으킴

① Mucus secreting and infiltrating inflammatory cell

② Luminal narrowing(mucus, edema, cellular infiltration), fibrosis로 기도저항이 증가

(3) 폐 실질 (Parenchyma) : 주로 폐기종에서 보이는 airspace의 파괴

① Alveolar septum은 파괴되고, airspace는 점차 확장됨

② 흡연자의 BAL : macrophage 증가(>95%), neutrophil 1~2%(비흡연자에서는 거의 없음)

- $CD8^+$ T lymphocyte 증가

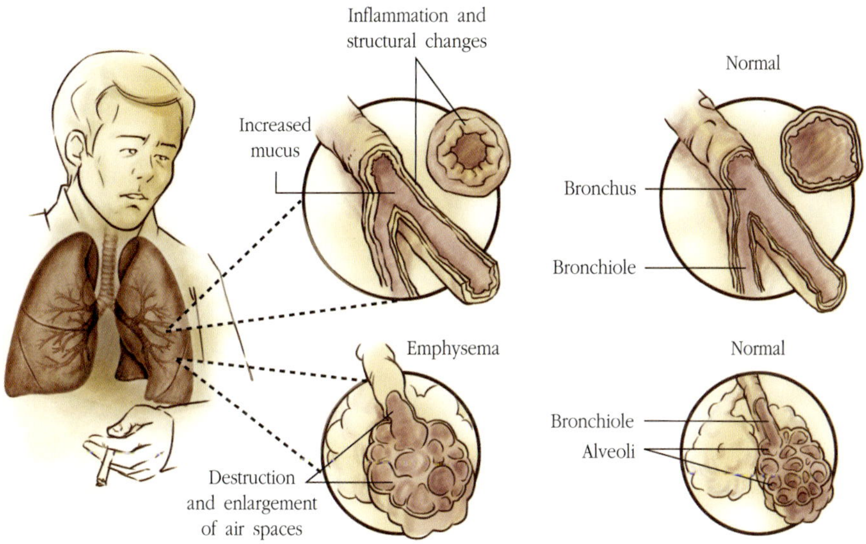

그림 14-6 흡연과 COPD의 발병

4 폐기종과 만성 기관지염의 감별

여기서 잠깐 !!

- 최근에는 그 중요성이 점차 줄어들고 있으며, 치료에 차이가 없다.

1) Emphysema : type A, pink puffers

2) Chronic bronchitis : type B, blue bloater

표 14-1 폐기종과 만성기관지염 환자의 비교

		Predominant emphysema : 깡마른 pink puffer	Predominant bronchitis : 통통한 blue bloater
Age		60±	50±
Dyspnea		Severe ABGA 소견에 비해 심함 "Purse-lip breathing"	Mild : cough 뒤에 온다.
Cough		Dyspnea 시작된 후	Dyspnea 시작되기 전
Sputum		Scanty, mucoid	Copious, purulent
Infection		Less frequent	More frequent
Respiratory insufficiency		Often terminal	Repeated
Chest film		"Hyperinflation" : flat diaphragm Small heart	Bronchovascular marking ↑ at bases. Large heart(RVH)
Chronic $PaCO_2$		35~40(정상에 가깝다)	50~60
Chronic PaO_2		65~75	45~60
Hct(%)		35~45	50~55(2nd polycythemia)
Pul. HTN	Rest Exercise	None to mild Moderate	Moderate to severe Worsen
Cor pulmonale		Rare	Common(EKG상 : Rt. precordial lead에서의 R wave)
Elastic recoil dynamic lung compliance		↓↓(compliance↑) Normal to ↓	Normal(variable) Normal
Inspiratory airway resistance		Nl to ↑	↑↑
DLco 폐기종의 중증도 가장 잘 반영		↓↓	Normal to ↓
Cyanosis		(−)	(+)
Wt.		Weight loss	Overweight

여기서 잠깐 !!

- ABGA상 emphysema가 chronic bronchitis보다 더 정상에 가깝습니다. Emphysema는 hypoxemia가 심하지 않으니 Hct.도 크게 증가하지 않고, pulmonary vasoconstriction 또한 크지 않아 Cor pulmonale가 되는 경우도 적습니다. Hypoxemia가 덜 심하니 cyanosis도 잘 안 오고, 그래서 pink puffer라고도 불리는 겁니다. 단, ABGA 소견에 비해 호흡곤란의 정도는 더 심합니다.

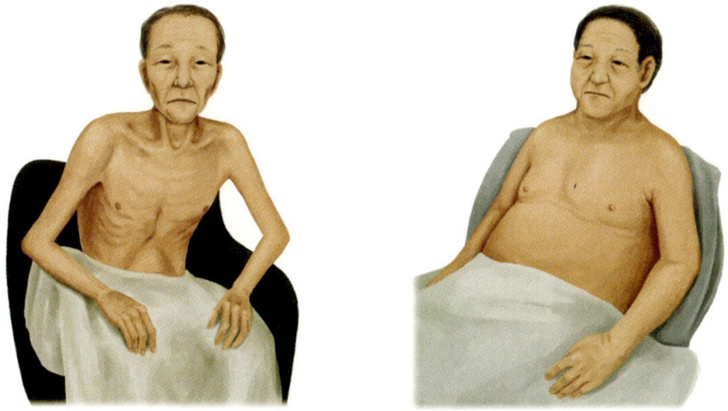

그림 14-7 폐기종 환자와 만성 기관지염 환자의 모습 비교

5 임상상

1) 증상

(1) 3대 증상 : **기침, 가래, 호흡곤란**

(2) 수면장애

2) 신체소견

(1) 초기 : 정상 소견

(2) 중증 COPD

호기 시간 연장, 호기시 천명음, 호흡음 감소, 호흡횟수 증가, 가로막 운동의 저하, 흡기 시 늑간의 함몰, 보조 호흡근 사용

(3) Cor pulmonale(우심장 부전) : 부종, 간비대(산소 투여로 발생 감소)

(4) **Systemic wasting**

① 체중 감소, 피하 지방 소실

② 경구 섭취 감소+TNF-α 증가

③ 독립적인 나쁜 예후 인자 : BMI 감소 → 악화빈도 잦고, 사망률 높음

(5) Hoover's sign

흡기시 rib cage의 paradoxical inward movement(chronic hyperinflation의 결과)

(6) 손가락 곤봉지 : COPD보다는 lung cancer 등의 다른 원인에서 흔함

3) 영상소견

(1) Chest X-ray

① Emphysema : obvious bullae, paucity of parenchymal marking, hyperlucency

② Hyperinflation : lung volume 증가, flattening of diaphragm

(2) CT : emphysema 유무를 알 수 있으나, COPD 치료에는 영향 미치지 못함

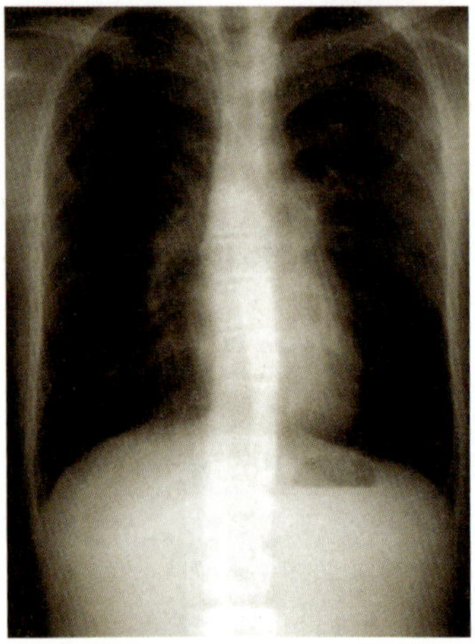

그림 14-8 COPD 환자의 hyperinflated lung

4) PFT(Pulmonary Function Test)

(1) 기도 폐쇄(Airway obstruction) : COPD에서 가장 중요 수치

① **FEV_1/FVC과 FEV_1 모두 감소**

② **FEV_1**

- **COPD 중증도 분류 및 치료 반응을 평가하는 기준**
- **예후 및 사망률의 중요한 지표**

→ **폐기능 검사 소견은 기관지확장제 흡입 후 값을 기준으로 합니다!**

③ 질병이 악화되면 폐용적이 증가

→ TLC, FRC, RV 증가

표 14-2 중증도에 따른 COPD의 분류

병기	증상	PFT
0 : 위험군(at risk)	만성적인 증상(기침, 객담)	• 정상 폐기능 검사
Ⅰ: 경증(mild)	만성적인 증상(+) or (−)	• FEV_1/FVC <70% • FEV_1 ≥80%(예상치의)
ⅡA : 중등증(moderate)	만성적인 증상(+) or (−)	• FEV_1/FVC <70% • 50% ≤FEV_1 <80%
Ⅲ : 중증(severe)	만성적인 증상(+) or (−)	• FEV_1/FVC <70% • 30% ≤FEV_1 <50%
Ⅳ : 고중증(very severe)	만성적인 증상(+) or (−)	• FEV_1/FVC <70% • FEV_1 <30% or FEV_1 <50%이면서 호흡부전 또는 우심실부전의 소견이 있는 경우

여기서 **잠깐 !!**

- COPD 진단은 FEV_1/FVC <70%로 air flow limitation을 먼저 확인하며, 이후 기관지 확장제 투여 후 FEV_1 감소 정도에 따라 분류한다. 만성 증상의 유무는 분류기준에서 중요한 의미가 없다.

(2) DLco 감소 : emphysema에서 parenchymal destruction을 반영

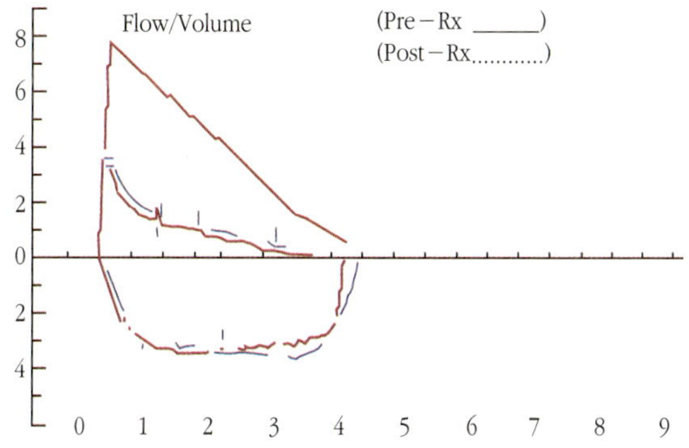

그림 14-9 PFT finding of COPD patient

5) 검사실 소견

(1) ABGA

① FEV_1 <50%이거나 Cor pulmonale가 있으면(stage Ⅲ 이상) 정기적 측정

② 호흡부전(PCO_2 >45mmHg)시 pH가 급·만성 구분에 중요

③ 급성호흡부전 : $PaCO_2$ 10mmH 증가시 pH 0.08 감소

④ 만성호흡부전 : $PaCO_2$ 10mmH 증가시 pH 0.03 감소

(2) Hematocrit 증가 : chronic hypoxemia

(3) α_1AT 측정

6 치료

꼭 알아둡시다!!

COPD의 자연경과를 바꿀 수 있는 치료법(3가지)

- Stop smoking
- Oxygen therapy in chronically hypoxemia
- LVRS(Lung Volume Reduction Surgery) in selected emphysema
  - upper lobes에 prominent한 일부 환자
    - Inhaled glucocorticoid(ICS) : 생존율 향상에 대해선 논란의 여지가 있지만, 아직은 정립이 되지 않았다(not definitive).
    - 그 외 다른 치료들은 증상 개선, 악화 빈도 및 중증도 감소에 효과가 있을 뿐, 생존율 향상에는 효과가 없다.

1) 약물치료

(1) **금연**

① 금연의 효과 : 폐기능 감소 속도 완화, 악성종양과 심혈관질환 감소

∴ **나이에 관계없이 모든 COPD 환자는 금연하도록 해야 함**

② 금연과 FEV_1

- **금연 후 FEV_1의 저하 속도가 완화됨**
- 초기를 제외하고는 **FEV_1가 증가하는 것이 아님**에 주의

③ Pharmacotherapy : 금기가 없는 한 투여(임산부는 금기)

- Bupropion(anti-depressant)
- Nicotine replacement(gum, patch, inhaler, nasal spray)
- Varenicline(nicotinic receptor agonist/antagonist)

④ 금연 후 3~4kg의 체중증가 : 재흡연의 방지를 위해 칼로리 줄이고 운동

(2) **기관지 확장제**

① **Inhaled anticholinergic agents**

- 증상 호전, 일시적인 FEV_1의 호전, 그러나 폐기능의 호전은 아니다(특히, 심질환이 동반된 경우). 기관지 확장제로 1차 사용됨
- Ipratropium(1일 2~4회), tiotropium(1일 1회)
- 부작용 : urinary retention, glaucoma, dry mouth

② **Beta-agonist**

- 증상 호전. 그러나 폐기능의 호전은 아님
- Long-acting inhaled βagonist(LABA)
  - Anti-cholinergics와 효과는 비슷하고, 부작용은 더 많다.
  - Anti-cholinergics와 병합 투여가 더 효과적이다.
- 부작용 : tremor, tachycardia

③ **Inhaled corticosteroid(ICS)**

- 효과
  - 천식만큼 효과적이지 않음(천식－기도 염증)
  - FEV_1 감소를 늦추지 못함
  - 증상 호전
  - 운동 능력 향상
  - **급성악화 빈도 및 중증도 감소(～25%)**
- 부작용

  oropharyngeal candidiasis, osteoporosis(흡입제도 골밀도 감소시킴)
- **적응증**
  - Stage Ⅲ 이하인 환자 : Symptomatic COPD with FEV_1 ＜50%
  - 반복된 급성 악화 : 급성악화 연 2회 이상인 환자)
  - 천식 특징을 가진 경우 : 기관지 확장제에 빠른 증상 호전, wheezing 동반, eosinophilia 등

④ **Oral Glucocorticoid**

- 경구 스테로이드의 장기 치료는 권장하지 않음
- 부작용이 많고, 급성악화의 예방효과도 없음(부작용 : 골다공증, 체중증가, 당뇨, 호흡근 약화, 감염위험 증가)

⑤ **Theophylline**

- Expiratory flow rate, vital capacity 호전
- 부작용 : 구역(m/c), tachycardia, tremor

2) 산소치료

(1) 효과

① **Secondary polycythemia 교정**

② 체중 유지

③ Cor pulmonale 예방(저산소증 방지 → 폐혈관 저항 감소 → 폐동맥압 감소)

예 Cor pulmonale가 생기는 기전

Hypoxia → pulmonary vasoconstriction → pulmonary a. pr.↑ → Rt ventricle pr.↑

④ Neuropsychiatric function, exercise tolerance, activity of lung 향상

⑤ 생존율 향상이 입증된 치료

(2) 적응증 : 대개 stage Ⅳ 이상의 환자에서 필요함

① **$PaO_2 < 55$mmHg or $SaO_2 < 88$mmHg**

② **55mmHg $< PaO_2 <$ 60mmHg or $SaO_2 < 90$%**

(Hct 55% 이상, Cor pulmonale 또는 pul. hypertension이 있을 때)

③ 쉴 때 $PaO_2 \geq 60$mmHg, $SaO_2 \geq 90$mmHg이지만, **운동이나 수면 중 hypoxia가 될 때**

(3) 방법

① Nasal cannula 2～5L/min

② $SaO_2 \geq 90$% 유지되도록 하루 최소 15시간 이상

(4) **목표**

① **SaO_2 90% 유지**

② **PaO_2 60～65mmHg**

(5) **문제점(CO_2 narcosis)**

① 기전 : respiratory drive 감소에 의한 **hypoventilation**

- Emphysema 등 COPD에서는 alveolar CO_2↑, $PaCO_2$↑ 상태가 오랜 시간 지속
- Medulla에 chemoreceptor가 higher $PaCO_2$에 reset된 상태에서 hypoxemia에 의한 peripheral chemoreceptor(carotid body) 작용으로 ventilation을 유지
- 이때 O_2의 flow rate를 갑자기 증가시키면
  Hypoxemia는 개선되나 peripheral chemoreceptor의 자극이 없어지고 Respiratory center paralysis가 오고 apnea, confusion, coma 상태(CO_2 narcosis)

② 치료

- **절대로 산소 주입을 중단해서는 안됨**
- **일단 환자 상태 파악이 가장 중요**
- 환자의 의식이 나빠서 의사의 지시에 따를 수 없는 경우 : **intubation and mechanical ventilation**
- 환자의 **의식이 좋고** 의사의 지시에 따를 수 있는 경우 : **O_2 농도를 줄이고 NIPPV**하거나, **현재의 치료를 유지**하면서 집중관찰

• CO_2 retention 위험이 높은 환자 : FiO_2는 0.24～0.28로 공급

(6) 퇴원 후 재택 산소요법(home oxygen therapy) : continuous O_2 therapy, noctural O_2 administration

여기서 잠깐 !!

• COPD의 약물치료는 천식과 비슷하게 보이지만, 근본적으로 다릅니다. 천식은 airway inflammation으로 인해 airway remodelling 되는 질환이므로, inflammation을 억제시켜 주는 약과 증상을 조절해 주는 약이 주치료제가 되고 그 중에서도 흡입형 스테로이드가 가장 중요한 치료가 됩니다. 하지만 COPD는 정의상 비가역적으로 손상이 진행된 상태이므로, 금연 및 산소요법(적응증 참조)을 시행하는 것이 가장 중요하고, 약물은 기관지 확장제가 기본 골격입니다. 천식과는 달리 흡입용 스테로이드는 꼭 필요한 경우에만 사용합니다(스테로이드 투여의 적응증이 매우 중요하겠죠).

14

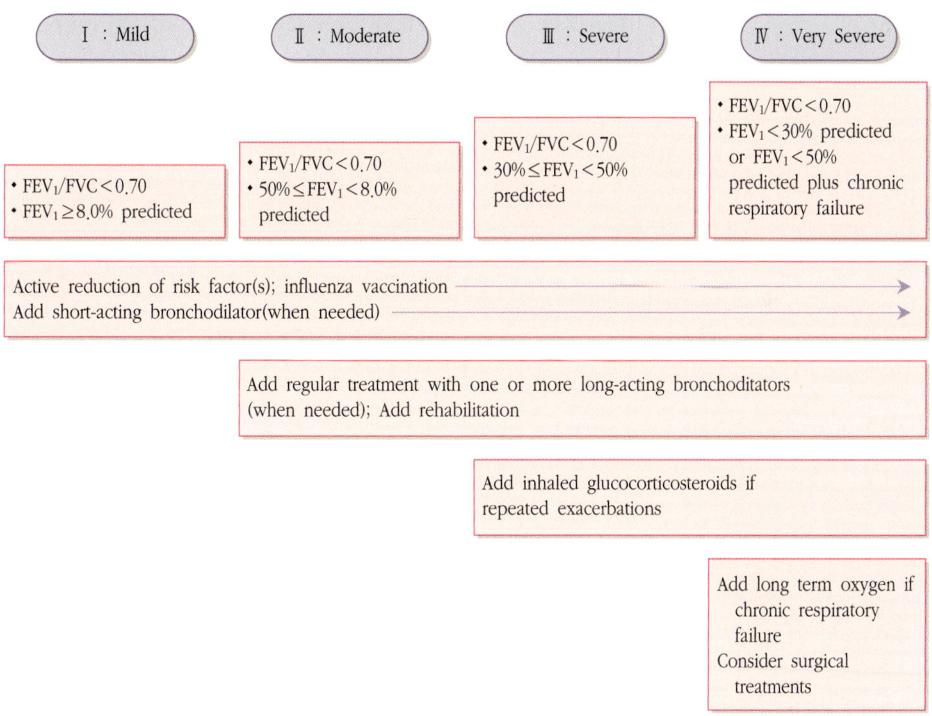

그림 14-10 Therapy at Each Stage of COPD*

*Postbronchodilator FEV_1 is recommended for the diagnosis and assessment of severity of COPD.

3) 비약물요법

(1) 예방 주사

① Influenza vaccine : 매년 접종 → 사망률을 50% 낮출 수 있음

② Polyvalent pneumococcal vaccine : 5년마다(65세 환자, 65세 미만에서는 FEV_1 <40%일 경우에 권유)

(2) 호흡 재활

① 삶의 질, 호흡 곤란, 운동능력 개선

② 6~12개월 동안의 입원율 감소

③ 폐활량 증가나 수명연장의 효과는 없음

(3) LVRS(Lung Volume Reduction Surgery)

① 일부환자에서(upper lobe predominant emphysema, low post-rehabilitation exercise test) **사망률 감소를 보임**

② 제외대상 : 폐동맥압 >45mmHg, FEV_1 <20%, DLco <20%, diffuse emphysema 등

(4) 폐 이식

① 적응증 : 65세 이하, 모든 내과적 치료에 반응없는 환자, 타장기 질환이 없는 경우

② 해부학적 위치, 폐동맥압 여부 등은 제외 대상이 아님

7 COPD의 급성 악화(Exacerbations of COPD)

1) COPD의 악화를 유발하는 인자

(1) 감염(세균성 혹은 바이러스성) : 가장 흔함

(2) 대기오염

(3) High O_2 therapy sedative, hypnotics, irritant

(4) 근 위약(Muscle weakness) : Mg, K, P 결핍

(5) 좌심실 부전, 부정맥, 기흉, 폐 색전증

(6) 원인 불명 : 20~35%

2) COPD의 악화를 시사하는 소견

(1) 부호흡근 사용, paradoxical chest wall motion

(2) 의식변화

(3) Central cyanosis : 손가락 끝 등 말초 부위 외에도 창백해짐

(4) 말초부종, 우심실부전의 징후

(5) 혈역학적으로 불안정

3) 급성 악화 예방법

(1) 항생제 : 효과 없음

(2) 경구 스테로이드 : 효과 없음

(3) **Inhaled glucocorticoid(ICS)** : 연 2회 악화증상 있거나, asthmatic component가 있는 환자에서 빈도 감소 효과

(4) Long acting inhaled β-agonist(LABA), anti-cholinergics

(5) 예방 접종 : influenza/pneumococcus

4) 급성 악화 치료

(1) **기관지 확장제(Bronchodilators)**

① **속효성 inhaled β-agonist(4시간마다 투여)**

② 이에 반응 없을 때 anti-cholinergics(ipratropium bromide) 투여

③ Theophylline

(2) **항생제**

① 흔한 균 : *Streptococcus pneumonia, Haemophilus influenza, Moraxella catarrhalis, Mycoplasma pneumonia, Chlamydia pneumonia*

② Moderate to severe exacerbation 시에는 특정균에 대한 감염증거가 없더라도 항생제의 투여가 도움이 됨

(3) **Oral glucocorticoids**

① 장점 : 재원기간 감소, 회복 촉진, 재발이나 악화의 빈도를 감소

② 10～14일 동안의 30～40mg/day

③ 고혈당 주의

(4) **Oxygen therapy**

① $SaO_2 \geq 90\%$, PaO_2 60～65mmHg 유지

대부분의 경우 O_2 투여 시 hypercapnea 악화되나, 위의 상태를 유지할 정도로만 O_2를 최소한 사용하면 되고, CO_2를 정상으로 떨어뜨리면 안 됨

② Initial PaO_2가 낮을수록 hypercapnea가 올 위험성이 높고, 이런 환자의 경우 venturi mask를 사용하면서 O_2 concentration을 조절(대개 FiO_2 0.24～0.28이면 충분)

(5) Mechanical ventilation

표 14-3 Commonly used medications for acute exacerbations of chronic obstructive pulmonary disease

Drug	Mode of Delivery	Dose	Frequency
Bronchodilators			
β-Adrenergic agonist			
Albuterol	Metered-dose inhaler	100~200μg	4 times daily
	Nebulizer	0.5~2.0mg	4 times daily
Metaproterenol	Nebulizer	0.1~0.2mg	4 times daily
Terbutaline	Metered-dose inhaler	400μg	4 times daily
Anticholinergic agent			
Ipratropium bromide	Metered-dose inhaler	18~36μg	4 times daily
	Nebulizer	0.5mg	4 times daily
Methylxanthines			
Aminophylline[a]	Intravenous	0.9mg/kg of body weight/hr	infusion
Theophyline	Pill(sustained-release preparations)	150~450mg[b]	Twice daily
Corticosteroids			
Methylprednisolone succinate	Infusion, then pill	125mg	Every 6 hours for 3 days, then
		60mg	Daily for 4 days
		40mg	Daily for 4 days
Prednisone (for outpatients)	Pill	20mg	Daily for 4 days
		30~60mg	Daily for 5 to 10 days
Limited-spectrum antibiotics			
Trimethoprim-sulfamethox-azole	Pill	160mg and 800mg	Twice daily for 5 to 10 days
Amoxicillin	Pill	250mg	4 times daily for 5 to 10 days
Doxycycline	Pill	100mg	2 tablets first day, then 1 tablet/day for 5 to 10 days

[a] Aminophylline is sometimes administered after a loading dose; the dose should be determined on the basis of serum levels of theophylline.

[b] The dose varies among and within patients.

여기서 잠깐 !!

- NIPPV와 invasive mechanical ventilation의 적응증 차이를 확실히 알아야 합니다.

① **NIPPV(Non-Invasive Positive Pressure Ventilation)**

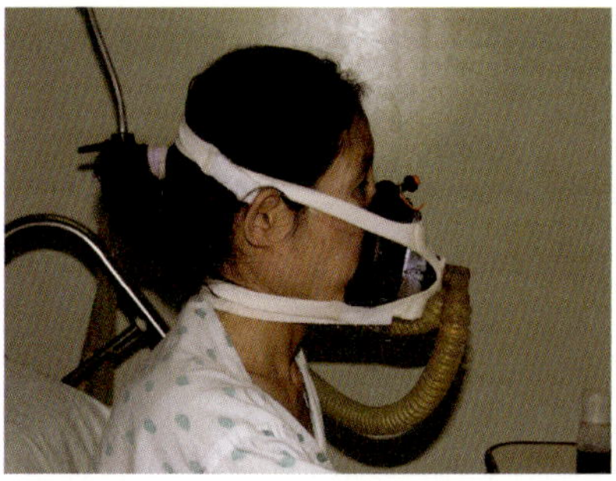

그림 14-11 NIPPV

- Mortality ↓, need for intubation ↓, complication of tx. ↓, 입원기간 ↓
- **적응증(indication) : Respiratory failure(정의 : $PaCO_2$ >45mmHg)**
- 금기증(contraindication) : 한 가지라도 있으면
  - 호흡 정지(respiratory arrest)
  - 불안정한 심혈관계(저혈압, 부정맥, 심근경색 등)
  - 흡인의 위험이 높은 환자 : 가래가 질거나(copious) 가래를 뱉어낼 수 없을 때
  - 기면증, 의식의 저하, 비협조적
  - 두개안면부 이상, 비인두부위 이상(∵ mask 착용 어려움)
  - 심한 비만
  - 화상

② **Endotracheal intubation and conventional ventilatory support**

- 적응증(indication) : 기본적으로 증상이 너무 심할 때
  - 호흡 정지(Respiratory arrest)
  - Somnolence; impaired mental status
  - Failure of invasive ventilation
  - Severe dyspnea with use of accessory muscles and paradoxical abdominal motion
  - Sustained Respiratory rate >35/min
  - **Life-threatening hypoxemia(PaO_2 <40mmHg)**
  - **Severe acidosis(pH <7.25) and hypercapnia($PaCO_2$ >60mmHg)**
  - **Cardiovascular complications : hypotension, shock, heart failure**

– Other complications(metabolic abnormalities, sepsis, pneumonia, pulmonary embolism, barotrauma, massive pleural effusion)

③ **Invasive(conventional) mechanical ventilation(IMV)**

- 적응증 : NIPPV에 실패한 경우
  - Severe respiratory distress despite initial therapy
  - Life threatening hypoxemia, severe hypercapnia or acidosis
  - Maked impaired mental status
  - Respiratory arrest, hemodynamic instability
- 사망률 : 기계환기가 필요했던 사람들에게서 각 입원 시 사망률 : 17～30% (65세 이상에서 중환자실에서 기계환기를 하는 경우 : 60%)

(6) 주의사항

충분한 expiratory time 제공 : COPD 환자는 exhalation time이 늘어나 있으므로 expiratory time을 길게 해주지 않으면 hyperinflation을 초래

여기서 잠깐 !!

- 기계환기를 할 때는 우선 비침습적 양압환기가 고려되어야 합니다. 침습적 기계 환기는 ventilator-associated pneumonia, barotrauma 등의 다양한 합병증을 동반할 수 있습니다. 실제로 COPD환자들이 호흡부전으로 사망하는 정도와 기계호흡과 관련된 합병증으로 사망하는 정도가 큰 차이가 없다는 보고도 있습니다. 이에 비해 비침습적 기계환기는 weaning기간이 짧고 ICU에서의 재원기간을 단축시켜주며, 병원 내 폐렴 발생빈도를 낮춰주는 등에 의해 침습적 기계 환기에 비해 생존기간의 연장이 가능하다는 보고가 있습니다. 따라서 invasive ventilation의 적응증이 되는 경우에만 invasive ventilation을 하고 다시 상태가 나아지면 non-invasive ventilation으로 바꿔야 하는 것이 원칙입니다.

꼭 알아둡시다!!

Mortality의 감소가 증명된 치료법

- **Discontinuation of smoking**
- **Long term oxygen therapy**
- **Lung volume reduction surgery(LVRS)**
- **급성 악화시 NIPPV**
- **Influenza vaccination**

cf. Pneumococcal vaccine의 효용은 아직 증명된 바가 없다.

cf. Inhaled glucocorticoid(ICS) : 생존율 향상에 대해선 논란의 여지가 있지만, 아직은 정립이 되지 않는다(not definitive).

15 Chapter

천 식

Asthma

천식은 만성 폐쇄성 폐질환과 함께 소기도 질환에 속합니다. 천식은 정의, 분류, 약물 유발성 천식과 운동 유발성 천식에 대하여 알아두십시오. 모든 질환에 진단과 치료는 중요합니다. 특히 증상이 있을 때와 없을 때 진단법을 알아두시고, 천식의 유지치료, 급성 발작시의 집에서 치료, 병원에서의 치료를 알아 두십시오.

1 정의

1) **기도의 만성 염증 질환(chronic airway inflammation)**
2) **기도 과민성의 증가(airway hyperresponsiveness)**
3) **가역적인 기도폐쇄(reversible airflow obstruction)**

여기서 잠깐 !!

- 천식은 COPD와 같이 폐쇄성 호흡기 질환에 속하지만, COPD와 다르게 기도폐쇄는 가역적인 부분이 있습니다. 과거에는 기도폐쇄 시에만 폐쇄를 없애는, 기관지 확장제가 천식의 주요치료로 사용되었지만, 질병 조절은 잘 되지 않고, 천식으로 인한 높은 사망률을 보였었습니다. 그러나 최근 들어 기관지 조직 소견에서 보이는 만성 호산구성 염증이 증상을 없앤다고 해도 진행이 되기 때문에, 만성염증과 이로 인한 기도 재구성을 막기 위한 치료가 대두되었습니다. 그래서 요즘 천식의 주요 유지치료는 염증을 줄이는 흡입형 스테로이드 제제 및 기도 재구성을 억제하는 치료가 개발 중입니다. 최근에는 이러한 노력에 힘입어 천식에 의한 사망률 및 질병 조절 정도가 호전되어 가고 있습니다.

2 초기반응과 후기반응

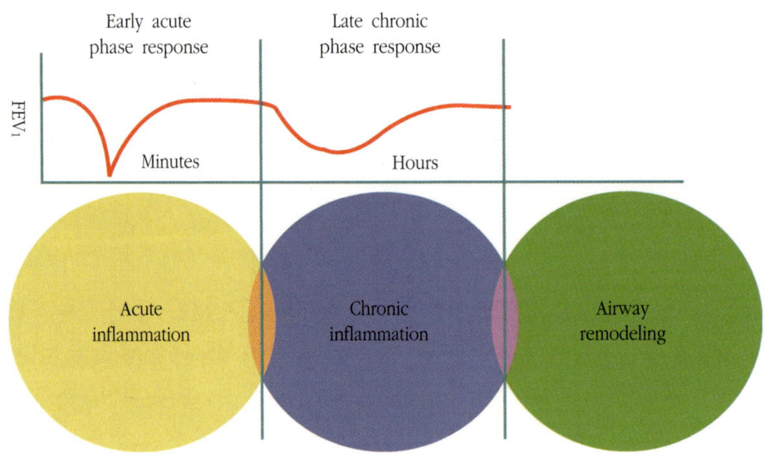

그림 15-1 천식의 초기 반응과 후기 반응

표 15-1 초기 반응과 후기 반응의 비교

	초기 반응(early reaction)	후기 반응(late reaction)
발생	Allergen에 노출 후 1시간 이내	노출 후 4~6시간 뒤
기전	Mast cell이 중요한 역할 기관지 평활근의 수축유발	Eosinophil이 중요한 역할 Airway의 hyperresponsiveness 유발
작용약물	β 2-agonist(bronchodilator)에 의해 억제	Corticosteroid에 의해 억제

여기서 잠깐 !!

- 알레르겐에 노출되면 두 번의 증상이 나타나게 되는데 이는 각각 시간, 기전, 작용약물이 다르다. 초기 반응 없이 후기반응이 생길 수 있다.

3 병리

1) 만성 염증으로 인한 기관지 점막의 조직변화

(1) 염증세포 침윤 : eosinophil, T lymphocyte($CD8^+$), mast cell

(2) Subepithelial collagen deposit → basement membrane thickening

(3) 상피세포의 탈락

(4) 점막 부종

(5) 혈관의 증식

(6) Mucus plug

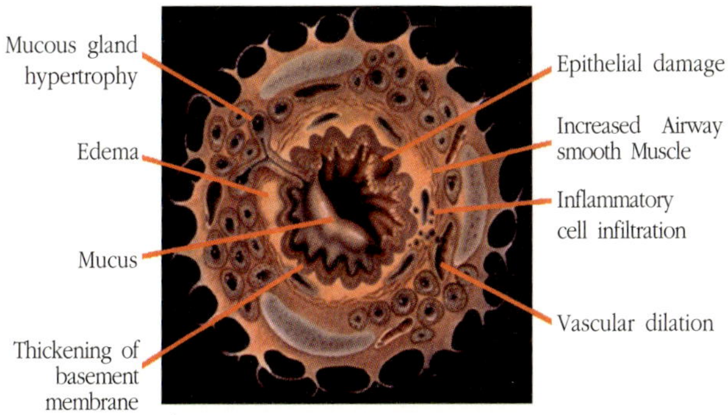

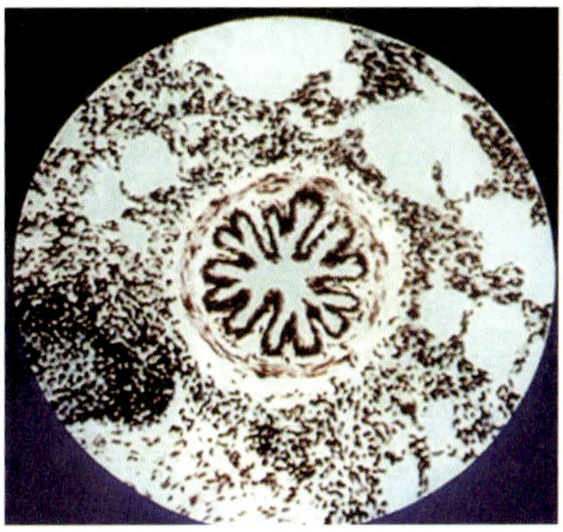

그림 15-2 천식 환자의 기관지 병리 소견

2) 기도 과민성(Airway Hyperresponsiveness)

여기서 잠깐 !!

- 아직 천식의 병태생리는 명확히 밝혀진 것이 아닙니다. 특정 allergen에 의한 만성염증반응과 이로 인한 기관지 점막의 변화를 알아두시고, 이것에 기도 과민성(AHR)을 일으켜서 기도폐쇄를 일으키면서 airway remodeling을 일으킨다는 개념입니다.
- 첫 페이지에서 언급한 천식의 정의인 ① chronic airway inflammation, ② airway hyperresponsiveness, ③ reversible airway obstruction을 다시 상기시키면서 이 반응에 관여하는 대표적인 염증세포와 그에 작용하는 cytokine의 대략적인 기능을 알면 됩니다.

3) T 림프구(T lymphocyte)

(1) T_H2 세포가 활성화되어, IL-4, 13을 분비하여, B cell의 성장과 Ig-E를 생성

(2) T_H2 세포에서 IL-5를 분비하여 호산구의 증식, 분화 활성화를 촉진

4) 호산구(eosinophil)

(1) T_H2 세포에서 분비된 IL-5가 호산구의 증식, 분화, 활성화에 기여

(2) MBP(Major Basic Protein), leukotriene, ECP(Eosinophilic Cationic Protein), 산화산소 등을 분비하여 기도상피 파괴 및 염증반응을 매개

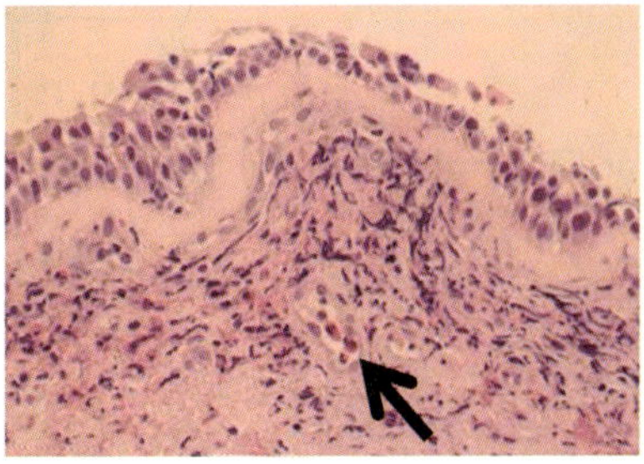

그림 15-3 점막 밑으로 호산구의 침윤이 보임

5) 비만세포(mast cell)

(1) Ig-E가 **specific Ig－E receptor**에 의해 결합하여, histamine을 분비하여 기관지 수축

(2) 이외에도 Osmolality 변화 또는 온도 변화에도 활성화 된다(운동 유발성 천식 모델).

(3) 기관지 수축을 시키며, 기도 과민성 유발에 매우 중요

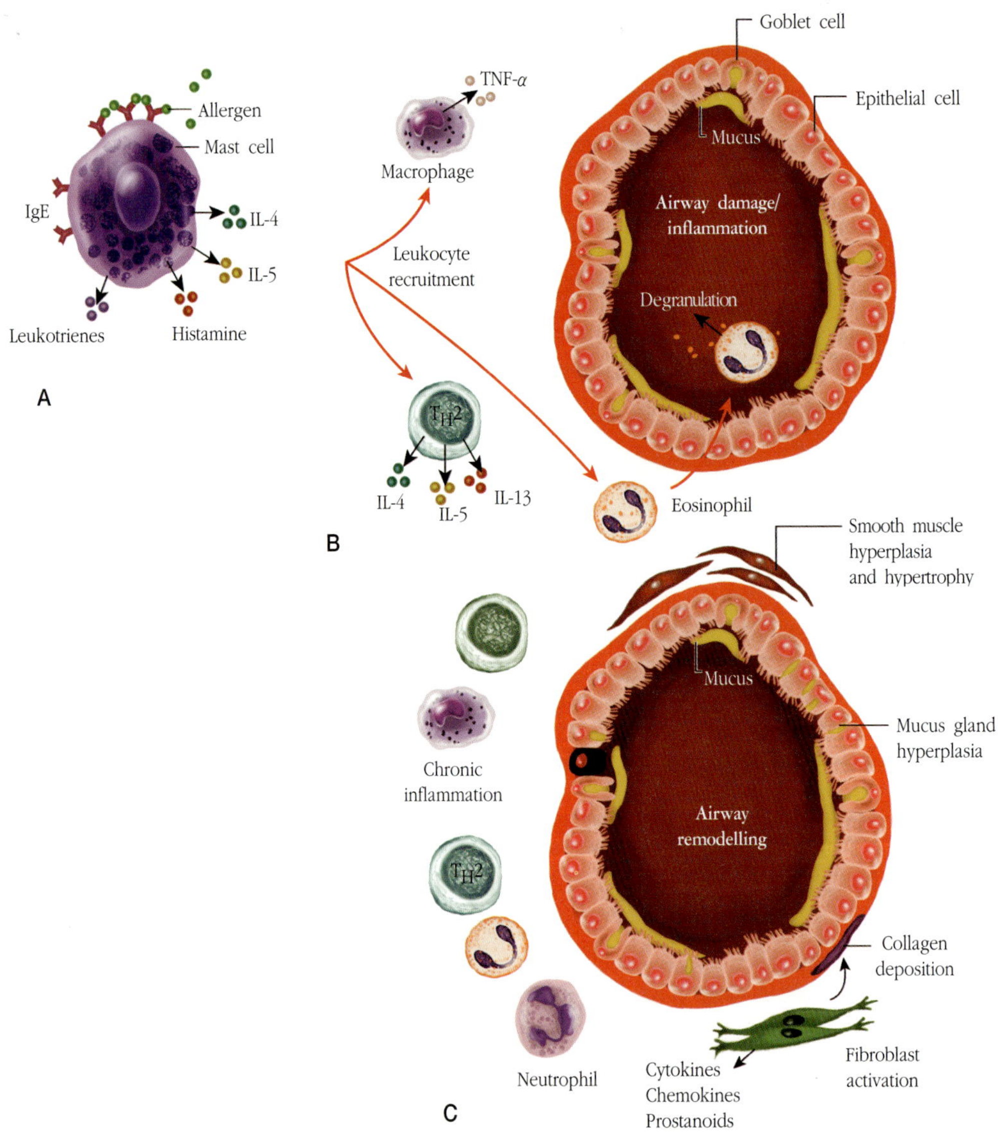

그림 15-4 천식 환자의 airway remodeling 발병기전. **A,** Acute phase. **B,** Chronic phase. **C,** Remodeling

4 분류

표 15-2 천식의 두 가지 분류

	Atopic(allergic, extrinsic)	Nonatopic(idiosyncratic, intrinsic)
호발연령	보다 어린 나이(3~35세)	보다 늦은 나이(3세 이전, 35세 이후)
가족력	있음(50%)	드물다(20%)
관련된 알레르기 질환	알레르기 비염, 두드러기, 아토피	드물다
피부 반응, 유발검사	(+)	(−)
혈청 IgE	증가(60%)	정상 혹은 감소
항원	알려져 있음(유발검사+)	모름
Nasal polyp	드물다	흔하다
Aspirin 과민성	드물다	흔하다

* Atopic은 흔히 우리가 알고 있는 천식으로, IgE가 증가되어 있고, 가족력이 있으며, 어린나이에 발생한다.
* Nonatopic은 아스피린 유발성 천식이 대표적이다. 비용종이 있고, 늦은 나이에 발생해서 심한 임상증상을 보인다.
* **Atopic, nonatopic 모두 호산구는 증가한다.**
* 양쪽 모두의 특성을 보이는 경우가 많다.

5 역학

1) 전 세계적으로 증가하다가 최근에 안정상태, 선진국일수록 유병률이 높음
2) 유병률 : 10~15%
3) 유아기 때는 남아가 여아보다 2배 흔하고, 30대부터는 남녀 동등한 비율
4) 모든 연령에 나타날 수 있지만, 주로 어릴 때 발병(peak : 3세)

6 유발인자

1) Allergen

(1) House dust mite(*Dermatophagoides* sp.) : m/c

(2) Mast cell에 부착한 Ig-E와 반응 → mediator 분비

2) Pharmacologic stimuli

Aspirin, β-adrenergic blocker, ACEi 등

<Aspirin-induced asthma>

(1) 천식 환자 중 10% 정도가 aspirin-sensitivity를 가짐

(2) Triad : asthma, nasal polyp(조직내 호산구 침윤), hyperplastic rhinitis

(3) 기전 : COX(cyclooxygenase) 차단 → leukotriene 증가(면역학적 기전이 아님)

(4) 사용하면 안 되는 약물 : aspirin, non-selective COX inhibitor(indomethacin, ibuprofen, naproxen, piroxicam, sulindac 등)

(5) 사용가능한 약물 : acetaminophen, selective COX inhibitor(sodium salicylate, propoxyphene, narcotics-codein, demerol 등)

(6) 치료

① ICS(inhaled corticosteroid)

② Aspirin desensitization

3) Environment, air pollution : ozone, nitrogen oxide, sulfur dioxide

천식 환자나 다른 폐질환이 있는 사람에서 더 영향을 많이 받음

4) Occupational factor

(1) 직업성 천식의 특징

① 일을 시작할 때는 괜찮다가 작업을 하면 진행

② 휴일이나 주말에 증상이 없음

③ 동료들에서도 종종 비슷한 증상

(2) 작업여부에 따른 PEFR, FEV_1 확인, 유발 검사

(3) **TDI(Toludiene Disocyanate)** : 가장 흔한 직업성 천식의 원인. 도장 작업

5) 감염

(1) 천식의 급성 악화의 가장 흔한 원인 : **바이러스성 감염**

(2) Rhinovirus, RSV, coronavirus

6) 운동 : 운동 유발 천식(Exercise-Induced Asthma, EIA)

(1) 기전 : 과호흡 → 기도주위 osmolality 증가 → mast cell mediator 분비촉진 → hyperemia, capillary leakage → 기관지 수축

(2) 호발 시키는 운동 : 호흡량이 많을수록, 공기가 차갑고, 건조할수록 높음

악화 : 아이스하키, 스키, 스케이트 등

cf. 가장 좋은 운동 : 수영

(3) 운동 중에는 잘 발생하지 않고, **운동이 끝나고 5~10분 이내에 발생하여 15~20분 정도 지속된다. 대개 30분 이내에 회복**

(4) **천식과 다른 점**

① **기도 과민성이 증가하지 않음**

② **장기적으로는 후유증을 남기지 않음**

(5) 예방

① 운동 전 β_2-agonist, anti-leukotrienes

② 규칙적인 ICS

(6) 비약물 요법

① 실제 운동 전 10분 이상 충분한 준비 운동

② 추운 날에는 마스크 착용

③ 가능하면 따뜻하고 습도가 높은 환경에서 운동

④ 운동 종료 시에는 서서히 강도를 낮추거나 정리 운동

7) 기타

Emotional stress, GERD 등

7 증상

1) 3대 증상 : **호흡곤란(dyspnea), 기침(cough), 쌕쌕거림(wheezing)**

2) 야간증상 : 밤중 혹은 새벽에 증상악화로 잠에서 깬다.

(vagal tone↑, substance P↑, cortisol↓, epinephrine↓, c-AMP↓)

3) 계절에 따른 증상 변동

4) 발작 시작 시 기침(non-productive)과 함께 가슴이 죄어오는 느낌을 호소

→ 호흡이 거칠어지고 쌕쌕거림, 대개 non-productive cough

5) 발작이 종료될 때 가래를 동반한 기침 동반

6) 중증 천식을 시사하는 소견

(1) 호기시간 증가, 빠른 호흡, 호흡음 감소, 호기시간 증가, 말을 못함

(2) Paradoxical pulse(>15mmHg)

(3) Accessory muscle use

(4) Hyperinflation

7) 가래

(1) Eosinophil이 가장 중요

(2) Curschmann's spirals

(3) Charcot-Leyden crystal

(4) Creola body

8 진단

여기서 잠깐 !!

- 천식의 진단은 간단히, 증상이 없을 때는(spirometer에서 FEV_1 >80%) methacholine 등을 투여해서 기도폐쇄가 일어나는지 보는 기관지 과민성을 확인하면 되고, 증상이 있을 때는(spirometer에서 FEV_1 <80%) methacholine 등을 주면 위험하므로 기관지 확장제 혹은 스테로이드를 투여하고 기도폐쇄가 호전되는 가역성을 증명하면 됩니다.

- **증상이 없을 때(FEV_1이 정상) : 기도의 과민성 증명 → 유발 검사**
  - Methacholine 투여 후 PC_{20} 농도로 판정 : <8mg/mL
  - **PC_{20}** : FEV_1이 20% 이상 감소하는 흡입제 양(Methacholine)
- **증상이 있을 때(FEV_1이 감소) : 기도의 가역성 증명 → 회복 확인**
  - β_2-agonist를 두 번 흡입하거나 경구 스테로이드를 2~4주 복용 후
    : **FEV_1 12% 이상 "and" 200mL 이상 증가**
- **일중 PEFR(Peak expiratory flow rate)의 변화** : 20% 이상시 천식 의심
- 진단된 후 병의 경과와 치료의 효과 판정 : **가정에서 PEFR, 병원에서는 FEV_1**

1) 원인항원

(1) **Skin test** : 원인 알레르겐 규명에 높은 민감도(임상증상과 비례하지 않음)

(2) Serum IgE 상승 : 비특이적 검사

① **PRIST** : total IgE

② **RAST** : specific IgE

2) 기타

(1) 증상 설문지 조사

(2) Sputum, blood eosinophilia

(3) **PFT**

① 기본적으로 FEV_1, FEV_1/FVC, PEF 감소(전형적인 폐쇄성 폐질환 양상)

② 급성 악화시

- 기도 저항 증가 → FEV_1↓↓, PEFR ↓↓(FVC↓ or normal)
- Hyperinflation → RV↑, TLC↑(VC는 ↓)
- DLco : 주로 ↑
- Hypoxemia-V/Q mismatch

③ 회복기 : 기관지 저항 정상화 → RV 감소, FEV_1 증가

(4) **ABGA** : 다소 심한 환자에서만 시행

① 초기에는 과호흡으로 인해 $PaCO_2$ ↓

② 정상 또는 증가하는 $PaCO_2$는 심한 기도폐쇄를 의미(심각!)

(5) CXR : 과팽창 소견(hyperinflation)

(6) EKG : 우심실 비대, 폐 고혈압 소견

3) 감별진단

(1) Localized wheezing : foreign body aspiration, neoplasm, bronchial stenosis → flow-volume curve 및 bronchoscopy 시행

(2) Stridor localized to large airway : upper airway obstruction

(3) Persistent wheezing : endobronchial obstruction with foreign body

(4) Wheezing with basilar crackle : LV failure

9 치료 종류

- **유발 인자 제거** : 가장 중요
- 약물 치료

표 15-3 Asthma medications

Controller	Reliever
Inhaled glucocorticoid Leukotriene modifiers LABA Theophylline Cromones Systemic glucocorticoid Anti-IgE	SABA Systemic glucocorticoid Anticholinergics Theophylline short acting oral β_2-agonist

LABA : long-acting β_2-agonist; SABA : short-acting β_2-agonist

- 증상완화제 : SABA(Short Acting inhaled/oral β_2-agonist), anti-cholinergics, theophylline, systemic steroid
- 질병조절제 : ICS(Inhaled Corticosteroid), systemic steroid, LABA(Long acting inhaled/oral β_2-agonist), theophylline, leukotriene modifier, cromones, anti-IgE, 면역 치료

- Theophylline, systemic steroid : 증상완화제이면서 질병조절제
- 증상완화제는 천식의 병태생리인 만성 염증 조절에는 관여하지 않음

1) 증상완화제(bronchodilator)

(1) β_2-agonists

① 작용기전 : β-adrenergic receptor 자극

② 효과

- 기도 평활근 이완
- Mast cell mediator 분비 억제
- 기도 부종 및 삼출물 분비 억제
- Mucociliary clearance 촉진
- 기침 감소
- 만성 염증 조절과는 무관함

③ 사용 방법 : 흡입(경구 투여는 부작용이 많아 권장되지 않음)

④ 종류

- **SABA**(Short Acting β_2-agonists) : **albuterol, terbutaline**
- **LABA**(Long Acting β_2-agonists) : **salmeterol, formoterol**

⑤ SABA

- **급성 발작 시**와 운동 유발성 천식에서 예방 목적으로 투여
- 효과가 3~6시간 지속. 필요시마다 사용(prn)
- 분무(nebulizer) 혹은 정량흡입기(metered dose inhaler)

⑥ LABA

- **유지치료**에 사용(급성발작에는 사용하지 않음)
- **반드시 흡입용 스테로이드(ICS)와 병용**(LABA 단독투여는 염증조절 효과가 없으므로)
- 작용시간 12시간, 하루 2회 투여

⑦ 부작용 : tremor, palpitation, hypokalemia(흡입제로는 드물게 나타나고, 노인에서 더 잘 나타남)

(2) Anti-cholinergics

① 작용기전 : muscarnic receptor antagonist

② 효과

- cholinergic nerve에 의한 기도 수축 및 mucus 분비를 억제
- β_2-agonists보다 기관지 확장효과가 떨어지고 작용발현시간이 느림
  → 심한 발작시 2차적으로 사용
- 심장질환 동반시 유용(β_2-agonist, methylxanthines 사용이 위험)

③ 종류 : **ipratropium, tiotropium**

④ 부작용 : dry mouth, urinary retention, glaucoma(흡입 시 드묾)

(3) **Theophyllines**

① 작용기전

- PDE 억제, cAMP 증가 → 기관지 확장 효과
- Histone deacetylase-2 활성화 → 항염증 효과

② 예전에는 많이 사용되었으나, 부작용이 흔하고 β_2-agonists보다 기관지 확장 효과가 떨어져서, 현재는 2차적으로 사용

③ 종류 : 경구용 theophylline, 정맥주사용 aminophylline

④ 적정농도 유지 : 5～10μg/mL(환자마다 개인차가 많으므로, 혈중농도를 측정해서, 약용량을 결정해야 함)

⑤ 부작용 : 10μg/mL 이하에서는 거의 나타나지 않음

- >15μg/mL : 구역, 구토, 두통, 이뇨, 심계항진
- >30μg/mL : 부정맥, 발작

⑥ Methylxanthine의 대사에 영향을 미치는 약물

표 15-4 Methylxanthine의 대사에 영향을 미치는 약물

청소율 감소 ⇒ 약물 농도 감소시켜야 함	청소율 증가 ⇒ 약물 농도 증가시켜야 함
• Enzyme inhibition(cimetidine, erythromycin, ciprofloxacin, allopurinol, zileuton, zafirlukast) • Congestive heart failure • Liver disease • Pneumonia • Viral infection and vaccination • High carbohydrate diet • Old age	• Enzyme induction(rifampicin, phenobarbital, ethanol) • Smoking(tobacco, marijuana) • High protein, low carbohydrate diet • Barbecued meat • Childhood

(4) **Systemic glucocorticoids**

① Oral/Intrevenous form → 급성치료, inhaled form → 유지치료

② 용량 : 5～10일 동안, prednisone 30～45mg/day(tapering dose 필요 없음)

③ 경구 스테로이드가 유지치료로 필요한 경우

- 천식환자의 약 1% 밖에 되지 않으므로, 무분별한 경구스테로이드 사용을 줄임
- 투여시에는 골밀도 검사 필요

④ 부작용 : 쿠싱 증후군 양상(truncal obesity, bruising, osteoporosis, diabetes, hypertension, gastric ulcer, proximal myopathy, depression, cataract)

2) 질병조절제(long-term controller)

(1) **ICS(Inhaled Corticosteroids)**

① 천식 치료에서 가장 중요하고 효과적인 항염증제

② 작용기전 : 염증 세포 억제(eosinophil, T lymphocyte, mast cell 등)

→ 기도 과민성 감소

③ 투여방법 : 1일 2회 투여(경증 시에는 1일 1회 투여)

④ 효과

- **천식 치료의 1차 약제**(first-line therapy)
- 증상 개선 및 폐기능 호전. 급성발작 예방
- 운동 전에 투여해서 운동 유발성 천식 예방
- 염증을 억제하여 airway remodeling의 진행을 방지

⑤ 종류 : budesonide, beclomethasone, fluticasone, triamcinolone 등

⑥ 부작용

- **Oral thrush(candidasis)** → Nystatin액 구강 세척, **spacer**를 사용하면 예방할 수 있음
- Hoarseness(dysphonia)
- 전신 부작용 : 드물다.

(2) **Leukotriene modifiers**

① 작용기전 : leukotriene receptor block → 염증 매개 물질 합성 억제

② 효과

- 기도 염증 억제(ICS보다는 효과적이지 않음)
- 운동 유발성 천식, 아스피린 유발성 천식에 예방 효과

③ 투여 방법 : 1일 1~2회 투여

④ 종류 : zileuton(5-lipoxygenase inhibitor), montelukast, zafirlukast

⑤ 모든 천식환자에서 효과가 있는 것은 아니므로, 1개월 후 효과 없을 때, 투여 중단

(3) **Cromones**

① 작용기전 : mast cell degranulation과 감각 신경의 활성화를 억제

② 기관지 확장 작용은 없고, 유발인자가 밝혀진 천식(운동 유발성 천식, 직업성 천식 등)에서 예방 목적으로 투여

③ 종류 : cromolyn sodium, nedocromil sodium

④ 투여방법 : 1일 4회, 흡입(지속 시간이 짧아서 유지 요법으로는 부적절)

⑤ 부작용이 거의 없어, **소아 천식이나 경증 천식**에 사용

(4) Anti-IgE

① 작용기전 : 혈액 속 순환하는 IgE와 결합하여 억제하는 항체

② 종류 : omalizumab

③ 효과 : 급성 악화 예방

④ 투여방법 : 2~4주마다 피하주사

⑤ 단점 : 고가, 제한된 환자에게만 투여가능

10 치료실제

1) 단계별 치료(GINA 2011)

(1) GINA 2006을 기점으로 천식의 치료는 병의 중증도(severity)에 따른 치료에서 증상의 조절 여부(control)에 따른 치료로 변경됨

(2) 5단계로 나뉘어져 있고, 이에 따른 치료제가 결정됨〈그림 15-5〉

① 모든 단계에서 완화제(reliever) 사용 및 생활 습관 교정

② step 2부터 조절제(controller) 사용

여기서 잠깐 !!

• 이전에는 각 severity에 해당하는 증상들이 있는 지 살펴보고, 이에 따라 쓰는 치료제가 결정하였습니다. 예전 KMLE 기출 문제나 자료들을 보면 이러한 증상들을 알아두는 것이 중요하였습니다. 하지만, 이제 치료 기준이 바뀌었으므로, 어떻게 조절 여부를 판단하는 지를 알아두세요.

표 15-5 천식의 증상 조절 여부를 평가하는 항목

Characteristic	Controlled (all of the following)	Partially controlled (any measure present in any week)	Uncontrolled
Daytime symptoms	None(≤2/week)	>2/week	Three or more features of partly controlled asthma present in any week
Limitations of activities	None	Any	
Nocturnal symptoms/ awakening	None	Any	
Need for reliever/rescue treatment	None(≤2/week)	>2/week	
Lung function(PEF or FEV_1)[2]	Normal	<80% predicted or personal best(if known)	

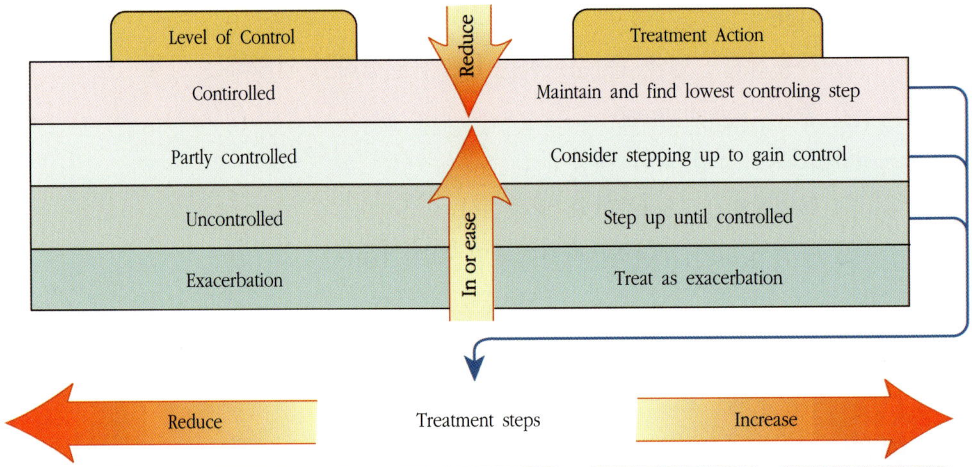

	Step 1	Step 2	Step 3	Step 4	Step 5
Asthma education environmental control					
As needed rapid-acting β_2-agonist	As needed rapid-acting β_2-agonist				
Controller options		Select one	Select one	Add one or more	Add one or both
		Low-dose inhaled ICS	Low-dose ICS plus long-acting β_2-agonist	Medium-or high-dose ICS plus long-acting β_2-agonist	oral glucocorticosteroid (lowest dose)
		A leukotriene modifier ü	Medium-or high-dose ICS	Leukotriene modifier	Anti-IgE treatment
			Low-dose ICS plus leukotriene modifier	Sustained release theophylline	
			Low-dose ICS plus sustained release theophylline		

그림 15-5 천식 환자의 stepwise therapy

(3) 1～3개월 마다 내원하여 증상을 controlled/partly controlled/uncontrolled로 구분하며, 이에 따라 단계를 조절함〈표 15-5〉

① Uncontrolled : **단계를 높임**

② Partly controlled : 단계를 높이는 것을 고려(환자 만족도, 비용, 안정성을 종합적으로 고려하여 결정)

③ Controlled : 최소 3개월간 controlled 상태가 유지된다면 **단계를 낮춤**

→ 이 과정을 통해 **control을 유지할 수 있는 최소한의 medication**을 찾아감

(4) 처음 치료를 시작하는 환자는 **step 2**에서 시작(단, 증상이 매우 심할 경우 step 3로 시작)

여기서 잠깐 !!

예시문제

30세 남자환자, 천식으로 베타항진제를 간헐적으로 투여 받던 중, 주간증상이 주 2회, 야간증상이 주 1회 있어 내원하였다. 다음 치료로 적당한 것은?

① Theophylline ② ICS ③ Cromolyn sodium ④ Oral steroid ⑤ LABA

해설 : step 1 치료를 받는 환자에서 partially controlled 상태로 step 2로 step-up시키면 됩니다.

답 : ② ICS

11 천식의 급성 악화

1) 임상양상과 검사소견

(1) 증상, 이학적 소견

① **SABA로 증상이 호전되지 않음** : chest tightness, wheezing, dyspnea

② **Breathless**, cyanosis : 한 문장을 완성하지 못할 정도로 호흡이 짧아짐

③ **Hyperinflation, tachycardia, tachypnea**

④ Pulsus paradoxus : 유용한 소견은 아님

(2) ABGA

① PaO_2, $PaCO_2$ 감소

② **$PaCO_2$ 정상/증가** → **호흡부전**을 시사하므로 중증 상황을 시사!

(3) Spirometry

① FEV_1, PEF 감소

2) 치료

(1) 즉시 치료를 받아야 하는 경우

① 급성악화가 중증일 때(위의 표에서 severe에 해당하는 항목들)

② 초기 기관지확장제에 즉시 반응하지 않을 때

③ 경구 스테로이드 복용 후 2~6시간 내에 호전되지 않을 때

④ 더 악화되는 경우

(2) **초기치료**

① **inhaled rapid-acting β_2-agonist** : 첫 한 시간에 20분 간격으로 세 번 흡입

＊ Mild 한 acute attack 에서도 사용한다는 것을 기억하세요! 헷갈리기 쉽습니다.

② oral glucocorticosteroid : moderate~severe attack의 초기치료로

③ O_2(목표 : SaO_2 >90%, 소아는 >95%)

④ β_2-agonist + anticholinergic combination

⑤ methylxanthine

- 고용량 흡입 β_2-agonist의 추가치료로는 추천되지 않음
- 흡입 β_2-agonist를 쓸 수 없을 때 사용할 수 있음

(3) 추천되지 않는 치료

① 안정제

② **점액용해제** : 기침을 악화시킴

③ 흉부물리치료 : 환자의 불편감 증가

④ **많은 양의 수액공급**

⑤ 항생제(감염이 있을 경우에만 사용)

⑥ **epinephrine/adrenaline**

꼭 알아둡시다!!

Systemic glucocorticoid(oral or IV)의 적응증

- β_2-agonist에 immediate response를 보이지 않을 때
- Oral steroid를 복용하고 있던 환자
- Severe attack(PEFR <60%, chest retraction, 안정 시에도 증상 등)
- 이전의 급성악화에서도 systemic glucocorticoid가 필요했던 경우

12 임신과 천식

1) 임신이 천식에 미치는 영향

(1) 1/3 : 증상 악화

(2) 1/3 : 변화 없음

(3) 1/3 : 증상 호전

2) 천식약과 안전성

(1) 태아의 저산소증을 예방하는 것이 가장 중요

(2) 대부분의 천식 약물은 태아에 안전하게 사용할 수 있으므로 치료 권장

(3) 태아에게 안전한 약물 : SABA, ICS, theophylline

(4) 안전성 확립이 되지 않은 약물 : LABA, anti-leukotriene, anti-IgE

(5) 스테로이드 : prednisone > prednisolone(∵태아 간에서 active form으로 변하지 않음)

3) 수유

천식약의 금기사항이 아님

16 Chapter

폐침윤

Pulmonary infiltration

면역기전이 연관된 폐렴은 두 가지로 나눌 수 있습니다. 호산구증가증 동반되지 않으면, 과민성 폐렴(Hypersensitivity Pneumonitis, HP)이라 하고, 아니면 호산구증가증을 동반한 폐침윤을 호산구성 폐렴(eosinophilic pneumonia)이라고 합니다.

과민성 폐렴(Hypersensitivity Pneumonitis, HP)

1 개요

1) 정의
   과민성 있는 사람이 항원을 포함한 미세한 유기분진에 반복적으로 노출되어, 면역반응으로 인한 폐실질의 염증(폐포염, alveolitis)이 유발되는 간질성 폐질환
2) 동의어 : extrinsic allergic alveolitis
3) 침범 부위 : alveolar wall, terminal airway

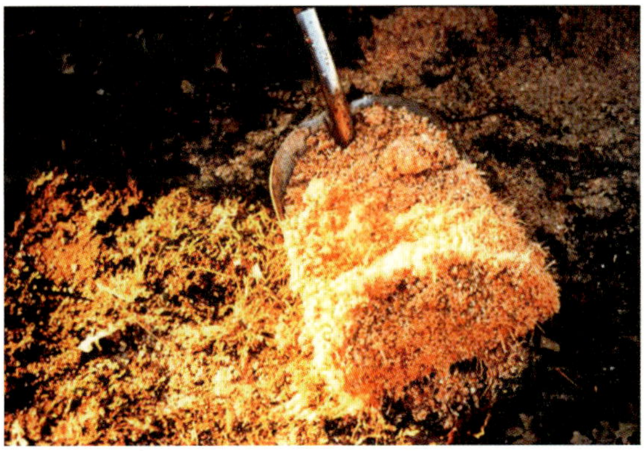

그림 16-1 Hay

2 원인

1) 원인 항원의 특징

(1) 대개 직업적인 노출과 관련

(2) 관련 직업 : 농부, 버섯재배자, 조류애호가 등

(3) Source : 건초, 목초, 곡류 등의 진균, 원충, 분비물, 화학물질 등

(4) 여름철에 발생 증가(온도, 습도 증가)

2) 원인 항원의 종류

(1) **Farmer's lung**(m/c) : **thermophilic actinomycetes or Aspergillus species**

(2) Bird fancier's lung : feather and dropping protein

(3) Chemical worker's lung : diphenylmethane diisocyanate, toluene diisocyanate

3 병태생리

1) 면역기전

type Ⅲ + type Ⅳ hypersensitivity : immune complex-mediated reaction과 cell-mediated hypersensitivity가 관여함

2) Type Ⅲ hypersensitivity(immune complex 관여)

(1) 원인 allergen의 반복적인 흡입 → 침강 항체 형성(주로 IgG Ab)

(2) 항원-항체 복합체가 쌓여서 보체 시스템(complement system)을 활성화

(3) 중성구(Neutrophil)와 같은 염증세포들이 폐로 몰려와 염증 유발

3) Type Ⅳ hypersensitivity(cell mediated immunity 관여)

(1) 항원 노출 T_H1-관련 면역 반응으로 여러 가지 cytokine들 분비

(2) 궁극적으로 granuloma 형성

4 임상증상

1) 급성 형태(Acute form)

(1) 원인 항원 노출 후 4~8시간 내에 발생

(2) 증상 : 기침, 발열, 오한, 호흡 곤란(dyspnea)

(3) 더 이상의 노출이 없으면, 대개 며칠 이내로 회복

2) 아급성 형태(Subacute form)

(1) 수주에 걸쳐 점차적으로 나타남

(2) 증상 : 기침, 호흡곤란, 창백, 체중감소(입원을 요할 정도의 증상도 가능)

(3) 급성 반응 후 항원 노출이 지속될 경우 발생

3) 만성 형태

(1) 비가역적인 폐손상을 동반하는 폐 섬유화(pulmonary fibrosis)로 진행

(2) 점차 진행하여, 산소치료에 의존하고, 호흡부전으로 사망 가능

(3) 이학적 소견 : 곤봉지(clubbing)

5 진단

1) 비특이적 염증반응

(1) ESR, CRP, rheumatoid factor, immunoglobulin 상승

(2) Neutrophilia, lymphopenia

(3) **Eosinophilia : 없음!(호산구성 폐렴과 감별점)**

2) 혈청 침강 항체(Serum precipitins)

(1) 특정 allergen에 대한 특정 침강 항체(precipitating antibody) 검출 : 대개 IgG

(2) 항원에 대한 노출력이 있고, ILD가 의심될 때 반드시 시행

(3) 과거 노출된 정상인에서도 나올 수 있기 때문에, 진단에 필수적이지 않음

3) 흉부 X-ray

• 비특이적 소견

(1) 급성/아급성 : ill-defined micronodular opacities, hazy ground-glass airspace opacities

(2) 만성 : diffuse reticulonodular density, honeycombing(IPF와 비슷해짐)

4) HRCT

(1) 급성인 경우에는 증상이 일시적이라 HRCT를 시행하지 않음

(2) 아급성 : GGO(Ground Grass Opacity), centrilobular nodule

(3) 만성 : reticular change, traction bronchiectasis, subpleural honeycombing

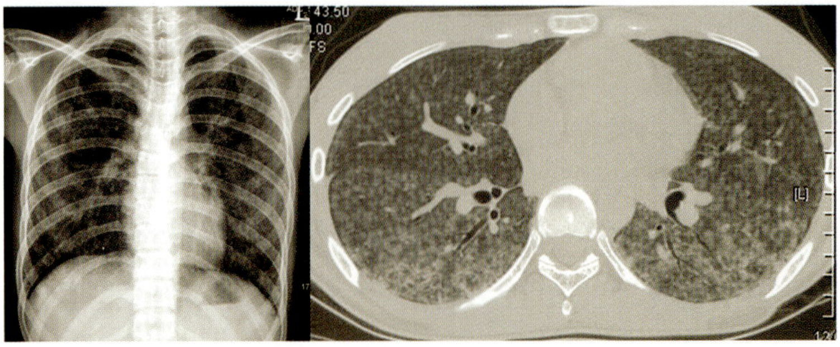

그림 16-2 과민성 폐렴(X-ray & CT)

5) 폐기능 검사

(1) 제한적 폐기능 장애 : 폐용적 감소, DLco 감소

(2) 폐쇄성 폐기능 장애 : 급성기에 기관지 과민성 및 수축 발생

6) 기관지 세척액 소견(BAL)

(1) Lymphocytic alveolitis : 림프구 증가(granuloma 형성 질환의 특징) 대체적으로 $CD8^+$ 림프구 증가(CD4/CD8 ratio < 1)

(2) 흡연자는 lymphocyte 비율이 낮으므로 threshold를 낮게 설정

(3) 특이적인 finding은 아니라 진단에 도움이 되지는 않음

7) 조직검사

(1) 비특이적 : 원인 항원에 따른 차이 없음

(2) 특징적 소견

- Alveolar space와 interstitium 내 세포 침윤 : lymphocytic predominance
- **Noncaseating granuloma : small airway에 인접한 부분, 경계는 불분명**
- **Bronchiolitis with organizing exudate, Fibrosis**

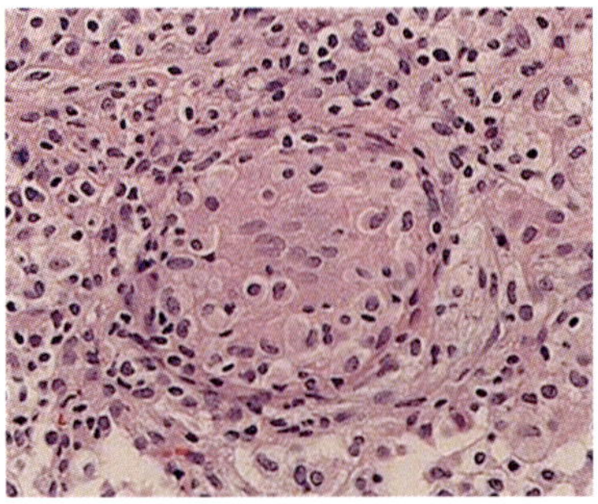

그림 16-3 과민성 폐렴의 조직소견

8) HP를 의심할 수 있는 소견

(1) 원인 항원에 노출력 : 직업력 또는 집에서의 노출 여부 확인
(2) 혈청 침강 항체(+)
(3) 반복되는 호흡기 증상
(4) Inspiratory crackle
(5) 노출 후 4~8시간 이후 증상 발현
(6) 체중감소

6 치료

1) **항원 회피** : 원인 항원을 규명하고 노출을 피하는 것이 주된 치료
2) **Glucocorticoid**
   (1) 급성 형태 : 대개 스테로이드 치료없이 회복
   (2) 아급성 형태 : prednisone 0.5~1mg/kg, 1~2주 투여 후 감량
   (3) 만성 형태 : 비슷한 용량으로 사용 가능하나 섬유화가 비가역적일 수 있다.
   (4) 증상 회복에는 도움이 되지만 long-term outcome은 변화 없음
3) 면역 치료 : 효과 없음(∵ IgE 관련 없음)

호산구증가증을 동반한 폐침윤(pulmonary infiltration with eosinophilia)

1 공통 특징

1) **Eosinophilc pulmonary infiltrates** : BAL에서 eosinophil 증가
2) **Peripheral blood eosinophilia** : HP와 감별점

2 분류

표 16-1 Pulmonary infiltrates with eosinophilia

Primary pulmonary eosinophilic disorders	Pulmonary disorders of known cause associated with eosinophilia
Acute eosinophilic pneumonia	Asthma and eosinophilic bronchitis
Chronic eosinophilic pneumonia	Allergic bronchopulmonary aspergillosis
Eosinophilic granulomatosis with polyangiitis (Churg-Strauss syndrome)	Bronchocentric granulomatosis
	Drug/toxin reaction
Hypereosinophilic syndrome	Infection(parasitic/helminthic, nonparasitic)

3 ABPA(Allergic Bronchopulmonary Aspergillosis)

1) 특징

(1) 2차 기관으로 전원된 만성 기관지 천식 환자의 ~2.5% 차지

(2) 20~40대 외인성 천식(extrinsic asthma) 환자가 eosinophilic pneumonia를 보일 경우 반드시 의심

(3) *Aspergillus fumigatus*가 대부분 원인이지만, 다른 *Fungi*도 가능

2) 진단

(1) Major 3개 이상 또는 major 2개+minor 1개

(2) Central bronchiectasis는 대부분의 환자가 가지고 있음

(3) Total IgE : 대부분 1000ng/mL 이상

(4) *A. fumigatus* 침강 항체 : 90% 이상에서 양성

표 16-2 Diagnostic features of allergic bronchopulmonary aspergillosis

Main diagnostic criteria	Other diagnostic features
Bronchial asthma Pulmonary infiltrates Peripheral eosinophilia(>1000uL) Immediate wheal-and-flare response to *A. fumigatus* Serum precipitins to *A. fumigatus* Elevated serum IgE Central bronchiectasis	History of brownish plugs in sputum Culture of *A. fumigatus* from sputum Elevated IgE(and IgG) class antibodies specific for *A. fumigatus*

3) 병태생리

(1) **Fungal antigen에 대한 allergic reaction**(invasive aspergillosis가 아님)

(2) Ig-E mediated reaction : 천식 발생

(3) 면역 복합체 침착 : 근위부 기관지에 bronchiectasis 일으킨다.

4) 방사선 소견

(1) 흉부 X-ray : 반복되는 침윤, central bronchiectasis

(2) **HRCT(진단에 sensitive) : central bronchiectasis**

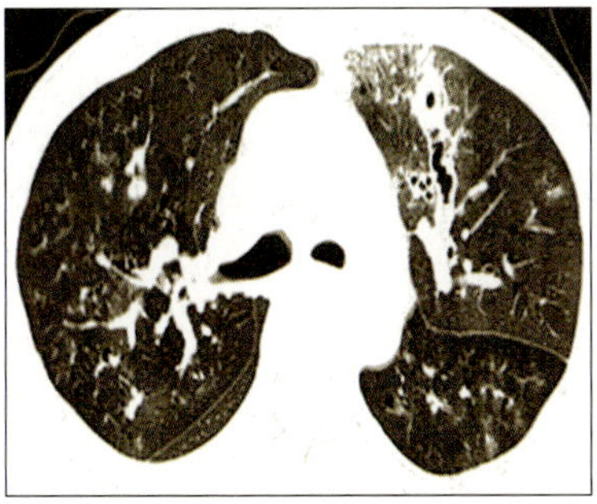

그림 16-4 ABPA

5) 치료

(1) **Systemic steroid + Itraconazole**

(2) IgE monoclonal antibody : severe ABPA

4 Loeffler's syndrome

1) 원인 불명의 급성 호산구성 폐렴의 한 종류

2) 저절로 호전되는 migrating infiltration 소견과 경미한 증상이 특징

5 급성 호산구성 폐렴(Acute Eosinophilic Pneumonia, AEP)

1) 정의

• 합의된 진단 기준은 없지만 다음의 특징으로 진단

(1) 급성으로 열이 나면서 호흡기 증상이 시작(1개월 미만, 특히 1주일 이하)

(2) 흉부 방사선에서 양측에 미만성 침윤 병변

(3) 실내 공기에서 $PaO_2 \leq 60mmHg$, 혹은 $PaO_2/FiO_2 \leq 300mmHg$, 혹은 $SaO_2 < 90\%$

(4) BAL에서 호산구가 25% 이상(혹은 폐 생검에서 호산구성 폐렴)

(5) 감염, 약제 등 급성 호산구성 폐렴을 일으킬만한 원인이 없음(최근 담배를 피기 시작했거나, 분진 흡입력이 있기도 한다.)

(6) 스테로이드 치료에 빠르게 반응하고 중단 후 재발하지 않음

2) 임상 특징

(1) 기존 호흡기 질환이 없는 사람에서 급성 발열 및 호흡기 증상을 보임

(2) 저절로 혹은 스테로이드 치료에 극적인 반응을 보이며, 재발하지 않는 특징

(3) 천식의 과거력이 없는 20~40세 남성에서 호발

(4) 최근 흡연을 시작했거나 분진 등과 같은 환경자극에 노출된 기왕력

3) 진단

(1) BAL : eosinophilia(>25%)

peripheral eosinophilia는 초반에 관찰되지 않고, 병이 진행하면서 관찰

(2) 흉부 X-ray : ground grass opacity(GGO), reticular pattern

4) 치료

Glucocorticoid

6 만성 호산구성 폐렴(Chronic Eosinophilic Pneumonia, CEP)

1) 정의와 진단기준

• 보통 다음의 네 가지 특징으로 정의됨

(1) 보통 2주 이상 지속되는 호흡기 증상

(2) 폐포 및 혈중 호산구증가증(폐포 호산구증가증>25% 특히, >40%; 혈중 호산구증가증>1,000/mm^3, 특히 1,500/mm^3)

(3) 흉부 방사선 : 보통 말초 부위에서 폐 침윤

(4) 호산구성 폐 질환을 일으킬 수 있는 다른 원인을 배제

2) 임상 특징

(1) 천식이 있는(약 50%) 비흡연 40대 여성에서 호발

(2) 스테로이드 치료에 극적으로 반응함

3) 진단

(1) Peripheral eosinophilia, BAL-eosinophil 증가

(2) 흉부 X-ray : migratory bilateral peripheral or pleural-based opacities

4) 치료

Glucocorticoid : 치료에 잘 반응하나, 재발이 잦음(50% 이상)

7 Churg-Strauss syndrome(Eosinophilic granulomatosis with polyangiitis, EGPA)

→ 류마티스 참조

8 Hypereosinophilic syndrome(HES)

1) 정의

(1) 6개월 이상 지속

(2) 말초혈액에서 eosinophil >1,500mL

(3) 기생충, 알레르기 질환 등이 없음

(4) 타 장기 침범의 증거가 있음(무증상이면 제외)

2) 임상양상

(1) 20~50대 남성에 흔함

(2) 말초혈액 및 골수에 호산구증가증, 조직에 호산구 침윤

(3) 전신 증상 : 야간발한, 식욕감소, 체중감소, 소양증, 발열

(4) 침습 장기

① Heart(myocarditis, endomyocardial fibrosis, restrictive CMP)

② Lung, liver, kidney, GI tract, skin, joint

3) 치료

(1) **Glucocorticoid**

(2) Hydroxyurea, cyclosporine, interferon

(3) tyrosine kinase inhibitor(imatinib) : myeloproliferative variant에서 효과적

9 Drug induced eosinophilic pneumonia

1) 원인 약제

Nitrofurantoin, sulfonamide, penicillin, chlopropamide, thiazide, TCA, hydralazine, gold, isoniazid, indomethacin, TNF monoclonal antibody

2) 임상 특징

(1) 증상 : 마른기침, 발열, 오한, 호흡곤란

(2) X-ray : eosinoophilic pleural effusion, diffuse or patchy pulmonary infiltration

3) 치료

원인 약물의 중단, 스테로이드 치료 고려

PACIFIC
INTERNAL MEDICINE

17 Chapter 간질성 폐질환

Interstitial lung disease

간질성 폐질환

1 개요

1) 정의

(1) 폐실질(parenchyme)을 침범하는 질환군

(2) 대부분 점진적인 폐강직을 일으키며, 저산소증 및 제한성 폐기능 이상을 유발

2) 침범 부위(폐실질)

Alveoli, alveolar epithelium, capillary endothelium, perivascular & lymphatic tissue

3) 공통 특징

(1) 진행하는 운동시 호흡곤란(exertional dyspnea)

(2) 지속적인 마른 기침(non-productive cough)

2 원인 및 분류

여기서 잠깐 !!

- 매우 다양한 질병군이 ILD에 포함되며, 이를 분류하는 것이 매우 어려우나, 크게
  - 만성 염증으로 폐 섬유화를 일으켜서, 심한 폐기능 손상을 일으키는 질병군과
  - 육아종을 형성되고, 섬유화도 진행하나 심한 폐기능 손상은 없는 질병군으로 나누어진다.

1) Lung response : 염증+섬유화(inflammation & fibrosis)

표 17-1 Alveolitis, interstitial inflammation, and fibrosis

Known cause	• Asbestos • Fumes, gases • Drugs(antibiotics, amiodarone, gold) and chemotherapy drugs • Radiation • Aspiration pneumonia • Residual of adult respiratory distress syndrome • Smoking-related – Desquamative interstitial pneumonia – Respiratory bronchiolitis-associated interstitial lung disease – Pulmonary Langerhans cell granulomatosis
Unknown cause	• Idiopathic interstital pneumonias – Idiopathic pulmonary fibrosis(usual interstitial pneumonia) – Acute interstitial pneumonia(diffuse alveolar damage) – Cryptogenic organizing pneumonia(bronchiolitis obliterans with organizing pneumonia) – Nonspecific interstitial pneumonia – Idiopathic lymphocytic interstitial pneumonia • Connective tissue diseases – Systemic lupus erythematosus, rheumatoid arthritis, ankylosing spondylitis, systemic sclerosis, Sjögren's syndrome, polymyositis-dermatomyositis • Pulmonary hemorrhage syndromes – Goodpasture's syndrome, idiopathic pulmonary hemosiderosis, isolated pulmonary capillaritis • Pulmonary alveolar proteinosis • Lymphocytic infiltrative disorders(lymphocytic interstitial pneumonitis associated with connective tissue disease) • Eosinophilic pneumonias • Lymphangioleiomyomatosis • Amyloidosis • Inherited diseases – Tuberous sclerosis, neurofibromatosis, Niemann-Pick disease, Gaucher disease, Hermansky-Pudlak syndrome • Gastrointestinal or liver diseases(Crohn's disease, primary biliary cirrhosis, chronic active hepatitis, ulcerative colitis) • Graft vs host disease(bone marrow transplantation; solid organ transplantation) • Rare and ill-defined entities – Idiopathic pleuroparenchymal fibroelastosis, Acute fibrinous and organizing pneumonia, Bronchiolocentric patterns of interstitial pnemonia

2) Lung response : 육아종 폐질환(granulomatous lung disease)

표 17-2 Granulomatous lung disease

Known cause	Hypersensitivity pneumonitis(organic dusts) Inorganic dusts; beryllium, silica
Unknown cause	Sarcoidosis Granulomatous vasculitides Granulomatosis with polyangiitis(Wegener) Eosinophilic granulomatosis with polyangiitis(Churg-Strauss) Bronchocentric granulomatosis Lymphomatoid granulomatosis

3) 빈도

(1) 특발성 간질성 폐렴(전체 45%) : 그 중 IPF가 55% 차지

(2) 직업성, 환경 관련 폐질환(26%)

(3) Sarcoidosis(10%)

(4) 결체 조직 질환(9%) : SLE, RA, AS 등

표 17-3 Estimated relative frequency of the interstitial lung diseases

Diagnosis	Relative frequency(%)
Idiopathic interstital pneumonias	40
Idiopathic pulmonary fibrosis	55
Nonspecific interstitial pneumonia	25
Respiratory bronchiolitis-ILD and desquamative interstitial pneumonia	15
Cryptogenic organizing pneumonia	3
Acute interstitial pneumonia	<1
Occupational and environmental	26
Sarcoidosis	10
Connective tissue diseases	9
Drug and radiation	1
Pulmonary hemorrhage syndromes	<1
Other	13

꼭 알아둡시다!!

용어 정리

- **ILD**(Interstitial Lung Disease)=DPLD(Diffuse Parenchymal lung disease) : 간질성 폐질환
- **IPF**(Idiopathic Pulmonary Fibrosis) : 특발성 폐섬유증
  - IPF를 ILD로 혼용해서 쓰는 경우가 많은데, 엄밀히 ILD라는 큰 category 안에 "Inflammatiom & Fibrosis"를 일으키며, "Unknown Cause" 중 Idiopathic Initerstial pneumonia(IIP)를 일으키는 대표적인 질환일 뿐이나, 가장 흔하고 예후가 가장 좋지 않다.
- **UIP**(Usual Interstitial Pneumonia)
  - 특발성 간질성 폐렴(Idiopathic Interstitial Pneumonia)의 분류로 병리학적 용어를 사용하는데, IPF는 임상적인 용어이며, 이의 병리학적 용어인 UIP는 같은 질환을 의미한다.

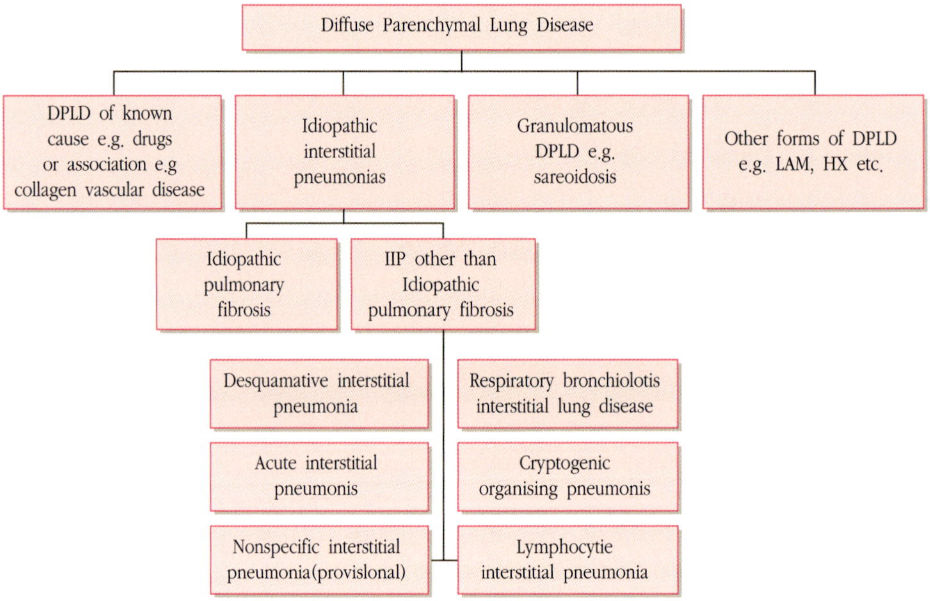

3 병태생리

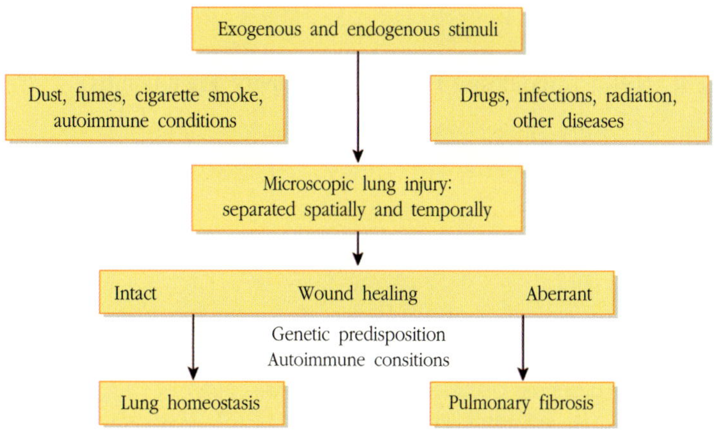

그림 17-1 ILD의 병태생리

1) 염증+폐 섬유화

(1) 여러 원인에 의한 상피세포 손상 후 염증 반응

(2) Alveolar macrophage : 염증 및 섬유화를 일으키는 여러 cytokine을 매개

(3) 손상부터 섬유화에 이르는 정확한 경로는 아직 미상

(4) 조직학적 종류 : UIP, RB, BOOP, DIP, DAD, LIP

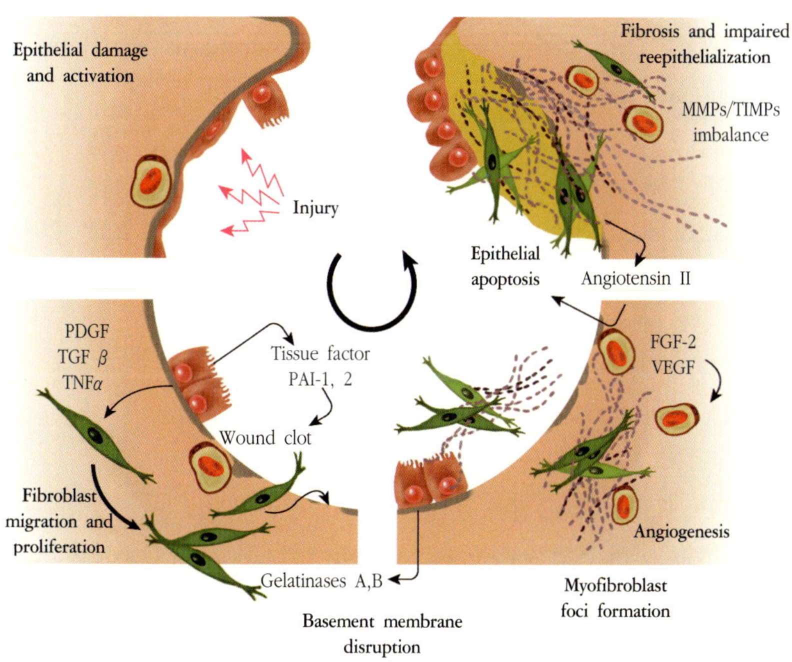

그림 17-2 ILD에서 섬유화 진행 과정

2) 육아종 폐질환(Granulomatous lung disease)

(1) T lymphocyte, macrophage, epitheloid cell이 폐실질에 축적되어 육아종 형성

(2) 폐섬유화로 진행 가능

(3) 대표적 질환 : sarcoidosis, HP(Hypersensitivity Pneumonitis)

4 임상적 특징

꼭 알아둡시다!!

ILD를 시사하는 소견

- Progressive exertional dyspnea, persistent non-productive cough
- Hemoptysis, wheezing, chest pain
- Interstitial opacity on X-ray

1) 병력

(1) 이환 기간에 따른 분류

① 급성(수일~수주) : allergy, acute idiopathic interstitial pneumonia, eosinophilic pneumonia, HP 등

② 아급성(수주~수개월) : sarcoidosis, drug-induced ILD, alveolar hemorrhage syndrome, COP

③ 만성(수개월~수년) : 대부분의 ILD, IPF, sarcoidosis, PLCH, pneumoconiosis

④ Episodic : eosinophilic pneumonia, HP, COP 등

(2) 나이

① IPF : 60세 이상

② Sarcoidosis, CTD와 동반된 ILD, LAM, PLCH, 유전성 ILD : 20~40세 사이

(3) 성별

① LAM, tuberous sclerosis : 거의 모두 폐경 전 여성

② CTD와 동반된 ILD : 여성에 호발

③ RA 동반 ILD, IPF, pneumoconiosis : 남성에 호발

(4) 흡연력

① IPF : 75%에서 흡연력 존재

② 대부분 현재 흡연자 혹은 과거 흡연자 : PLCH, DIP, Goodpasture's syndrome, respiratory bronchiolitis, alveolar proteinosis

③ 비흡연자에서 호발하는 폐질환 : HP, sarcoidosis, diffuse panbronchiolitis

(5) 직업 및 환경 영향 : HP

2) 증상 및 이학적 검사

(1) 호흡 곤란

① 가장 흔한 증상

② Sarcoidosis, silicosis, HP, lipoid pneumonia : 심한 X-ray에 비해 증상 적음

(2) Tachypnea & bibasilar end-inspiratory dry crackle : 가장 흔한 소견

(3) Late inspiratory bronchi : bronchiolitis에서 들림

(4) Clubbing, cyanosis : 말기가 될 때까지 드묾

(5) substernal discomfort : sarcoidosis

3) 검사실 소견

(1) ACE(Angiotensin Converting Enzyme) 상승 : sarcoidosis 환자

(2) LDH 상승, ESR 상승, RF/ANA/ANCA 양성 : 비특이적

(3) ANCA, anti-basement membrane antibody : vasculitis

(4) EKG : 정상이나 폐동맥압이 상승하면 RAD, RVH, RAE 등이 보임

4) 방사선 검사

(1) 흉부 X-ray의 특징

① 특징적 소견 : reticular, nodular, reticulonodular pattern

② 흔한 소견 : 초기에 GGO, 이후 bibasilar reticular pattern, 말기에는 Honey-combing

③ X-ray의 심한 정도와 질병의 중증도는 상관관계가 없음. 단, Honeycombing 소견은 예후가 불량함을 시사

④ 폐 상엽에 nodular pattern을 보이는 간질성 폐질환 : sarcoidosis, PLCH, chronic HP, silicosis, RA/AS에 동반된 ILD 등

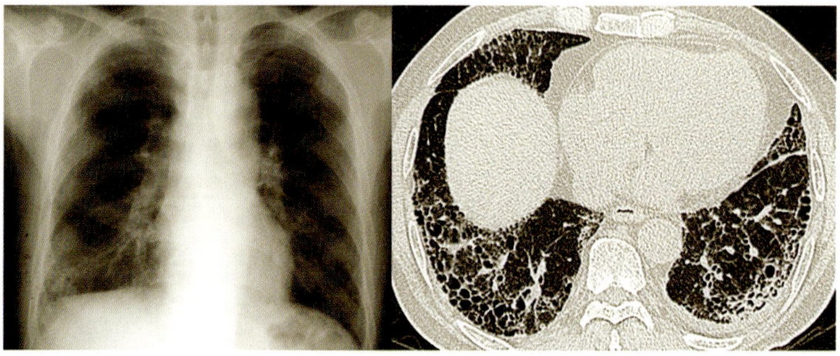

그림 17-3 ILD의 X-ray 및 CT 소견

(2) **HRCT**

① 조기진단이 가능

② 병변의 정도 및 범위 파악 가능

③ **Honeycombing 등 특징적 소견이 보일 경우 조직검사를 대체 가능**

5) IIP의 특징 정리

표 17-4 Clinical, radiologic, and histologic features, treatment, and prognosis of the idiopathic interstitial pneumonias

	Idiopathic pulmonary fibrosis	NSIP	DIP, RB-ILD
Duration	• Chronic(>12mo)	• Subacute to chronic(mo to yr)	• Subacute(wk to mo);
HIRCT	• Peripheral, subpleural, basal predominance • Reticular opacities • Architectural distortion • Traction bronchiectasis/ bronchiolectasis • Honeycombing	• Peripheral, subpleural, basal, symmetric • Ground-glass attenuation • Consolidation(uncommon) • Lower lobe volume loss • Subpleural sparing may be seen	• DIP: diffuse ground-glass opacity in the middle and lower lung zones • RB-ILD: bronchial wall thickening; centrilobular nodules; patchy ground-glass opacity
Treatment	• Poor response to cortico-steroid or cytotoxic agents	• Corticosteroid responsive-ness	• Smoking cessation, effec-tiveness of corticosteroid unknown
Prognosis	• S-yr mortality, 80%(median survival 2~3yr)	• Cellular NSIP: 5-yr mortality <10% (median survival >10yr) Fibrotic NSIP: 5-yr mortality 10%(median survival 6~8yr)	• RB-ILD: no deaths reported DIP: 5-yr mortality <5%
	Cryptogenic organizing Pneumonia	**Acute Interstital Pneumonia**	**Lymphocytic Interstitial Pneumonia**
Duration of illness	• Subacute(<3mo)	• Abrupt(1 to 2wk)	• Chronic(>12mo)
HRCT	• Subpleural or peribronchial • Patchy conslidation • Nodules	• Diffuse, bilateral • Ground-glass opacities often with lobular sparing	• Diffuse • Centrilobular nodules • Ground-glass attenuation • Septal and bronchovascular thickening • Thin-walled cysts
Treatment	• Corticosteroid responsive-ness	• Effectiveness of cortico-steroid unknown	• Corticosteroid responsive-ness
Prognosis	• 5-yr mortality <5% (deaths rare)	• 60% mortality in <6mo	• Limited data, not well de-fined

6) 폐기능 검사

(1) **Spirometry**

① 의의 : **예후를 예측**할 수 있음(특히 IPF, NSIP 등에서 중요)

② 전형적인 제한성 폐기능 장애(restrictive pattern)

- TLC↓, FRC↓, RV↓
- FEV_1↓, FVC↓, FEV_1/FVC는 정상 혹은 증가

③ 제한성 폐기능 장애를 보이는 경우도 있음 : sarcoidosis, HP, TS, LAM 등

(2) DLco 감소

① 의의 : ILD에서 흔하지만, 비특이적이며, 질병의 중증도와 무관

② DLco↓ 원인 : V/Q mismatch

(3) ABGA

① 정상이거나 저산소증(주로 V/Q mismatch 때문), 호흡성 알칼리증

② 말기로 가서야 CO_2 retension 발생

7) 기관지 폐포 세척액(Bronchoalveolar Lavage, BAL)

꼭 알아둡시다!!

정상 폐에서의 기관지 폐포 세척액 조성

- Alveolar macrophage : 80%
- Lymphocyte : 10%(70%는 T cell, CD4/CD8 ratio=1.5)
- 기타 : plasma cell 1~5%, PMN 1~3%, eosinophil 1%

표 17-5 질환별 특징적인 BAL의 소견

Lymphocyte 증가(lymphocytic alveolitis)	Eosinophil 증가	Neutrophil 증가
• CD4/CD8 ratio 증가 : sarcoidosis, Crohn's disease, RA berylliosis, asbestosis • CD4/CD8 ratio 감소 : hypersensitivity pneumonitis(HP), AIDS, BOOP, NSIP, drug-induced ILD, silicosis • CD4/CD8 ratio 정상 : TB, IPF, LAM	• 호산구성 폐렴 • 기관지 천식 • Chung-Strauss • 약물유발성 • ABPA	• IPF • ARDS • DPB • 흡인성 폐렴

(1) ILD의 **감별진단**에 유용

(2) 질병의 중증도, 치료 반응을 평가할 수 없음

8) 조직 검사

(1) 의의

① **ILD 진단에 가장 확실한 방법**(치료 전에 시행하도록 해야 함)

② **질병의 중증도 판정**

③ 모든 환자에게 시행하지는 않음(HRCT 및 임상 소견으로 진단 가능하기도 함)

(2) 방법

① 기관지 내시경을 이용한 TBLB(4~8개의 sample)

② 수술적 방법(VATS 혹은 open thoracotomy)

(3) 폐생검의 상대적 금기

① 심각한 심혈관 질환

② Honeycombing 등의 말기 폐질환 소견

→ 확인되어도 해줄 것이 없으므로

③ 주요 수술 위험인자

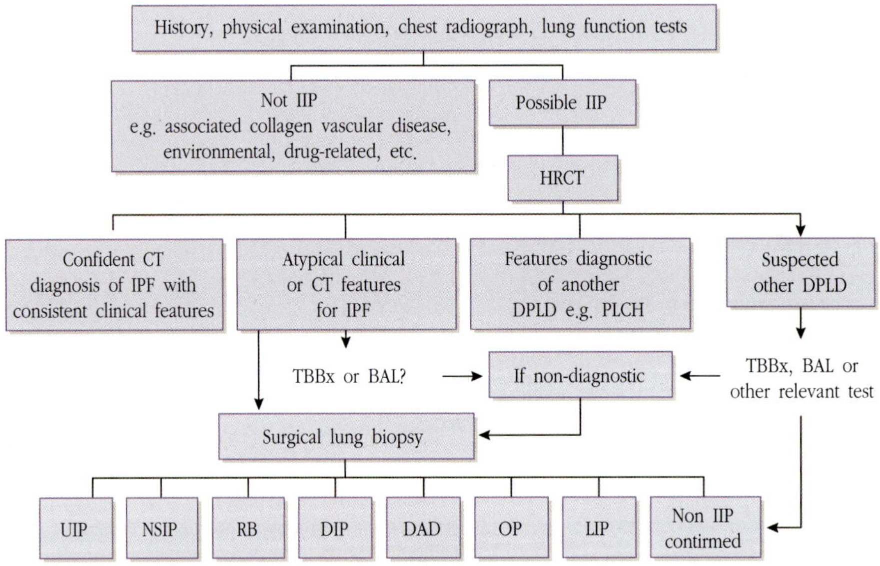

그림 17-4 Diagnostic Process

표 17-6 Histologic and clinical classification of iniopathic interstitial pneumonias

Histologic patterns	Clinical–Radiologic–Pathologic diagnosis
Usual interstitial pneumonia	Idiopathic pulmonary fibrosis/cryptogenic fibrosing alveolitis
Nonspecific interstitial pneumonia	Nonspecific interstitial pneumonia(provisional)
Organizing pneumonia	Cryptogenic organizing pneumonia
Diffuse alveolar damage	Acute interstitial pneumonia
Respiratory bronchiolitis	Respiratory bronchiolitis interstitial lung disease
Desquamative interstitial pneumonia	Desquamative interstitial pneumonia
Lymphoid interstitial pneumonia	Lymphoid interstitial pneumonia

여기서 **잠깐 !!**

- 최종 진단은 표 오른쪽의 Clinical-Radiologic-Pathologic(CRP) diagnosis로 합니다. 즉, 조직학적 소견뿐 아니라 방사선, 임상적 요소를 고려하여 최종 진단합니다.

5 치료

1) 치료 원칙 : 섬유화를 막지는 못함

(1) 원인 제거

(2) 급성 및 만성 염증의 조절

(3) 산소요법 : PaO_2 <55mmHg일 때 시행

2) 약물 치료

(1) 스테로이드(Glucocorticoid)

① 의의 : 염증을 조절하지만, 반응률이 낮고, 생존율 향상과 관련 없음

② 적응증

- Idiopathic interstitial pneumonia(IIP), eosinophilic pneumonia(EP), COP, CTD, sarcoidosis, HP, acute radiation pneumonitis, DAH, drug-induced ILD
- Acute & chronic organic dust disease

③ 방법 : prednisone 0.5~1mg/kg, 1일 1회 투여, 4~12주 지속 후 환자가 호전되면 prednisone 0.25~0.5mg/kg으로 감량하여 4~12주 동안 유지

④ 치료 실패 시 : prednisone 0.25mg/kg 투여하며 2차 약제 병합

(2) 2차 약제

① 종류 : cyclophosphamide, azathioprine, mycophenolate mofetil

② 치료 실패 시 : 폐이식 고려

6 간질성 폐질환 각론

1) 특발성 폐섬유증(Idiopathic Pulmonary Fibrosis, IPF)

(1) 특징

① idiopathic interstitial pneumonia의 **가장 흔한 형태**

② **예후 불량** : 다른 ILD와 감별이 중요

③ 발병 위험인자 : 흡연, 항우울제, GERD, 금속/나무 분진, 유기용매

(2) 임상양상

① 증상 : **서서히 진행하는 호흡곤란, 마른기침**

② 이학적 소견

- Inspiratory crackle
- Clubbing, RHF의 소견은 말기에 되어야 나타남

③ HRCT 전형적 소견

- **Patchy bibasilar, subpleural reticular opacity, traction bronchiectasis, honeycombing**
- **전형적인 방사선 소견, 폐기능 소견을 보이면 조직검사 생략 가능**
- 상엽 or 중엽 침범, nodular opacity, GGO, hilar or mediastinal LAP 등이 보이면, 다른 질환일 가능성 높음

④ BAL : neutrophil, eosinophil 증가

⑤ 폐기능 검사 : 전형적인 제한성 패턴, DLco 감소

(3) 조직학적 소견

① 생검방법

- TBLB로는 유용하지 않으며, honeycombing 부분을 피해서 수술적 생검이 원칙이나 타 질환을 배제하기 위해 TBLB부터 시행하기도 함
- 주로 peripheral, subpleural parenchyme에 잘 나타남

② 생검 소견

- **시기적 이질성(Temporal heterogeneity)** : 여러 시기의 병변이 동시에 관찰됨 : Normal Lung, interstitial inflammation, fibrotic zone, fibroblast proliferation, honeycomb change(cystic fibrotic air space)이 혼재

(4) 치료 및 예후

① 어떤 치료도 생존율이나 삶의 질을 향상시킨다는 증거 없음

② 치료제 : glucocorticoid, azathioprine, cyclophosphamide 등

③ 급성 악화(acute exacerbation)

- 기존 UIP pattern에 GGO 등이 더해지면서 수일~4주 내 증상 악화
- follow up 기간에 따라 발생률 10~57%, 3/4는 사망함

④ 폐이식

- 치료에도 불구하고, 폐기능이 악화될 때 고려
- 이식 후 5년 생존율 50~60%

2) 급성 간질성 폐렴(Acute Idiopathic Pneumonia, AIP)

(1) 특징 : 40세 이상의 성인에서 발생. **감기 증상으로 시작하여 급격히 악화** ARDS 양상

(2) 검사 소견

① 방사선 : diffuse, bilateral Air-space opacification

② 조직소견 : **diffuse alveolar damage**

(3) 치료 : 스테로이드

(4) 예후 : 매우 나쁨. 치료 반응이 적고 사망률 60% 이상

3) 비특이성 간질성 폐렴(Nonspecific Idiopathic Pneumonia, NSIP)

(1) 특징 : IPF와 임상양상이 유사, 40~50세로 젊음. 비흡연 여성에서 호발

(2) 검사 소견

① 방사선 : IPF와 달리 GGO pattern

② 조직소견 : 만성 염증 소견(균일한 침범이 특징)

(3) 치료 : 스테로이드, azathioprine or mycophenolate mofetil

(4) 예후 : 좋음(5년 사망률 15% 미만)

4) 박리성 간질성 폐렴(Desquamative Idiopathic Pneumonia, DIP)

(1) 특징 : 드문 질환, 주로 흡연자에서 발생

(2) 검사 소견

① 방사선 : GGO pattern

③ 조직소견 : macrophage의 Alveoli 내에 침착

(3) 치료 : 금연(가장 중요), 스테로이드

(4) 예후 : 치료에 반응이 좋음

5) COP(Cryptogenic Organizing Pneumonia)

(1) 동의어 : idiopathic BOOP(Bronchiolitis Obliterans with Organizing Pneumonia)

(2) 특징 : IPF와 bronchiolitis obliterans의 특징을 공유
40~50대, 비흡연자에서 많고, 대부분 완전히 회복

(3) 치료 : 스테로이드, 반응 없으면 cyclophosphamide

(4) 예후 : 저절로 호전되기도 하며, 예후 좋음

6) 류마티스 질환과 관련된 간질성 폐질환

(1) ILD 환자에서 CTD(Connective Tissue Disease)를 시사하는 소견 : 근골격계 통증, 발열, 광과민성, 레이노 현상, 구강건조 등

(2) 종류 : systemic sclerosis, RA, SLE, PM/DM, Sjögren syndrome 등

7) Alveolar filling disorder

(1) PAP(Pulmonary Alveolar Proteinosis)

① 정의 : 폐포 내에 PAS(+) lipoproteinacious material이 가득 찬 것 (염증 없고 구조도 모두 보존)

② 병인 : GM-CSF에 대한 autoantibody 형성되어, alveolar macrophage 기능 이상, surfactant clearance 감소

③ 진단, 치료 : 지속적인 BAL을 통한 whole lung lavage (스테로이드 치료는 하지 않음 : 기회 감염 위험만 높임)

(2) Diffuse alveolar hemorrhage

① Goodpasture's syndrome → 신장 파트 참고

② Idiopathic pulmonary hemosiderosis(IPH)

- 주로 소아에서 발생
- 다른 이상 소견 없이 재발하는 diffuse alveolar hemorrhage가 특징
  : Goodpasture's syndrome과 달리 anti-GBM Ab(−), 신장 침범 없음
  : BAL 소견 = hemosiderin-laden macrophage, RBCs
- 치료 : 스테로이드

꼭 알아둡시다!!

ILD 정리

- 흡연과 관련된 ILD ; DIP, RB-ILD, PLCH
- Connective tissue disease와 관련된 ILD(대부분 NSIP의 형태, 예외 Sjogren's syndrome은 LIP) : Progressive systemic sclerosis, RA, SLE, PM/DM, Sjogren's syndrome
- Pneumothorax가 잘 일어나는 질환 : PLCH(남자, 흡연자), pulmonary LAM(Lymphangioleiomyomatosis)(여자)

8) 유육종증(sarcoidosis)

(1) 개요

① 정의 : **원인을 모르는 chronic multisystem granulomatous disease(noncaseating)**

② 역학 : 20~40대 건강한 성인에 흔함. 남=녀, 비흡연자에서 호발

③ 특징 : 여러 장기를 침범(폐, 간, 피부, 눈 등)

(2) 병인

① CD4 T 세포(helper T cell)의 과도한 면역반응 : IL-2 분비

② Macrophage의 활성화 : IFN-γ, TNF 분비

③ 육아종(Granuloma) 형성, 정상조직의 파괴

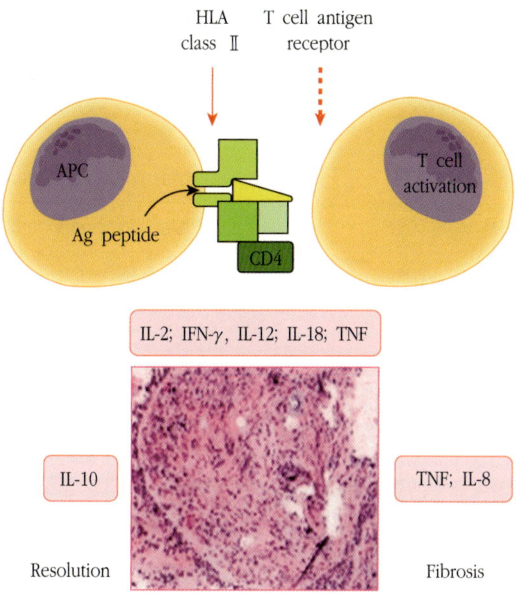

그림 17-5 Sarcoidosis의 병태생리

(3) 임상양상/침범장기

① 무증상 : 우연히 흉부 X-ray 이상소견으로 진단되기도 함

② 흔한 증상 : 호흡기 증상(기침, 호흡곤란), 피부 질환, 안질환 등

③ 피로, 발열, 야간 발한, 체중 감소

표 17-7 Frequency of common organ involvement and lifetime risk

	Presentation(%)	Follow-up(%)
Lung	95	94
Skin	24	43
Eye	12	29
Extrathoracic lymph node	15	16
Liver	12	14
Spleen	7	8
Neurologic	5	16
Cardiac	2	3

(4) 폐침범(>90%)

① 흉부 X-ray 소견

- **Bilateral hilar lymphadenopathy : 가장 흔함**
- 폐실질 침윤 : 주로 상엽 침범

- 진행하면 fibrosis, honeycombing

② 흉부 CT 소견 : peribronchial thickening, reticular nodular pattern

표 17-8 단계 병기

Stage 1	자연 관해율 55~90%	bilateral hilar lymphadenopathy만 존재
Stage 2	자연 관해율 40~70%	bilateral hilar lymphadenopathy+infiltration
Stage 3	자연 관해율 10~20%	infiltration만 존재
Stage 4	자연 관해율 0%	fibrosis

③ 폐기능 검사 : 폐용적 감소, DLco 감소

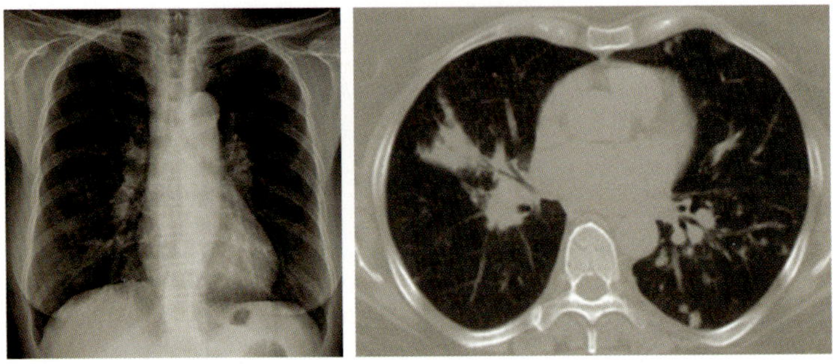

그림 17-6 Sarcoidosis(bilateral hilar LAP)

(5) 피부 침범(~30%)

erythema nodosum, maculopapular rash, keloid formation, subcutaneous nodule

(6) 눈 침범(~30%)

anterior uveitis(가장 흔함), retinitis, pars planitis

(7) 기타 장기 침범

① 간 : AST/ALT, bilirubin 상승

② 골수, 비장 : lymphopenia, 비장종대

③ 칼슘대사 장애 : 1,25-dihydroxy-vit D 생성

④ 콩팥, 심장, 신경계 등도 침범 가능

(8) 검사실 소견

① ACE(Angiotensin Converting Enzyme)

- 진단에 도움이 되지만, 다른 질환에서도 상승될 수 있어서 민감도, 특이도가 낮음

② **고칼슘혈증**

③ lymphocytopenia

④ BAL : **CD4/CD8 ratio >3.5 이상**이면, sarcoidosis를 시사

(9) 진단

① 임상증상, 흉부 X-선, HRCT로 의심

② **조직소견** : 확진

- "**Non-caseating Granuloma**"
- Granuloma를 형성하는 질환들이 많으므로 이를 배제해야 함

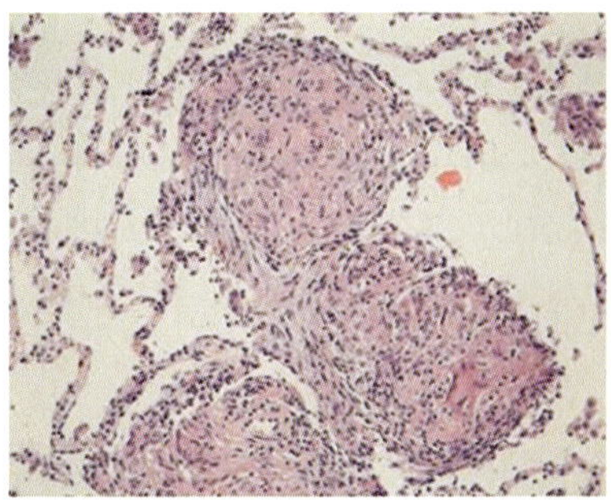

그림 17-7 Sarcoidosis 조직소견

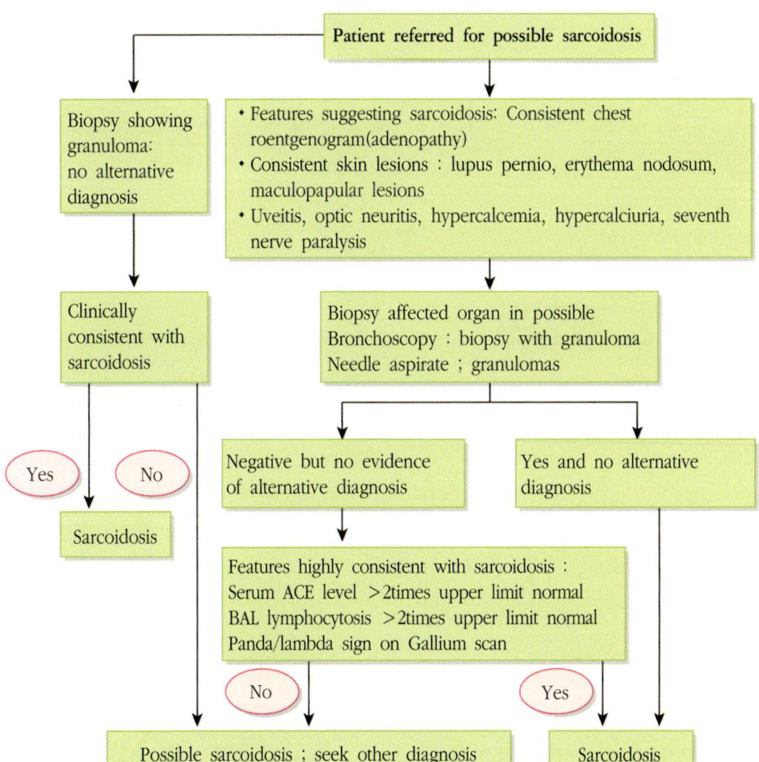

그림 17-8 Sarcoidosis 환자의 진단 알고리즘

(10) 치료

① 치료 여부 결정 : 50%에서는 자연 관해되므로 치료 대상 결정이 중요

- 증상이 없거나, 신경/심장/눈 침범 없고, 고칼슘혈증 없음 → 경과관찰
- 눈, 피부의 단일 장기 침범 → topical steroid
- 여러 장기 혹은 vital 장기 침범 → systemic therapy

② 치료 종류

- **glucocorticoid** : 가장 중요
- skin : 항말라리아약제(hydroxychlorquine), minocycline
- cytotoxic agents : MTX, cyclophosphamide, azathioprine
- anti-TNF(infliximab) : 저항성 sarcoidosis에서 사용
- 폐이식 : 치료에 반응이 없는 폐침범 말기에 고려

③ 폐 침범 치료

- Bilateral hilar lymphadenopathy(BHL)만 있을 때는 경과 관찰
- 폐실질 침범과 증상이 있어야 치료함
- 방법 : 6~12개월간 스테로이드

(11) 예후

① 전체적인 예후는 좋음

② 급성 질환은 대부분 후유증 없이 치유되고, 소수에서만 장기부전으로 진행

③ 가장 흔한 사망원인 : cor pulmonale

직업성 폐질환

1 개요

1) 정의 : 분진(inorganic dust)에 의해 발생한 폐질환

2) 분진 폭로의 병력이 가장 중요

3) 분진의 크기와 도달할 수 있는 곳

(1) 10μm 이상 : 상기도

(2) 2.5~10μm 이상 : 큰 기관지

(3) 0.1~2.5μm : 소기관지 이하

표 17-9 직업성 폐질환의 종류, 방사선 특징

Agent	Disease	Radiographic appearance
Asbestos	Asbestosis	Reticular, basilar predominant
Coal dust	Coal Workers' pneumoconiosis	Nodular, upper lobe predominent
Cobalt	Hard metal disease	Reticular, basilar predominent
Silica	Silicosis	Nodular, upper lobe predominent
Talc	Talcosis	Rounded, irregular, or both

2 석면폐증(asbestosis)

1) 역학

(1) **직업성 폐질환 중 가장 흔함**

(2) 노출 직업 : 건축업(건물파괴, 해체업, 단열재), 자동차 브레이크, 석면 광산

(3) 같이 일하는 사람 및 남편 옷을 세탁한 주부도 발생 가능

2) 석면 노출과 관련된 질환

(1) Pulmonary fibrosis : 석면폐증(asbestosis)

(2) 흉막 질환

① **Calcified pleural plaque(흉막판) : 가장 흔함**

② Pleural effusion

(3) 폐암(all histologic type)

① 석면 노출과 관련되어 가장 흔한 종양

② 노출 양에 위험도가 비례함

③ 첫 노출부터 최소 15~19년의 잠복기를 거친 후 최대 발병

④ 흡연 시 발생 위험 크게 증가

(4) 악성 중피종(malignant mesothelioma)

① 석면 노출 1~2년 후부터 40년 후까지 발생할 수 있음

② 예후 : 매우 불량

③ 흡연과는 연관이 없음

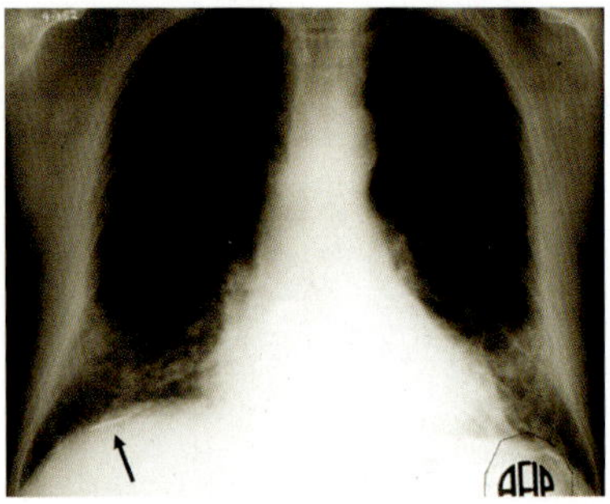

그림 17-9 Pleural plaque

3) 임상증상 및 진단

(1) 증상 : cough, exertional dyspnea, crackle

(2) 흉부 X-ray & HRCT : pulmonary fibrosis, honeycomb

(3) 폐기능 검사 : restrictive pattern

(4) 조직검사 : Papanicolau stain(asbestos body를 봄) → 진단에는 큰 도움 안 됨

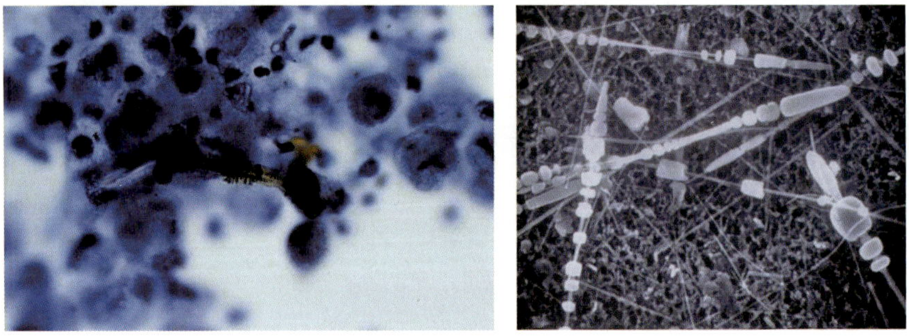

그림 17-10 Asbestos body

4) 치료

(1) 보존적 치료, 산소요법, 금연, 폐이식, 예방접종

(2) 이환되면 노출이 끝난 후에도 질병은 계속 진행

3 규폐증(silicosis)

1) 역학

(1) 원인물질 : free silica(SiO_2, 유리 이산화규소)

(2) 관련 직업 : 광산, 채석장(석재, 점토, 유리), 요업, 고무, 유리 제조업

(3) 결핵균 및 비결핵 항산균(NTM)에 친화성이 커서 우리나라에서 중요(silicotuberculosis)

(4) Autoimmune connective tissue disorder(RA, scleroderma)가 합병증으로 발생 가능

(5) 폐암 발생 가능성 증가

2) 방사선 소견

(1) 폐상부의 small round opacity, hilar lymphadenopathy

(2) **"Egg shell" calcification of hilar node** : 20%

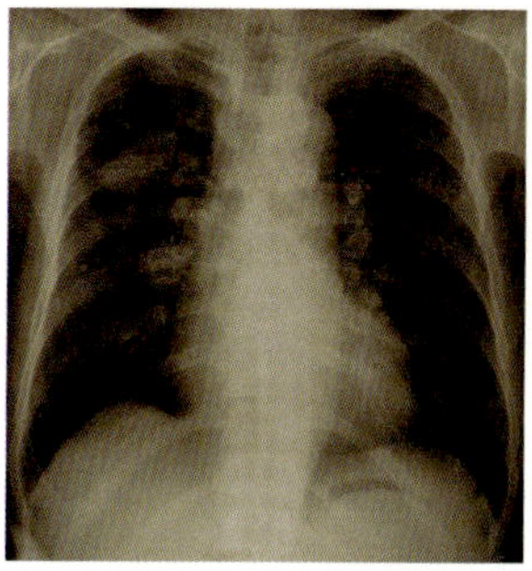

그림 17-11 Silicosis

3) 진단

(1) 노출 병력+특징적 방사선 소견

(2) 조직검사 : 양파 모양의 결절 형성(concentric fibrous ring)

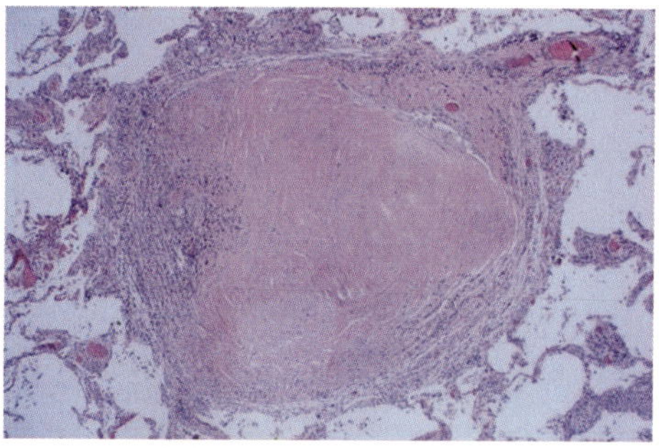

그림 17-12 규폐증의 소견

4) PMF(Progressive Massive Fibrosis)

(1) 장기간의 노출 중단 후에도 계속적으로 병변 진행

(2) silica에 대한 clearance가 안 되므로 면역학적 반응으로 발생

(3) 결핵과 친화력 증가

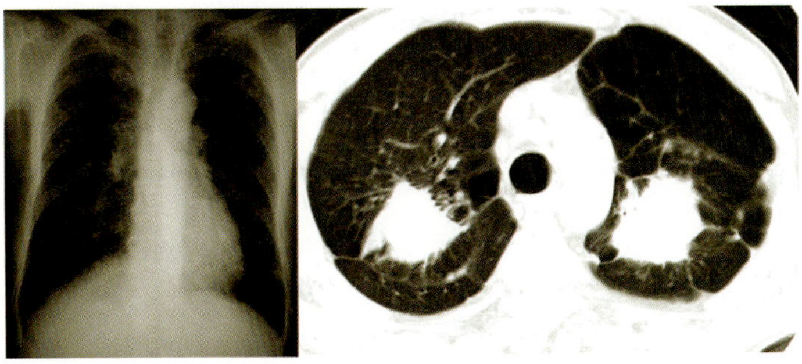

그림 17-13 PMF. X-ray 및 CT 소견

4 탄광부 진폐증(Coal Worker's Pneumoconiosis, CWP)

1) 역학

(1) 원인 물질 : 석탄 분진

(2) 관련 직업 : 탄광(광부), 연탄공장 종사자

2) 방사선 소견 및 증상

(1) 단순 CWP : opacity가 1cm 미만이고, 증상 없이 X-ray 이상만 있는 경우

(2) 복합 CWP : opacity가 1cm 이상이며, PMF에 의해 발생, 주로 폐상부에 발생

(3) 폐기능 장애에 비해 X-ray 소견이 심함

(4) Caplan syndrome : pneumoconiotic nodule + seropositive RA

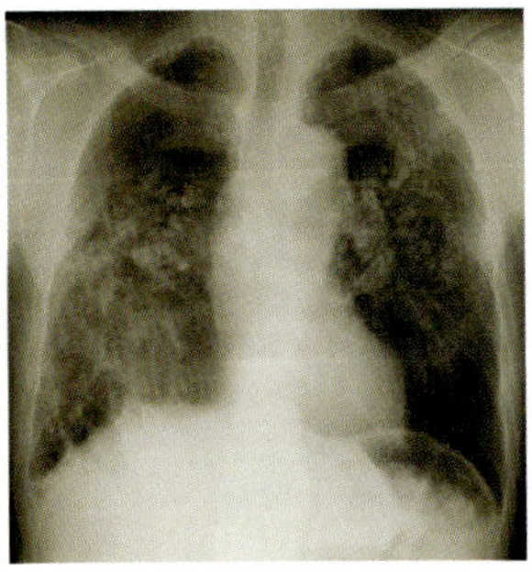

그림 17-14 탄광부 진폐증

3) 예후

(1) 노출이 중단되면 병은 계속 진행하지 않음

(2) **결핵 감염 위험 증가**(단, 폐암 발생은 증가하지 않음)

18 Chapter

폐색전증

Pulmonary embolism

폐색전증은 임상적으로 흔하게 볼 수 있는 질환이며, 내과계열이 아니라도 외과계열에서 수술 후에 흔히 접할 수 있으며, 원인 모를 호흡곤란, 저산소혈증 등을 있을 때 폐색전증의 가능성을 의심할 수 있어야만 진단할 수 있는 질환입니다.

개 요

1 정의 및 특징

1) 내인성 또는 외인성 물질이 폐로 이동해 폐동맥을 막아 발생하는 질환
2) 원인 : 심부정맥 혈전증(약 90%), 기타(지방, 공기, 양수, 종양세포 등)
3) 폐색전증 중 폐 허혈(pulmonary infarct)은 10%
   : 폐의 dual arterial supply 특성 때문(pulmonary artery + bronchial artery)

2 분류

꼭 알아둡시다!!

Thrombotic PE

- Pulmonary(thrombo) embolism

Non-thrombotic PE

- Fat embolism
- Air embolism
- Amniotic fluid embolism
- Tumor embolism
- Septic embolism
- (Intravenous) Foreign body embolism

심부정맥 혈전증(Deep Vein Thrombosis, DVT)

1 개요

1) **정맥 혈전색전증(Venous thromboembolism)**
   = 심부정맥 혈전증(DVT) + 폐색전증(PE)
2) 빈도 : DVT가 PE의 3배
3) 하지 혈전증
   (1) Pelvic vein, proximal deep vein(calf 상부) = PE 발생(약 50%)
   (2) Calf vein ≠ PE 발생
4) 상지 혈전증
   PE를 거의 일으키지 않음(중심정맥관, 심박동기 삽입 등으로 증가 추세)

2 원인

1) 유전적 소인
   factor V leiden, antithrombin Ⅲ deficiency, Protein C, S deficiency
2) **후천적 소인**
   (1) **장기간의 비행**
   (2) **비만, 흡연**
   (3) **경구 피임약 복용, 임신, 폐경기후 호르몬 대체**
   (4) **수술, 외상**
   (5) **내과적 질환(항인지질항체 증후군, 암, 고혈압, 만성 폐쇄성 폐질환)**
3) 유전적 + 후천적 소인 : thrombophilia

3 임상 소견

1) 증상
   종아리 아래 쪽의 "**Cramping**" → 지속되며 점차 악화되는 통증
   cf. 갑작스런 심한 통증 : Baker's cyst rupture, 발열 동반 : 봉와직염
2) 이학적 검사 : tenderness, swelling

4 진단 : 하지 정맥 초음파

1) 하지 정맥의 혈류를 초음파로 확인
2) 검사 소견
   ① Loss of compressibility : 가장 중요한 소견
   → 정맥 안에 혈류가 흐르지 못하고, 혈전이 채워져 있으니까 정상 정맥과 달리 초음파의 transducer로 눌렀을 때 눌리지 않습니다.
   ② 초음파에서 보이는 혈전 양상 : homogeneous, low echogenicity
3) 초음파에서 정상이라도, PE를 배제하지 할 수 없음 : 색전으로 떨어졌거나, 초음파에서 보이지 않은 정맥에 존재 가능하기 때문

5 치료

PE의 치료와 동일

폐 혈전색전증(pulmonary thromboembolism)

1 병태생리

1) 기전

(1) 가스교환 장애(저산소혈증, O_2 gradient 증가) : alveolar dead space(Vascular obstruction), non-obstructed lung의 alveolar hypoventilation R to L shunt, impaired CO transfer
(2) 폐혈관 저항 증가 : 혈관 폐색으로, 혈소판 분비 및 혈관 수축제 분비 → V/Q mismatch
(3) 폐포 과환기 : reflex stimulation
(4) 기도 저항 증가
(5) 폐 유순도(compliance) 감소 : 폐부종, 폐출혈, 표면 활성제 감소

2) 우심실 부전

(1) PE 사망의 흔한 원인
(2) 심초음파 필요 : 우심실 부전의 소견이 보이면, 사망률이 높음

여기서 잠깐 !!

- 폐색전증에서 우심실 부전을 이해하는 것이 치료와 예후를 아는데 가장 중요합니다(뒤에 나올). 폐색전증의 고위험군으로서 혈전 용해 치료를 해야 하는 적응증으로 ① 혈액학적 불안정 ② 우심실 부전 ③ 심근 효소 증가를 이해해보면, 폐색전으로 폐동맥 저항 증가 → 폐동맥압 상승 → RV wall tension 증가 → 관상동맥 압박 → RV ischemia, infarct(심근효소 증가) → RV 기능저하, 확장 → LV preload 감소 → LV cardiac output 감소 → 혈압감소, LV 심근허혈, 경색 → 쇼크, 사망

2 임상 소견

1) 분류

(1) Mild PE : 정상 혈압, RV 기능 정상 → 예후 양호

(2) Moderate PE : 정상 혈압, **RV 기능 저하**

(3) Massive PE : **혈압 감소**(widespread thromboembolism)

(4) 폐 허혈(~10%)

폐 주변부에 작은 색전에 의해 흔하며, 흉통 및 객혈이 잘 동반

2) 증상

(1) 호흡곤란 : 가장 흔한 증상

→ 호흡곤란을 주소로 내원한 환자를 만나면 폐 혈전색전증도 반드시 의심해봐야 합니다.

(2) 혈압, 실신, 청색증 : massive PE 의심

(3) 흉막염성 동통, 기침, 객혈 : 폐 주변부 색전증 의심

3) 이학적 검사

(1) "Classic sign" : Tachypnea, low-grade fever, neck vein distension

(2) 임상양상이 비슷한 다른 질환들이 많으므로 반드시 감별 필요.

표 18-1 Differential diagnosis of DVT, PE

DVT	PE
• Ruptured baker's cyst • Cellulitis • Postphlebitic syndrome/venous insufficency	• Pneumonia, asthma, chronic obstructive pulmonary disease • Congestive heart failure • Pericarditis • Pleurisy : "Viral syndrome," Costochondritis, Musculoskeletal discomfort • Rib fracture, Pneumothorax • Acute coronary syndrome • Anxiety

3 진단

여기서 잠깐 !!

- 폐색전증의 진단은 밑에 다양한 modality가 있지만, 과거 lung scan이 PE 진단에 많이 이용되었으나, 최근에는 CT 기술의 발달로 lung scan을 대신해 contrast enhanced spiral CT가 중요한 진단 tool로 이용됩니다.
- D-dimer의 유용성과 CT를 잘 봐주세요.

1) 영상 검사 이외 진단법

(1) 혈액 검사

① **D-dimer**

- **PE 의심시 가장 먼저** 시행(>500ng/dL)
- 민감도 좋은 편이나, 다른 질환(MI, 폐렴, sepsis, 암, 수술 후)에서도 상승 가능함
- **D-dimer <500ng/dL : 폐색전증을 배제 가능(negative predictive value 높음)**

여기서 잠깐 !!

- DVT나 PE가 의심되는 환자에서, 임상적으로 가능성이 높지 않을 때(DVT : low, PE : not high) 가장 먼저 D-dimer를 시행해서, 정상이면 work-up을 중단하고(useful "Rule out" test) D-dimer 양성이면 방사선 검사를 시행합니다.
- 임상적으로 가능성이 높으면, 바로 방사선 검사로 확인합니다.

② ABGA : PaO_2 ↓, $PaCO_2$ ↓, $A\text{-}aDO_2$(alveolar-arterial O_2 gradient) : 진단에 큰 도움은 되지 않음

(2) Cardiac biomarker

① Troponin 상승 : RV microinfarct 반영

② BNP 상승 : RV myocardial stretch 반영

③ 예후, 합병증 사망률과 연관

(3) ECG : 비특이적

① Sinus tachycardia : 가장 흔한 소견

② T inversion in $V_{1\sim4}$: RV strain 반영

③ "S_1 Q_3 T_3" : S wave in lead Ⅰ, Q wave in lead Ⅲ, inverted T in lead Ⅲ

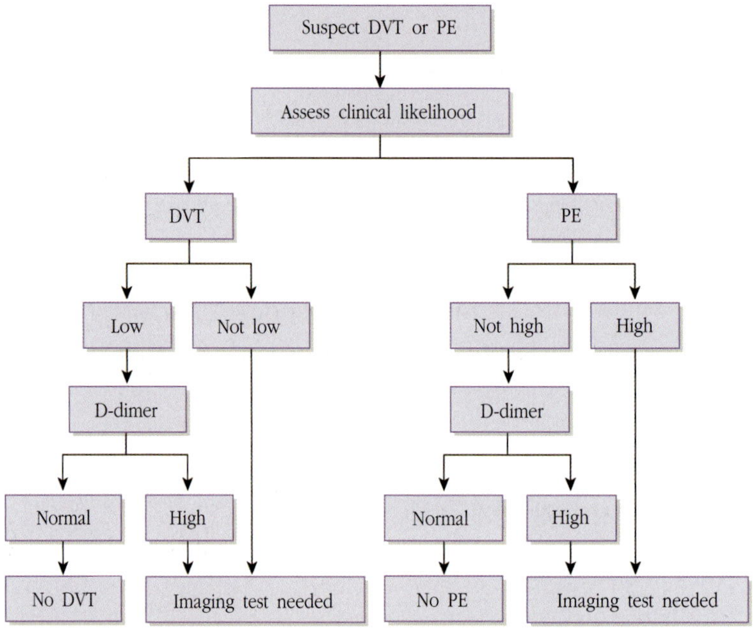

그림 18-1 폐 혈전색전증 환자의 진단 알고리즘

여기서 잠깐!!

- DVT가 의심되면 제일 먼저 임상적으로 DVT일 가능성이 낮은지를 평가해야하고, PE이 의심되면 임상적인 특징들로 가능성을 평가해야 합니다. 그 후 다음 검사를 결정합니다. 가능성은 다음 표를 참조로 합니다.

표 18-2 Clinical decision rules

Low clinical likelihood of DVT if the Point Score is Zero or Less, Moderate(1~2), High(≥3)		High Clinical likelihood of PE if the Point Score Exceeds 4	
Clinical Variable	Score	Clinical Variable	Score
Active cancer	1	Signs and symptoms of DVT	3.0
Paralysis, paresis, or recent cast	1	Alternative diagnosis less likely than PE	3.0
Bedridden for >3days; major surgery <12weeks	1	Heart rate >100/min	1.5
		Immobilization >3day; surgery within 4weeks	1.5
Tenderness along distribution of deep veins	1	Prior PE or DVT	1.5
Entrie leg swelling	1	Hemoptysis	1.0
Unilateral calf swelling >3cm	1	Cancer	1.0
Pitting edema	1		
Collateral superficial nonvaricose veins	1		
Alternative diagnosis at least as likely as DVT	−2		

2) 비침습적 영상 진단법

(1) Venous ultrasonography → 심부정맥 혈전증 부분 참조

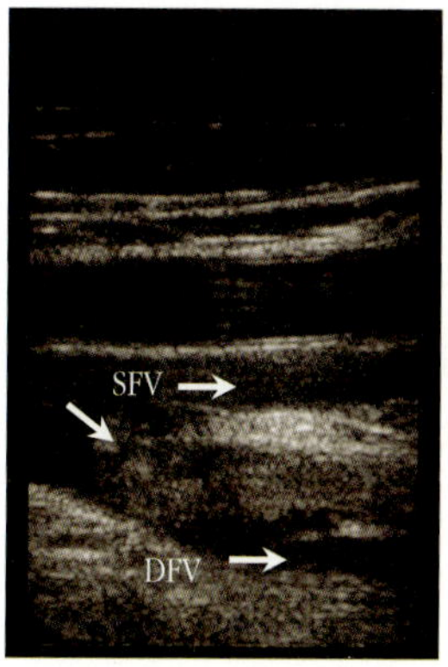

그림 18-2 **대퇴정맥의 초음파 소견.** 분지 부분에 혈전이 보인다.
SFV: superficial femoral vein; DFV: deep femoral vein

(2) Chest X-ray : 비특이적

① 대부분 정상 소견

② **호흡곤란 환자에서, X-ray가 정상이면 PE를 반드시 의심!**

(3) Chest CT

① **조영제 증강 CT(CT angiography)** : 진단에 가장 중요(DOC)

② MDCT(multidetector-row spiral CT) : 1mm 이내의 간격으로, 말초부위의 작은 색전까지 진단 가능

③ CT의 장점

- RV와 LV의 영상으로 위험도를 예측 가능
- 골반과 하지의 DVT 영상 획득 가능
- 다른 흉부 질환의 진단 및 감별 가능(예, 폐렴, 폐기종, 폐종양)

④ PE의 CT 소견 : 폐동맥 내의 조영증강 되지 않는 filling defect, thrombus 관찰

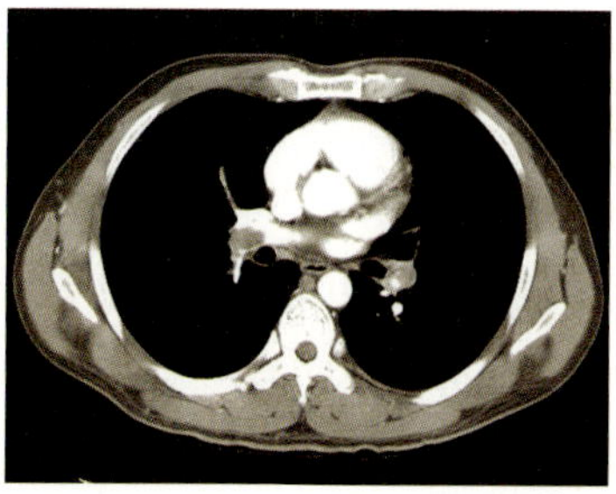

그림 18-3 **폐 혈전색전증.** 좌·우 주폐동맥에 혈전이 보인다.

(4) Lung scan : **Perfusion-Ventilation scan**

① 예전에는 가장 많이 사용되었으나, 오늘날에는 CT 조영제를 사용할 수 없는 경우에만 한정적으로 시행 : 조영제 알레르기, 신부전 등

② **Perfusion scan : ^{99m}Tc-MAA(microaggregates of albumin)**

Ventilation scan : ^{133}Xe(xenon) gas

→ 두 scan 결과를 비교하여, ventilation scan에 비해 perfusion scan에서 빠진 부분(defect)의 개수와 형태를 바탕으로 평가함

③ **High probability for PE** : 2개 이상의 segmental perfusion defect + 정상 ventilation scan

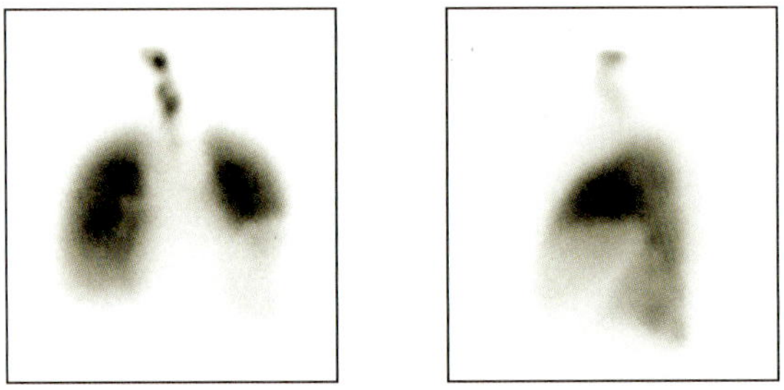

그림 18-4 Lung scan

(5) **심초음파**

① PE 환자의 절반 이상이 정상 심초음파

② 심초음파의 장점

- PE와 비슷한 임상증상을 갖는 심장질환, 대동맥 질환을 감별
- **RV dysfunction을 확인**하여, 치료 방향 결정, 예후 예측

③ McConnell's sign : RV free wall hypokinesis + RV apex의 정상 운동

→ 치료 방법을 결정할 때, RV function이 중요하므로 대부분 시행합니다.

3) 침습적 진단 방법

(1) **폐 혈관조영술(pulmonary angiography)**

① 표준 진단 방법(**gold standard**)

② 침습적이고 조영제를 사용하며, 기술적으로 어려워 사용을 줄이는 추세

③ 최근 CT의 발전으로 대체 중, 단, 다음 경우에는 angiography 추천

- 기술적으로 CT가 부적절한 환자
- Catheter를 이용하여 embolectomy or thrombolysis를 계획

④ 확진 소견 : 한 가지 projection 이상의 영상에서 intraluminal filling defect

4) 진단 알고리즘

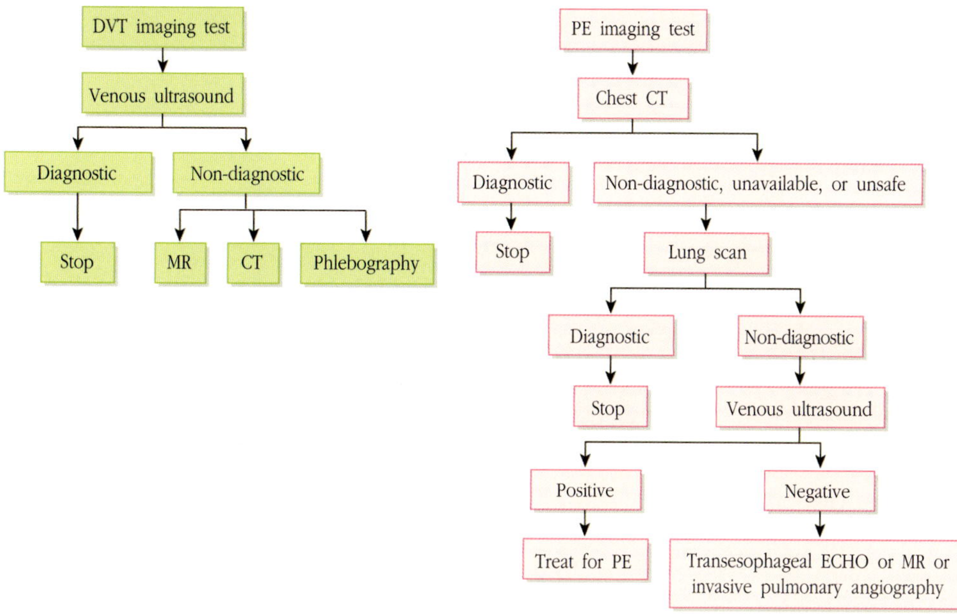

그림 18-5 DVT와 PE 환자의 진단 알고리즘

여기서 잠깐 !!

- DVT, PE가 의심되는 환자에서, 방사선 검사는 D-dimer가 상승되거나 임상적으로 의심될 때 바로 시행합니다.
- DVT 검사는 초음파를 가장 먼저하고, 진단적이지 않을 때는 MR, CT, phlebography 등의 추가 검사 필요합니다.
- PE가 의심될 때는 CT를 1st choice로 시행하지만, CT에서 진단적이지 않거나, 조영제 문제로 시행하지 못하는 경우에는 lung scan을 합니다. Lung scan에서도 PE를 진단하지 못하면, 하지 초음파를 해서 DVT가 있으면, PE에 준해서 치료를 하고, DVT가 없으면 더 침습적인 검사로 angiography나 MR 등을 시행합니다.

4 치료

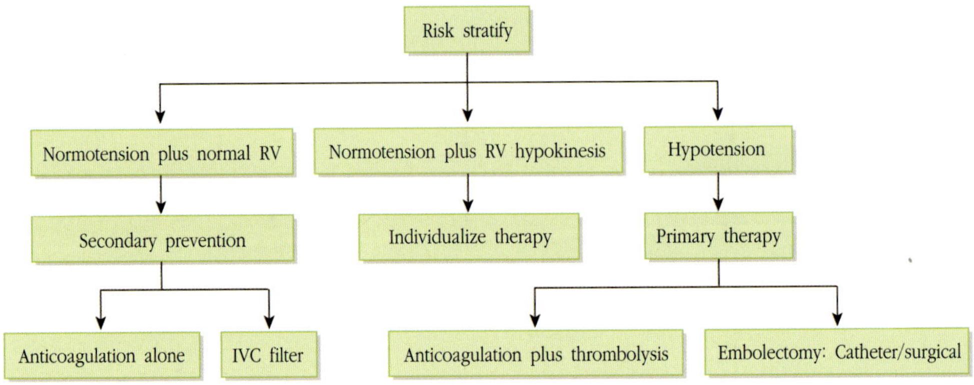

그림 18-6 PE 환자의 치료 알고리즘

1) 치료 알고리즘

(1) 정의 및 종류

① Primary Tx : 막힌 색전을 녹이거나 제거하는 것

- Thrombolysis, embolectomy

② Secondary Tx : 추가로 혈전이 생기지 않도록 하는 것

- Anti-coagulation, IVC filter

(2) Primary Tx

① 적응증

- 혈역학적으로 불안정
- RV dysfunction : 심초음파상 이상, troponin 상승

② 방법 : 우선 thrombolytics와 anti-coagulation agent를 사용하고, 금기 환자일 경우 embolectomy 고려함

(3) Secondary Tx

① 적응증 : 혈압 안정적이고, RV 기능 정상

② 방법 : heparin+warfarin으로 anticoagulation 시행하고, IVC filter를 고려

2) Thrombolysis

(1) 종류

① t-PA(2시간 동안 말초혈관 투여)

② Urokinase

③ Streptokinase

(2) 효과

① 심기능 정상화

② 사망률 감소, 재발 감소

(3) 기전

① 폐동맥의 색전을 용해

② 폐동맥압을 높이는 serotonine같은 neurohormonal factor 분비 감소

③ DVT 용해

(4) 주의사항 및 금기

① 약 10%에서 major bleeding(1～3%에서 뇌출혈) 가능성 있으므로, 반드시 적응증에 맞는 환자에게, 금기증 여부를 확인 후 투여

② 금기증 : intracranial disease, Recent surgery or trauma

3) Pulmonary embolectomy

(1) 종류

① Surgical embolectomy

② Catheter embolectomy

(2) 적응증

① 혈역학적으로 불안정한 폐색전증에서 혈전 용해제가 금기인 경우

② 혈전용해제를 포함한 모든 내과적 치료에 실패한 경우

(3) 주의사항

응급수술에 따른 사망률이 높아 잘 시행하지 않으나, 최근 catheter를 이용한 embolectomy가 개발중

4) Anticoagulation

(1) 개요

① 더 이상의 새로운 혈전발생 억제(이미 생성된 혈전은 자연 용해)

② 혈역학적으로 안정적이고, 심기능이 정상인 PE와 DVT 치료의 기본

(2) 종류

① Unfractionated heparin

② LMWH(Low Molecular Weight Heparin)

③ Oral warfarin

④ Fondaparinux : anti-Xa, 하루 1회 SC 주사, monitoring이 필요없음

⑤ Novel oral anticoagulant : Rivaroxaban(Factor Xa inhibitor) 등

(3) Unfractionated heparin

① 작용 : antithrombin Ⅲ와 결합하여, 추가 혈전 생성 억제

② 투여 방법 : 5,000~10,000unit을 bolus로 정맥투여 한 후, aPTT 2~3배 연장시키도록(aPTT : 60~80초) 지속적 정맥 투여

③ 투여기간 : 5~7일

④ 장점

- 반감기가 짧아서, 수술을 앞둔 경우에 투여 가능
- 태반을 통과하지 않아 임신시 안전하게 사용

⑤ 단점 : 용량 조절이 어려워, aPTT를 자주 측정해야 함

(4) LMWH(Low Molecular Weight Heparin)

① 종류 : enoxaparin, dalteparin

② 장점 : 하루 1~2회 투여(반감기가 길다), aPTT 검사 불필요(dose-response 예측 가능)

- Good bioavailability, 출혈의 발생 및 사망률 적다(약 29%).
- Thrombocytopenia와 osteopenia가 적다.

③ 투여방법 및 주의사항

- 피하주사(subcutaneous injection)
- 콩팥기능저하 환자에서 용량 조절 필요(∵ 콩팥으로 배설)

(5) Warfarin

① 작용 : Vit. K antagonist로 응고인자 Ⅱ, Ⅶ, Ⅸ, Ⅹ의 활성화 억제

② 투여방법

- 1일 1회 경구 투여
- Heparin 사용 시 동시 투여하고, 5~7일 동안 병용 투여 후 단독 투여

③ 병용 투여의 이유

- Warfarin이 최대 효과에 도달하기 위해 5일 이상의 시간이 필요
- Protein C, S도 Vit. K dependent 하므로, 투여 초기에 Protein C, S이 억제되어
- "Paradoxical hypercoagulable effect"가 있어, 이 기간 동안 heparin과 overlap

④ 용량 : 1일 1회 약 5mg로 시작하여, PT(INR)을 2.0~3.0으로 유지하도록 조정

⑤ 주의사항 : 임신 시 금기(출산 후 혹은 수유중 안전)

(6) 합병증

① Hemorrhage

- Heparin 또는 LMWH 사용 중 major bleeding : protamin sulfate(antidote)
- Warfarin 사용 중 major bleeding : FFP or cryoprecipitate

• Warfarin 사용 중 minor bleeding 혹은 출혈없이 PT 연장 : Vit. K(antidote)

② Heparin-induced thrombocytopenia(HIT)

③ Heparin-induced osteopenia

④ Warfarin-induced skin necrosis : protein C 감소 때문

(7) 치료 기간

① 수술 혹은 외상 후에 발생한 PE : 3~6개월 투여

② Idiopathic PE : 중단 후 재발률 높아, 투여기간은 명확히 정해지지 않음

5) IVC filter

(1) 적응증

① 출혈로 인해 항응고제 투여를 하지 못하는 경우

② 항응고제 사용에도 불구하고 재발하는 경우

③ 우심부전 환자에서 PE 재발을 막기 위해

(2) 부작용 : caval thrombosis with marked bilateral swelling, DVT 증가

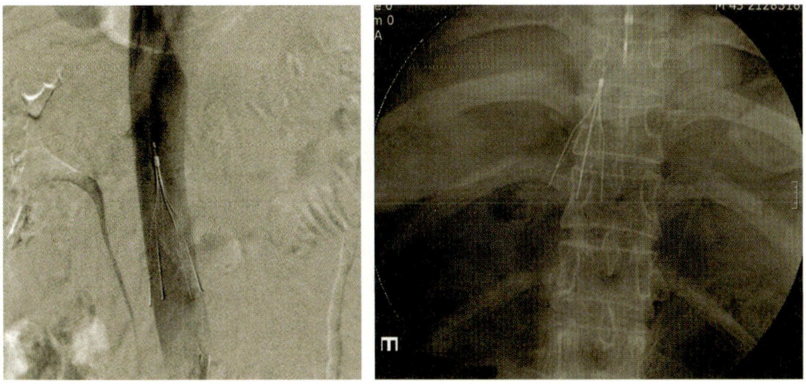

그림 18-7 IVC filter

6) Adjunctive treatment

(1) 수액 요법

① Massive PE로 저혈압인 경우 : 생리식염수 500mL

② 과도한 수액투여 금지 : 우심실부전에서 수액투여가 interventricular septum을 LV쪽으로 이동시킬 수 있음

(2) Inotropics : dopamine or dobutamine

5 예방

1) 종류

(1) Mechanical modality

① 압축 스타킹(gradient compression stocking)

② 공식 압축 기기(Pneumatic compression device)

(2) 약물 예방

① Minidose UFH(Unfractionated Heparin)

② LMWH

③ Pentasaccharide

④ Warfarin

2) 적응증

(1) 큰 수술 예정인 환자 : major general surgery, thoracic surgery, major gynecological surgery, major urologic surgery, orthopedic replacement surgery

표 18-3 Prevention of venous thromboembolism

Condition	Prophylaxis Strategy
High-risk general surgery	Mini-UFH+GCS or LMAH+GCS
Thoracic surgery	Mini-UFH+IPC
Cancer surgery, including gynecologic cancer surgery	LMWH, consider 1 month of prophylaxis
Total hip replacement, total knee replacement, hip fracture surgery	LMWH, fondaparinux(a pentasaccharide) 2.5mg sc, once daily or(except for total knee replacement) warfarin(targent INR 2.5)
Neurosurgery	GCS+IPC
Neurosurgery for brain tumor	Mini-UFH or LMWH, +IPC, +predischarge venous ultrasonography
Benign gynecologic surgery	Mini-UFH+GCS
Medically ill patients	Mini-UFH or LMWH
Anticoagulation contraindicated	GCS+IPC
Long-haul air travel	Consider LMWH of very high risk patients

* Mini-UFH, minidpfe unfracionated heparin, 5000 units subcutaneously twice(less effective) or three time daily(more effetive); GCS, graduated compression stockings, usually 10~18mmHg; LMH, low-meloecular-weight heparin, typically in the United States, enoxaparin, 40mg once daily, of dalteparin, 2500 or 5000 units once daily: IPC, intermittent pneumatic comperssion devices.

(2) 외상 환자 : acute spinal cord injury 등

(3) 중증 환자 : AMI, ischemic stroke 등

→ 장기간 누워만 있고, 돌아다닐 수 없는 환자들은 DVT가 생길 위험이 많으므로 예방이 필요합니다.

지방 색전증(fat embolism)

1 개요

1) 선행 인자 : **Pelvis, long bone(특히, femur)의 외상성 골절**

2) **골절 후 72시간 이내**에 발생 : 72시간 이후면 다른 가능성을 고려

2 진단

임상적으로 진단

1) 호흡곤란 : CXR에서 미만성 침윤

2) 의식저하 : cerebral dysfunction 소견

3) 점상출혈 : petechia

3 치료

1) **산소, 기계호흡**

2) Heparin, steroid : 효과 없음

4 예후

좋음 : 사망률 10% 미만

5 예방

1) 골절의 즉각적인 수술적 교정

2) Systemic perfusion 유지

3) Steroid가 예방에 도움됨

PACIFIC
INTERNAL MEDICINE

19 Chapter 폐고혈압

Pulmonary hypertension

폐고혈압에 대해는 순환기 부분에서 다루고, 이곳에서는 폐성심(cor pulmonale)과 같이 폐질환과 관련된 2차성 폐고혈압을 일으키는 부분만 살펴봅니다. 〈표 19-1〉에서 3, 4번 항목만 다룹니다.

→ 기타 부분은 순환기 부분 참조

1 폐고혈압의 분류

표 19-1 폐고혈압의 종류

1. Pulmonary Arterial Hypertension(PAH)	• Idiopathic(IPAH) (formerly PPH) • Familial(FPAH) • Associated with(APAH) – Collagen vascular disease – Congenital systemic–to–pulmonary shunts – Portal hypertension – HIV infection – Drugs and toxins – Other(thyroid disorders, glycogen storage disease, Gaucher disease, hereditary hemorrhagic telangiectasia, hemoglobinopathies, myeloproliferative disorders, splenectomy) • Associated with significant venous or capillary involvement – PVOD(Pulmonary Veno–Occlusive Disease) – PCH(Pulmonary Capillary Hemangiomatosis) • Persistent pulmonary hypertension of the newborn
2. Pulmonary hypertension with left heart disease	• Left–sided atrial or ventricular heart disease • Left–sided valvular heart disease
3. Pulmonary hypertension associated with lung diseases and/or hypoxemia	• Chronic obstructive pulmonary disease • Interstitial lung disease • Sleep–disordered breathing • Alveolar hypoventilation disorders • Chronic exposure to high altitude • Developmental abnormalities
4. Pulmonary hypertension due to chronic thrombotic and/or embolic disease	• Thromboembolic obstruction of proximal pulmonary arteries • Thromboembolic obstruction of distal pulmonary arteries • Nonthrombotic pulmonary embolism(tumor, parasites, foreign material)

2 폐질환 및 저산소증과 관련된 폐고혈압

1) 저산소증에 의한 폐혈관의 변화

(1) 폐혈관 수축(endothelin, PDGF, VEGF, angiotensin Ⅱ 증가, nitric oxide 감소)

(2) 폐동맥압 상승(50mmHg 이상은 드묾)

(3) Polycythemia 동반

2) COPD와 폐고혈압

(1) **COPD는 폐성심(cor pulmonale)의 가장 흔한 원인**

(2) COPD에서 폐동맥압 상승 : 불량한 예후를 시사

(3) 기전 : 만성적인 저산소증 및 산증, 고이산화탄소혈증
→ 폐혈관 수축 → 폐동맥압 상승 → 우심실 부전(RHF)

(4) 치료 : **산소치료**만이 유일하게 생존율 향상

3) 기타 폐질환와 폐고혈압

(1) ILD

① 기전 : 섬유화 및 파괴로 인한 혈관의 폐색, 저산소혈증

② 치료 : 효과 없음

(2) 환기 장애

3 폐색전증과 폐고혈압

1) 급성 폐색전증

→ 폐색전증 부분 참조

2) 만성 폐색전증

(1) 원인 : 급성 폐색전증의 불완전한 치료로 혈전의 용해가 완전하지 않았을 때, 기질화(organization), 불완전한 재소통 등으로 만성적인 혈관 폐쇄 발생

(2) 임상 특징

① 원발성 폐고혈압(PPH)과 비슷

② 급성 폐색전증을 모르고 지나치는 경우도 있음

(3) 진단 : CT, lung scan, 혈관 조영술

(4) 치료

① Thromboendarterectomy, anticoagulation

② Thrombolytics : 도움 되지 않음

20 Chapter

폐 암

Lung cancer

개 요

1 정의

1) 호흡상피(bronchi, bronchioles, alveoli)에서 발생한 악성 신생물
2) 포함되지 않는 암
mesothelioma, carcinoid, stromal tumor(sarcoma)

2 역학

1) 미국에서 암에 의한 사망률 남녀 1위
2) 우리나라 암 발생률 2위, 암에 의한 사망률 1위
3) 흡연과 밀접한 관계가 있으며, 40세 이전에는 드물고, 55~65세에서 최다
4) 5년 생존율 : 15%(매우 낮음)
5) 폐암 진단 시 국소성 질환(localized disease)은 15%뿐이며, 25%는 주변 림프절 전이, 55% 이상은 원격 전이를 동반

3 원인 및 위험인자

1) 흡연

(1) 가장 중요한 원인
① 대부분의 폐암이 흡연과 연관
② 폐암 환자의 약 85%에서 현재 흡연자이거나 과거 흡연자
③ 나머지 15%의 비흡연자는 대부분 여자

(2) 흡연량(cigarette pack year)에 따라 폐암 발생의 상대 위험도 증가

① 흡연자에서 비흡연자에 비해 상대 위험도 13배

② 장기적 간접흡연(passive smoking)자에서도 상대 위험도 1.5배

③ 여성 : 같은 흡연량인 경우 남자의 1.5배

2) 방사선

흉부 방사선 요법을 받은 환자에서 폐암 발생 증가(흡연 시 더 증가)

3) 기타

(1) 직업적 노출(asbestosis, radon, arsenic, chromiun, chloromethyl ether 등)

(2) 대기오염

(3) 기존 폐질환(IPF, COPD, TB, silicosis, scleroderma, dermatomyositis 등)

4 분류와 빈도

1) 병리학적 분류

(1) **소세포암(small cell carcinoma) : neuroendocrine marker (+)**

(2) **비소세포암(Non-small cell carcinoma)**

① **편평세포암(squamous or epidermoid carcinoma)**

② **선암(adenocarcinoma)**

cf. Adenocarcinoma in situ, minimal invasive adenocarcinoma

: 조기 발견 후 절제시 5년 생존율 거의 100%

③ 대세포암(large cell carcinoma)

(3) **기타**

undifferentiated carcinoma, carcinoid tumor, bronchial gland tumor(adenoid cyst carcinoma, mucoepidermoid tumor)

2) 임상적 분류

(1) 소세포암(Small Cell Lung Cancer, SCLC)

① 항암요법 ± 방사선 요법이 주된 치료

② 수술 : 거의 시행하지 않음

(2) 비소세포암(Non-Small Cell Lung Cancer, NSCLC)

① 수술적 치료(혹은 방사선 요법) : 국소적인 병변은 완치 가능

② 항암요법 : 증상 완화 및 생존율 향상 효과

여기서 잠깐!!

- Cell type으로는 adenocarcinoma가 가장 많으며, small cell ca.는 점차 감소추세이다. 하지만 우리나라에서는 squamous cell type이 가장 많다.
- **폐암**은 반드시 조직검사를 통해 정확한 분류를 하는 것이 치료의 첫 걸음입니다. 하지만 치료에 있어서 가장 중요한 것은 임상적 분류로, SCLC와 NSCLC를 구분하는 것인데, 조직학적, 분자생물학적인 특징이 다르며, 치료의 modality도 다르므로 정확한 병리학적 진단이 중요하다.

3) 조직학적 비교

표 20-1 조직학적 특징 비교

소세포암	비세포폐암
Scanty cytoplasm	Abundant cytoplasm
Small hyperchromatic nuclei(fine chromatin)	Pleomorphic nuclei(coarse chromatin)
Indistinct nucleoli	Prominent nucleoli

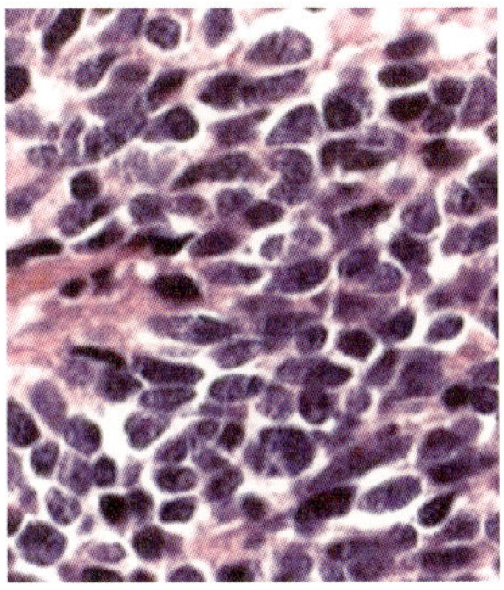
그림 20-1 Small cell carcinoma

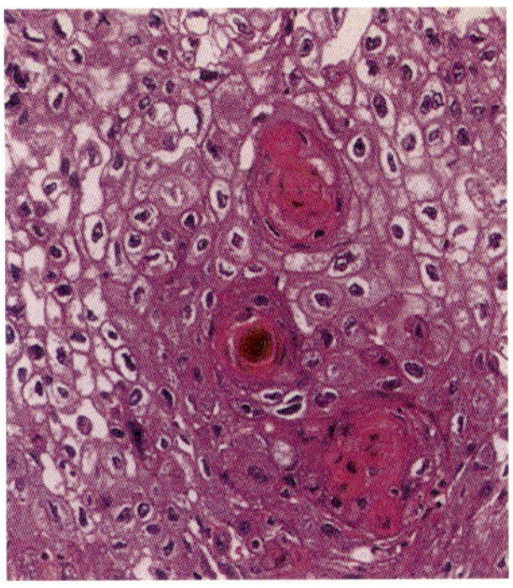
그림 20-2 Squamous cell carcinoma

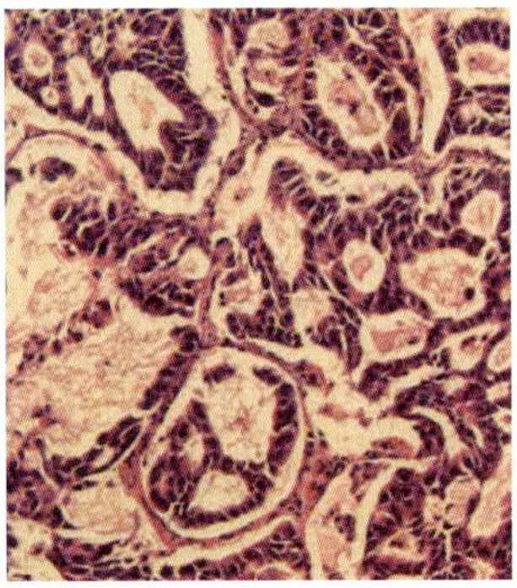
그림 20-3 Adenocarcinoma

4) 특징

(1) **편평세포암(squamous cell carcinoma)**

① **근위부(central airway)**에서 발생 후 기관지내로 성장

(참고) 근위부(central airway) : squamous cell carcinoma, small cell carcinoma

원위부(peripheral mass) : adenocarcinoma, large cell carcinoma

② **흡연자**에서 가장 흔히 발생

③ Cavity 형성 가능(~20%)

④ 출혈 위험이 있어서 anti-angiogenic therapy는 시행하지 않는다.

(2) **선암(adenocarcinoma)**

① 원위부(peripheral)에 흔함 → 무증상이 많고, 원격전이를 잘함

② **비흡연자에서 발생하는 것 중에 가장 흔함(45세 이하의 젊은 여성)**

③ 폐에 발생한 선암은 타장기(특히, 위장관)에서의 전이성 종양을 반드시 고려

(3) **adenocarcinoma in situ, minimal invasive adenocarcinoma(<5mm 이내)**

① 선암의 한 형태

② 폐포벽을 따라 성장하면서, 호흡곤란, 가래 형성 등 형성

③ 방사선 소견

diffuse, multinodular lesion 혹은 GGO(Ground Glass Opacity) 형태

④ **임상증상과 방사선 소견이 폐렴과 비슷**하여, 진단이 늦어지기도 함

⑤ 남 : 여=1 : 1이며, 비흡연자 여성에서 EGFR mutation과 관련됨

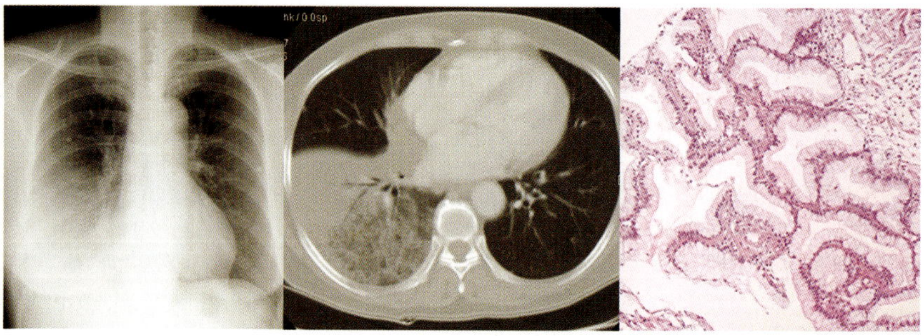

그림 20-4 기관지세포암

(4) **대세포암(large cell carcinoma)**

① 주로 **원위부(peripheral)**에서 발생하며, 원격전이가 흔함

② Cavity 형성 가능(~20%)

(5) **소세포암(small cell carcinoma)**

① **근위부(central airway)**에서 발생

② 폐암 중에서 **가장 악성도가 높고**, 증식속도가 빠름

③ 조기에 전이를 잘 일으키며, 진단 당시 원격전이가 흔함

④ 신경 내분비학적 분화 특징이 있으며, **paraneoplastic syndrome**이 흔함

20

5) 분자생물학적 특징

(1) SCLC, NSCLC의 공통된 특징

① p53 mutation(SCLC >70%, NSCLC >50%)

② 3p allele loss(>90%)

③ telomerase expression(>90%)

④ promotor hypermethylation(>90%)

(2) SCLC의 특징

① RB mutation(90%), p16 mutation(10%)

② KRAS, EGFR mutation : 발견되지 않음

③ Neuroendocrine 특징 : ACTH, AVP, ANF, GRP 등을 생산

(3) NSCLC의 특징

① RB mutation(20%), p16 mutation(50%)

② KRAS mutation(15~25%), EGFR mutation(10~35%)

5 임상증상

1) 원발종양 자체에 의한 국소적 증상

(1) 근위부(Central or endobronchial Tumor)

① 기침, 객혈, 천명음, 호흡곤란

② Postobstructive pneumonia : 발열, 기침

(2) 원위부(Peripheral tumor)

① 흉통 : pleura or chest wall invasion시 발생

② 호흡곤란 : 제한성 폐기능 이상

③ 폐농양 증상 : ∵ 종양의 괴사에 의해 발생

2) 주위조직 전이에 의한 증상

(1) 침범 장기별 증상

① Trachea 침범 : 호흡곤란

② Esophagus 침범 : 연하곤란

③ **Recurrent larygeal nerve 침범 : 쉰 목소리**

④ Phrenic nerve 침범 : 가로막 상승

⑤ Sympathetic nerve 침범 : **Horner's syndrome**(enophthamus, ptosis, miosis, ipsilateral loss of sweating)

⑥ Pleura : 악성 흉수에 의한 호흡곤란

(2) **Pancoast's tumor**(superior sulcus tumor)

① 폐첨부(apex)에 발생하여, C_8, $T_{1,2}$ 신경을 침범하여 발생

② 증상 : 상지 요골신경(ulnar nerve)을 따라 방사되는 어깨 통증

③ 방사선 소견 : 폐첨부의 종괴, 1, 2번째 갈비뼈의 손상이 관찰됨

④ 임상적으로 Horner's syndrome과 동반 가능

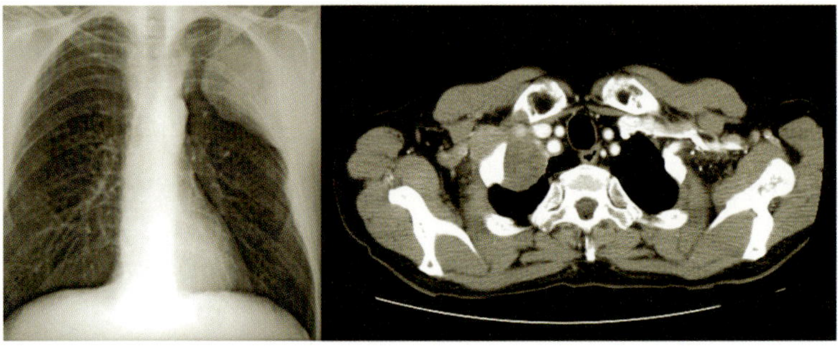

그림 20-5 Pancoast's tumor

(3) **상대정맥 증후군(Superior Vena Cava syndrome, SVC syndrome)**

① 원인 : SVC syndrome 환자 중 SqCC, SCC 환자가 85% 이상을 차지

② 증상 : 호흡곤란, 안면 홍조, 얼굴과 상지 부종, 경정맥 확장

③ Pericardial & cardiac extension : tamponade, 심부전, 부정맥

④ Lymphatic obstruction : pleural effusion

⑤ Lymphangitic spread : 호흡곤란, 저산소증

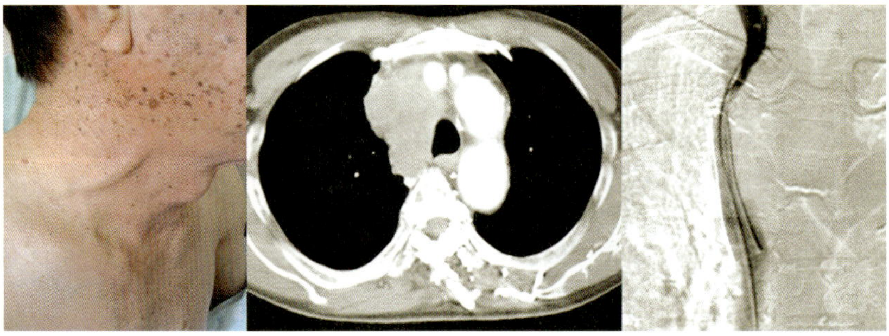

그림 20-6 상대정맥 증후군 및 SVC failure

3) 원격전이에 의한 증상

(1) 빈도(부검 결과)

① Squamous cell carcinoma : 50% 이상

② Adenocarcinoma & large cell carcinoma : 80% 이상

③ Small cell carcinoma : 95% 이상

(2) 흔한 전이 장기 : **뇌, 뼈, 골수, 간**, 림프절, 부신 등

4) 부종양 증후군(paraneoplastic syndrome)

(1) 의의

① 타장기 전이된 상태로 오인하여 치료의 시점을 놓치는 경우가 있으나, 수술의 금기가 아니며, 완치 후 호전되기도 함

② 폐암의 초기 증상 및 재발의 첫 징후로 나타나는 수 있음

(2) 내분비 증후군(약 12%)

① **고칼슘혈증, 저인산혈증**(Hypercalcemia & hypophosphatemia)

- 주로 **SqCC의 PTH-rP**(parathyroid hormone related peptide) 생성 때문
- **골전이에 의한 고칼슘혈증과 감별 필요**

② **저나트륨혈증**

주로 SCLC에서 ADH 또는 ANF 분비로 발생

③ **ACTH 이소성 분비**

SCLC에서 분비, Cushing' syndrome 같은 체형 변화보다는 저칼륨혈증이 더 잘 나타남

(3) 골관절－결체조직 증후군

① Clubbing : 주로 NSCLC

② **HPO(Hypertrophic Pulmonary Osteoarthropathy)**

- 주로 adenocarcinoma(∼10%)
- 증상 : periostitis(주로 ulnar/radius, tibia/fibula), tenderness, swelling
- 방사선 : periosteal elevation, bone scan은 양성

(4) 신경－근육계 증후군

① 모든 종류의 폐암에서 가능한 증상

peripheral neuropathy, subacute cerebellar degeneration 등

② **SCLC에서 특징적인 증상**

Eaton-Lambert syndrome, retinal blindness

③ Eaton-Lambert syndrome → 종양 부분 참조

(5) 기타

① 혈액학적 이상(1~8%)

- Migratory venous phlebitis, non-bacterial thrombotic endocarditis, DIC 등
- Thrombotic complication : 예후가 나쁨

② 피부 증상 : dermatomyositis, acanthosis nigricans

③ 신증 증상 : nephrotic syndrome, glomerulonephritis

(6) **폐암 환자에서 의식혼탁시 고려해야 될 사항**

저나트륨혈증(SIADH), 고칼슘혈증(hypercalcemia), 호흡성 알칼리증(respiratory alkalosis), 뇌 전이(brain metastasis)

6 진단

1) 조기검진(screening)

(1) 현재로서는 효과적이고, 비용 대비 효율이 좋은 방법은 없음

(2) 가래의 cytology, 흉부 X-ray : 사망률을 호전시키지 못함

(3) 저선량 CT(LDCT)

예민도는 높으나, 위양성이 높고, 생존율 향상의 결과가 없어 아직은 선별검사로 추천되지는 않음

2) 조직학적 진단 → staging에 중요함

(1) Fiberoptic bronchoscopy : 기관지 생검 혹은 경기관지 생검(TBLB)

근위부(central lesion) 종양에서 많이 이용됨. T staging

(2) Endobronchial ultrasound(EBUS) guided biopsy

(3) Mediastinoscopy : 림프절 생검. N staging

CT에서 림프절 (+)로 판독되더라도 실제 조직 검사상 암 전이가 없는 경우가 매우 많기 때문에 시행하여야 함

(4) Percutaneous needle biopsy : CT guided, fluoroscopy guided

주로 원위부에 있는 림프절/폐 종양 생검, 골 전이 부위 생검시 유용

(5) Open lung resection : 진단 겸 치료로 시행

7 병기 설정

1) 병기 설정 과정

(1) **해부학적 병기(anatomical stage)**

① 종양의 위치를 결정 → "**Resectability**"가 있는지 평가

수술적 치료(Lobectomy or pneumonectomy)로 완전 절제가 가능한가?

(2) **생리학적 병기(physiologic stage)**

① 환자가 치료 과정을 견딜 수 있는가 → **"Operability"** 평가

② 환자의 cardiopulmonary function이 치료 과정을 견딜 수 있는지 평가

(3) NSCLC와 SCLC의 병기 시스템

① NSCLC : TNM stage

② SCLC : 제한 병기(limited stage), 확장 병기(extensive stage)로 분류

(4) Staging에 필요한 검사

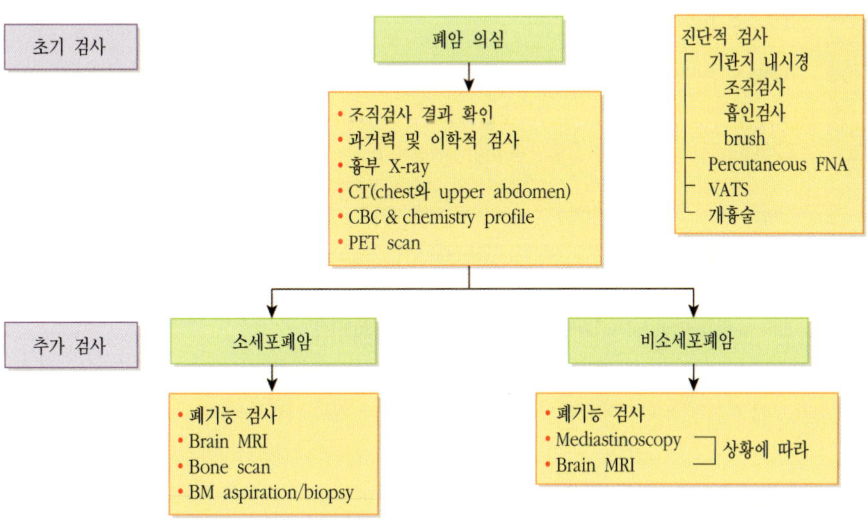

그림 20-7 폐암의 진단 알고리즘

2) 비소세포폐암(NSCLC)의 병기 : TNM staging

표 20-2 T(Primary Tumor)

Tx	• 영상검사나 bronchoscopy에서 원발 종양을 찾을 수 없으나 가래나 bronchial washing에서 악성 세포가 검출된 경우
T_0	• primary tumor의 증거(−)
Tis	• carcinoma in situ
T_1	• ≤3cm • lung or visceral pleura에 싸여 있음 • 주기관지(main bronchus) 침범×(즉, lobar bronchus까지)
T_1a	• **≤2cm**
T_1b	• **2cm < Tumor ≤3cm**
T_2	• **3cm < Tumor ≤7cm** • visceral pleura 침범 • hilar region까지 침범하여 atelectasis or obstructive pneumonitis(entire lung 침범 ×) • main bronchus 침범, carina 2cm 하방까지
T_2a	• **3cm < Tumor ≤5cm**
T_2b	• **5cm < Tumor ≤7cm**
T_3	• **>7cm** • 흉벽(sup. sulcus tumor 포함), 횡격막, phrenic n., mediastinal pleura, parietal pericardium • entire lung에 atelectasis or obstructive pneumonitis • carina 2cm 이내까지 침범a : carina 자체는 침범 × • **같은 lobe 내에 separate tumor nodule(s)**
T_4	• mediastinum, carina, 심장/대혈관, trachea, recurrent laryngeal n., 식도, 척추 • **different ipsilateral lobe에 separate tumor nodule(s)**

[a] The uncommon superficial spreading tumor of any size with its invasive component limited to the bronchial wall, which may extend proximally to the main bronchus, is also classified as T_1a.

표 20-3 N stage

N_0	No regional LN metastasis
N_1	p동측 peribronchial, 동측 hilar LN, primary Tm에 의한 intrapulmonary node의 직접 침윤
N_2	동측 mediastinal, subcarinal LN
N_3	반대쪽 mediastinal, 반대쪽 hilar, 동측/반대쪽의 scalene/supraclavicular LN

표 20-4 M(Distant Metastasis)

Mx	Distant metastasis cannot be assessed
M_0	No distant metastasis
M_1	Distant metastasis
M_1a	**contralateral lobe내에 separate tumor nodule(s)** **pleural tumor nodules 또는 malignant pleural(or pericardial) effusion**
M_1b	Distant metastasis(in extrathoracic organs)

T/M	N_0	N_1	N_2	N_3
T_1a	ⅠA	ⅡA	ⅢA	ⅢB
T_1b	ⅠA	ⅡA	ⅢA	ⅢB
T_2a	ⅠB	**ⅡA**	ⅢA	ⅢB
T_2b	**ⅡA**	ⅡB	ⅢA	ⅢB
T_3	**ⅡB**	**ⅢA**	ⅢA	ⅢB
T_4	**ⅢA**	**ⅢA**	ⅢB	ⅢB
M_1a	Ⅳ	Ⅳ	Ⅳ	Ⅳ
M_1b	Ⅳ	Ⅳ	Ⅳ	Ⅳ

<table>
<tr><th></th><th>N_0</th><th>N_1</th><th>N_2</th><th>N_3</th></tr>
<tr><td>T_1</td><td>ⅠA
OP.</td><td rowspan="2">ⅡA
OP.+CTx</td><td rowspan="4">ⅢA
수술전 CT+RT,
가능하면 OP.</td><td rowspan="5">ⅢB
Palliave RT, CT</td></tr>
<tr><td>T_2a</td><td>ⅠB
OP.</td></tr>
<tr><td>T_2b</td><td>ⅡA
OP.+CTx</td><td>ⅡB
OP.+RT+CT</td></tr>
<tr><td>T_3</td><td>ⅡB
OP.+CTx</td><td></td></tr>
<tr><td>T_4</td><td colspan="2"></td><td></td></tr>
</table>

표 20-5 TNM international staging system 2

Tumor(T) status	T_0	No evidence of a primary tumor
	T_X	Primary tumor cannot be assessed, or tumor proven by the presence of malignant cells in sputum or bronchial washings but not visualized by imaging or bronchoscopy
	TIS	Carcinoma in situ
	T_1	Tumor <3cm in greatest dimension, surrounded by lung or visceral pleura, without bronchoscopic evidence of invasion more proximal than lobar bronchus(i.e., not in main bronchus)
	T_2	Tumor with any of following; >3cm in greatest dimension; involves main bronchus, ≥ 2cm distal to the carina; invades visceral pleura; associated with atelectasis or obstructive pneumonitis extending to hilum but does not involve entire lung
	T_3	Tumor of any size that directly invades any of the following; chest wall including superior sulcus tumors), diaphragm, mediastinal pleura, parietal pericardum; or tumor in main bronchus <2cm distal to carina but without involvement of carina; or associated atelectasis or obstructive pneumonitis of entire lung
	T_4	Tumor of any size that invades any of the following; mediastinum, heart, great vessels, trachea, esophagus, vertebral body, carina; or tumor with a malignant pleural or pericardial effusion, or with satellite tumor nodule(s) within the ipsilateral primary-tumor lobe of the lung.
Lymph node(N) involement	NX	Regional lymph nodes cannot be assessed
	N_0	No regional lymph node metastasis
	N_1	Metastasis to ipsilateral peribronchial and/or ipsilateral hilar lymph nodes, and intrapulmonay nodes involved by direct extension of the primary tumor
	N_2	Metastasis to ipsilateral mediastinal and/or subcarinal lymph node(s)
	N_3	Metastasis to contralateral mediastinal, contralateral hilar, ipsilateral or contralateral scalene, or supraclavicular lymph node(s)
Distant matastasis (M)	MX	Presence of distant metastasis cannot be assessed
	M_0	No distant metastasis
	M_1	Distant metastasis present

3) 소세포암(SCLC)의 병기 : 제한 병기 vs 확장 병기

☞ SCLC의 기본 치료는 항암 치료지만, 방사선 치료에도 잘 반응합니다. 항암치료에 추가로 방사선 치료를 할 수 있는 지에 따라 제한 병기와 확장 병기로 나뉩니다. 치료 범위가 너무 넓어지면 방사선 치료를 할 수 없으니까 확장 병기에서는 항암치료만 시행합니다.

(1) **제한 병기(Limited stage)** ~30%

① 종양이 환자가 견딜 수 있는 방사선 조사 범위에 있는 경우
한쪽 흉강과 국소 림프절만 침범

② 포함되는 림프절 : **mediastinal LN, 반대쪽 hilar LN, 동측 및 반대쪽 supraclavicular LN**

③ 포함되는 상태 : SVC 증후군, recurrent laryngeal nerve 침범

(2) **확장 병기(Extensive stage)** ~70%

① 제한 병기를 벗어나는 경우

② 포함되는 림프절 : **동측 및 반대쪽 axillary LN, cervical LN**

③ 포함되는 상태 : cardiac tamponade, malignant pleural effusion, bilateral parenchyme

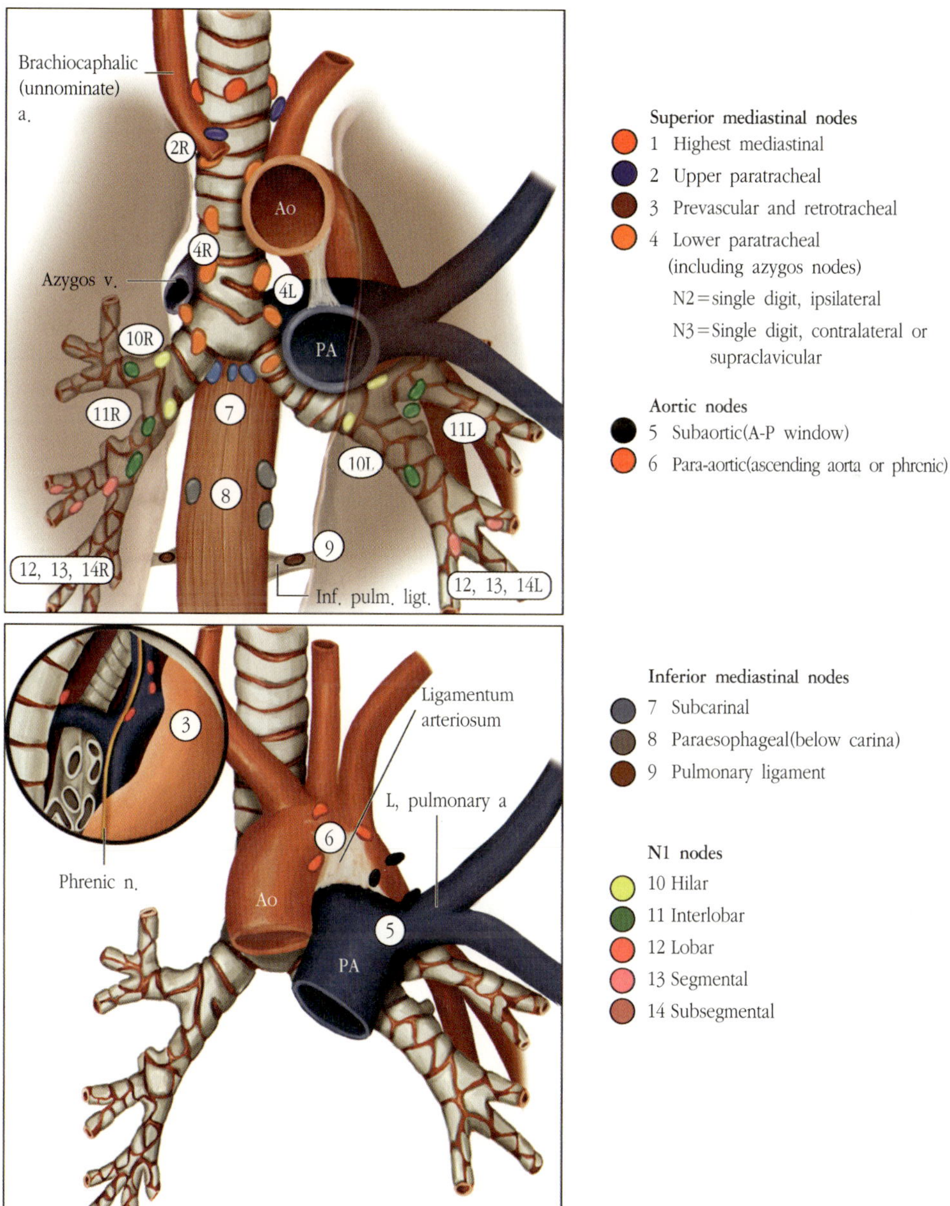

그림 20-8 폐암에서의 nodal stage

4) 병기 판정을 위해 검사

(1) 모든 환자에게 시행하는 검사

① Chest CT 및 abdomen CT 시행

② 타장기 전이가 의심될 때

- 뇌전이 : brain CT / MRI
- 골전이 : bone scan
- 식도 침범 : barium swallowing test

③ 호흡부전 의심 : ABGA, PFT

④ 의심되는 병변의 조직검사 : 조직학적 진단이 되지 않았거나, 치료 또는 병기 판정에 영향을 미치는 경우

(2) 근치적 수술, 방사선 치료에 금기가 없는 NSCLC 환자

① 치료전 ABGA, PFT, coagulation test

② PET(Positron Emission Tomography)

- 흉부 및 타장기 전이를 파악하는 데, 민감도(sensitivity)가 높음
- **SUV(Standardized Uptake Value) >2.5 이상** : 악성 가능성 매우 높음
- 장점 : 종격동 침범여부를 파악할 수 있어, 침범이 의심되면 조직학적 증명에 도움
- 단점 : 고가, 해상도가 떨어져 판독시 CT와 비교 필요. 위양성/위음성 존재
- 위양성 : 감염성 질환, 육아종 질환
- 위음성 : 당뇨병, 성장속도가 느린 종양(예: carcinoid tumor), 결핵 동반, 작은 병변(<8mm)

여기서 잠깐!!

종격동 림프절 평가

- 수술 예정인 환자는 종격동 림프절에 대해서 PET에서 음성이더라도, 수술적으로(mediastinoscopy or thoracotomy) 평가해서 조직학적인 증명이 되어야 한다.
- Stage Ⅰ, Ⅱ, ⅢA인 경우 근치적 수술을 할 수 있지만, 종격동 림프절이 침범된 것으로 확인되면, N_2 또는 N_3가 되기 때문에 근치적 수술을 못 하므로 수술 전에 확인하는 것이 매우 중요하다.

(3) 진행된 NSCLC 환자 & 모든 SCLC 환자

① SCLC가 증명된 경우

- Brain CT 혹은 MRI(약 10%에서 뇌전이 존재)
- BM aspiration 혹은 biopsy(약 20~30%에서 골수 침범) : 비정상 혈액검사일 때만 시행

② 진행된 NSCLC 환자 또는 조직형을 모르는 경우
- 의심되는 병변의 조직검사
- 기관지 내시경 : 객혈, 기관지 폐쇄 등이 의심될 때
- 흉수 천자 : 악성 흉수 존재

5) 생리학적 평가(Physiologic staging; FEV_1)

(1) 수술 금기증

① Non-ambulatory performance status

② 3개월 이내 심근경색, 조절되지 않는 부정맥, 심한 폐고혈압

③ PCO_2 >45mmHg, DLco <40%, FEV_1 < 1L

(2) 폐기능 검사 해석

① FEV_1 <1L : 수술 불가능

② **FEV_1 >2L 혹은 예상치의 80% 이상** : 폐절제술 가능(pneumonectomy)

③ Borderline인데, 절제 가능한 종양이면 cardiopulmonary exercise test 시행
- $\dot{V}O_2max$(운동부하 최대 산소 섭취량) <15mmHg/kg min : 심한 합병증 예상

8 치료

1) 비소세포폐암(Non small cell lung cancer)의 치료 개념

(1) Occult & stage 0 carcinoma : sputum이나 washing cytology에서는 암세포가 보이나 chest X-ray에서는 정상(Tx)

① fiberoptic bronchoscopy로 90%에서 localization된다.

② 치료는 최대한 보존적인 surgical resection

③ 5년 생존율은 60%

④ 이차적인 폐암 발생 위험이 높아 정기적으로 close F/U해야 한다.

(2) **Stage Ⅰ, Ⅱ**

① **가능하면 수술적 치료(surgical resection)가 원칙**

② 근치적 방사선 치료(curative potential RT) : 수술적 치료가 불가능할 경우

③ 수술 후 보조 항암요법 : stage Ⅱ에서 권고(수술 후 방사선 요법은 시행 안함)

(3) Stage Ⅲ

① Surgery + adjuvant chemotherapy : T_3N_1(ⅢA)

여기서 잠깐 !!

N_2 침범여부에 따라 다음과 같이 구분한다.

- Nonbulky ⅢA : 수술 전 병기평가에서는 N1까지만 침범이었으나, 수술 중 시행한 림프절 검사에서 N_2 침범이 확인된 경우
- Bulky ⅢA : 수술 전 병기 평가에서, 이미 방사선적으로 종격동 침범이 확인

② Chemotherapy + radiation therapy

- TOC for patients with N_3 nodal involvement(ⅢB) or bulky stage ⅢA disease
- N_0 or N_1 superior sulcus(pancoast) tumor

cf. Superior sulcus(pancoast) tumor

Lung apex에 생기는 tumor로서, 주변 조직들을 침범하여 Horner's syndrome, should and/or arm pain, weakness and atrophy of the muscles of the hand 등의 증상을 나타냅니다.

(4) Stage Ⅳ and more advanced ⅢB

① Palliative RTx or CTx

② Large malignant pleural effusion : chest tube drainage

③ Isolated brain or adrenal metastasis : primary & metastatic cancer 절제 고려

2) 소세포폐암(Small cell lung cancer)의 치료

(1) **CTx.** : 모든 stage에서 치료의 중심!

(2) RTx.

① Chest RTx. : limited stage에서 추가로 할 수 있음

∵ 원발 병소에서의 재발이 가장 흔하므로

② Prophylactic cranial RTx. : 완전 관해를 보인 환자에게 할 수 있음

(survival에 영향을 줄 수는 없으나, brain metastasis를 줄이는 효과)

③ Palliative RT : initial CTx.가 실패했거나 poor-performance status인 경우

(3) 5YSR : 10～15% – median survival

① Limited stage : 1년 이상

② Extensive stage : 10개월

(Combined CTx.를 시행했을 경우)

(치료를 하지 않은 경우는 median survival 6～17주 : 4개월 미만)

20

꼭 알아둡시다!!

수술의 적응과 금기

- 적응증 : Non small cell lung cancer: stage Ⅰ~ⅢA까지 op. 가능
- 절대적 금기(← Anatomic staging)
  - Small cell Ca : 최근 외국에서 limited stage는 수술한다.
  - Distant metastasis
  - Scalene, supraclavicular LN involvement
  - Contralat. mediastinal LN involvement
  - **Vocal cord paralysis(hoarseness) : recurrent laryngeal n. or phrenic n. involvement**
  - **Horner's syndrome : sympathetic n. 침범**
  - **Carina**나 trachea, esophagus, great vessel을 직접 involve한 경우
  - **SVC syndrome**
  - **Pleural effusion with malignant cell**
  - Cardiac tamponade with pericardial involvement
  - Proximal main stem bronchi(<2cm from carina) involvement → RT
  - Bilateral endobronchial tumor → RT
  - Chest wall의 광범위한 침범
- 상대적 금기
  - Chest wall invasion
  - Pleural effusion without malignant cell
  - Brachial Plexus involvement 예외) Pancoast tumor
  - Phrenic n. involvement
- Physiologic Clx.(← Physiologic staging)
  - Non-ambulatory performance status
  - AMI 후 3개월 이내(6개월 이내는 relative Clx.)
    ∵ 수술 시 20%에서 reinfarct 발생
  - Uncontrolled major arrhythmia
  - Severe pulmonary HTN
  - Abnormal PFT
    - FEV_1 <1.0L
    - CO_2 retension : 안정상태에서 $PaCO_2$ >45mmHg
    - DLco <40%
    - Severe pulmonary hypertension

표 20-6 Lung cancer 최신 경향 치료의 요약

비소세포암	Stage Ⅰ → 수술 Stage Ⅱ → 수술+추가항암화학요법 Stage ⅢA → N_2의 상태에 따라 다름 advanced, bulky N_2일 경우 concurrent CTx+RTx Stage ⅢB, Ⅳ → palliative RTx or CTx항
소세포암	제한 병기 → 동시적 방사선 & 항암화학요법 확장 병기 → 항암화학요법

3) Occult & stage 0 carcinoma

(1) 정의 : 가래 혹은 기관지내시경 세척액에서는 악성세포가 보이지만, 흉부 X-ray는 정상소견일 때 대부분 carcinoma in situ 혹은 multicenteric lesion이 관찰

(2) 대책 : 전신마취 하에서 기관지내시경을 하면서 순차적으로 조직검사 및 brush를 통해서 악성종양의 위치를 찾아내야 한다(localization).

(3) 치료 : 수술적 치료(폐실질은 보존하면서, 병변부위를 절제)

(4) 예후 : 5년 생존율 60%

4) NSCLC의 치료

꼭 알아둡시다!!

Non-small cell lung cancer

- **Stages ⅠA, ⅠB, ⅡA, ⅡB, and some ⅢA**
  - Surgical resection for stages ⅠA, ⅠB, ⅡA, and ⅡB
  - Surgical resection with complete-mediastinal lymph node dissection and consideration of neo-adjuvant CRx for stage ⅢA disease with "minimal N_2 involvement"(discovered at thoracotomy or mediastinoscopy)
  - Consider postoperative RT for patients found to have N_2 disease
  - Stage ⅠB : discussion of risk/benefits of adjuvant CRx; not routinely given
  - Stage Ⅱ : adjuvant CRx
- **Curative potential RT for "nonoperable" patients**
- **Stage ⅢA with selected types of stage T3 tumors**
  - Tumors with chest wall invasion(T_3) : en bloc resection of tumor with involved chest wall and consideration of postoperative RT
  - Superior sulcus(pancoasts's)(T_3) tumors : preoperative RT(30～45 Gy) and CRx followed by en bloc resection of involved lung and chest wall with postoperative RT
  - Proximal airway involvement(<2cm from carina) without mediastinal nodes; sleeve resection if possible preserving distal normal lung or pneumonectomy
- **Stages ⅢA "advanced, bulky, clinically evident N2 disease"**(discovered preoperatively) **and ⅢB disease that can be included in a tolerable RT port**
  - Curative potential concurrent RT+CRx if peiformance status and general medical condition are reasonable; otherwise, sequential CRx followed by RT, or RT alone
- **Stage ⅢB disease with carinal invasion(T4) but without N2 involvement**
  - Consider pneumonectomy with tracheal sleeve resection with direct reanastomosis to contralateral mainstem bronchus
- **Stage Ⅳ and more advanced ⅢB disease**
  - RT to symptomatic local sites
  - CRx for ambulatory patients; consider CRx and bevacizumab selected patients
  - Chest tube drainage of large malignant pleural effusions
  - Consider resection of primary tumor and metastasis for isolated brain or adrenal metastases

(1) Stage Ⅰ, Ⅱ의 치료

① 가능하면 수술적 치료(surgical resection)가 원칙

② 근치적 방사선 치료 : 수술적 치료가 불가능할 경우

③ 수술 후 보조 항암요법 : stage Ⅱ에서 권고(수술 후 방사선 요법은 시행 안함)

(2) Stage Ⅲ의 치료

여기서 **잠깐 !!**

- Stage Ⅲ인 폐암은 locally advanced NSCLC로 볼 수 있어, 다양한 group들이 있어 세분화해서 분류해야 하며, 치료도 국소치료(수술 or 방사선치료)와 전신 항암요법이 모두 고려된다. Stage Ⅲ NSCLC의 구분에서, 특히 중요한 핵심은 N_2 침범 여부이며, N_2의 침범을 "nonbulky", "minimal", "advanced, bluky"로 구분하고, 각각의 치료는 아직도 논의가 활발히 진행 중이므로, 원칙만 간략히 짚고가면 됨
- **Nonbulky ⅢA** : 수술 전 병기평가에서는 N1까지만 침범이었으나, 수술 중 시행한 림프절 검사에서 N_2 침범이 확인된 경우
- **Minimal N_2 involvement ⅢA** : 수술 전 병기 평가에서 종격동에 1개의 종대된 림프절이 있어서 수술 전 조직검사에서 침범이 확인된 경우
- **Advanced, bulky N_2 involvement ⅢA** : 수술 전 병기 평가에서, 이미 방사선적으로 종격동 침범이 확인

① Nonbulky N_2 stage ⅢA의 치료

Complete-mediastinal lymph node dissection을 통해 충분한 수술적 치료

② Minimal N_2 stage ⅢA의 치료

Neoadjuvant chemotherapy 후 수술

③ Advanced, bulky stage ⅢA 및 dry ⅢB(악성흉수가 없는 ⅢB)의 치료

Curative potential concurrent radiation+chemotherapy 시행(환자의 상태에 따라, CTx와 RT 순차대로 시행, 혹은 RT 단독 시행)

④ 일부 T_3 종양의 치료

- 흉막 침범(T_3) : En bloc resection 시행 → 수술 후 방사선 치료 고려
- Pancoast's tumor(T_3) : concurrent chemoRT → En bloc resection → 수술 후 RT
- Proximal airway(carina 2cm 이내) : 가능하면 sleeve resection(or pneumonectomy)

⑤ 일부 T_4 종양의 치료

Carina 침범은 있지만 N_2 침범은 없는 경우(T_4 $N_{0\sim1}$) : pneumonectomy with trachea sleeve resection 및 반대 bronchus와 reanastomosis

20

(3) Stage Ⅳ 및 Advanced ⅢB의 치료

① 기본 원칙

- Best supportive care
- 방사선 치료는 palliation 목적으로 여러 증상들을 호전시킬 수 있음
- 항암요법은 일상생활 능력이 좋은 환자들에게 투여했을 때, 증상호전, 삶의 질 향상, 생존율 향상이 가능함

② Palliative radiation therapy

- 방사선치료가 효과가 있는 경우
  - Hemoptysis, cough, dyspnea, vocal cord palsy
  - SVC syndrome, bronchial obstruction, upper airway obstruction
  - Cardiac tamponade(심막천자와 병행)
  - Painful bony metastasis
  - Brain or spinal cord metastasis
  - Brachial plexus 침범
- 방사선치료를 받지 못하는 환자에서 시행할 수 있는 방법
  Brachytherapy, photodynamic therapy, endobronchial stent

③ Chemotherapy

- 항암 치료는 benefit과 toxicity를 신중히 비교해서 결정해야 함
- 치료 안한 환자에서 평균 생존 기간 4~6개월, 1년 생존율 5~10%
- 항암치료 받은 군에서 평균 생존 시간 8~10개월, 1년 생존율 30~35%
- 항암치료를 고려할 수 있는 경우
  - 환자가 항암치료를 원하고, 치료의 benefit과 toxicity를 정확히 이해하며
  - 일생생활 능력이 좋은 경우(ambulatory patients) : 주로 사용하는 약제
- Paclitaxel+cisplatin / carboplatin
- Vinorelbine+cisplatin
- New drug(docetaxel, irinotecan, gemcitabine)

④ VEGF target therapy(bevacizumab)

- Monoclonal antibody to VEGF
- 항암치료와 병행해서 사용하면 생존율 형상
- 부작용 : 출혈, 고혈압, 단백뇨 동반(객혈이 있는 환자 혹은 편평세포암은 출혈 경우 때문에 사용하면 안 됨)

⑤ EGFR target therapy(erlotinib)

- 경구 제제로, 2nd 혹은 3rd line 치료제

- 특히 EGFR의 유전자 혹은 수용체가 over-expression된 환자에서 효과
- 부작용 : acneiform skin rash, diarrhea

5) SCLC의 치료

꼭 알아둡시다!!

Small cell lung cancer

- Limited stage(good performance status) : combination CRx+concurrent chest RT
- Extensive stage(good performance status) : combination CRx
- Complete tumor responders(all stage) : consider prophylactic cranial RT
- Poor-performance-status patients(all stages)
  - Modified-dose combination CRx
  - Palliative RT

(1) **항암 치료(chemotherapy)**

① 치료 반응 : 항암제에 매우 민감한 특징(limited stage) response rate : 60~80%, complete response rate : 10~30%

② 생존율 향상 : (limited stage) 치료받지 않은 환자들의 median survival 3개월 vs. 치료받은 환자들의 median survival 18개월

③ 항암 약제 : Etoposide+cisplatin/carboplatin, every 3weeks, 4~6cycles

④ Relapse가 흔하며, 예후는 매우 불량함

(2) **Concurrent chemoradiotherapy**

① Limited stage에서는 우선적으로 고려해야 함(extensive stage에서는 우선적으로 RT가 추천되지 않는다. Only chemotherapy)

② 시행 조건 : limited stage이며, performance status 0~1, good PFT

(3) Radiation

① 흉부 혹은 뇌전이와 같이, 증상이 있으면서 진행하는 전이 병소에 palliative RT 가능

② **PCI(Prophylatic Cranial Irradiation)**

- 소세포암에서, 항암요법으로 complete response보인 환자에게 뇌전이 발생을 감소시키기 위해 시행하는 예방적인 두부 방사선 요법(생존율 향상은 아님)
- 비소세포암에는 없는 개념
- Complete response를 보인 환자에서 시행해야 의미 있음(정의 반드시 외우기)
- 부작용 : 인지장애(매우 드묾)

고립성 폐결절(Solitary Pulmonary Nodule, SPN)

1 정의

1) 우연히 발견되는 X-ray 이상 소견
2) 1~6cm의 지름을 갖고, 주변 폐조직과 경계가 명확한 X-ray density

2 의의

1) 성인의 35%는 악성 종양(원발성 폐종양)
2) 35세 이하의 비흡연자에서는 악성종양일 가능성 1% 미만

3 악성이 의심되는 소견(조직학적 진단을 위해 절제해야 하는 적응증)

1) **흡연력(+)**
2) **35세 이상**
3) **크기가 큰 결절**
4) **석회화(Calcification)가 없을 때**
   단, 다음의 경우에는 석회화가 있어도 악성 종양을 배제하지 못함
   (1) 변연부 석회화(eccentric)
   (2) 부분적인 석회화(stippled)
   (3) 방사형 석회화(corona radiata sign) : 악성 가능성 90%
   (4) 결절 내에 기관지 포함(air-bronchus sign)
5) 호흡기 관련 증상이 동반 : **객혈, 체중감소, 흉통**
6) **X-ray 이상이 동반** : atelectasis, pneumonitis, LN adenopathy
7) **이전 X-ray와 비교하여 크기가 커진 경우**
8) **PET scan(+)** : SUV > 2.5

4 양성 결절을 시사하는 방사선 소견

1) **2년 이상 X-ray에서 크기 변화가 없음**
2) **특징적 석회화(calcification) 동반**
   (1) Dense central nidus
   (2) Multiple punctate foci

(3) 육아종 : "Bull's eye"(granuloma)

(4) 과오종 : "Popcorn ball"(harmatoma)

5 SPN 발견 시 진단 순서

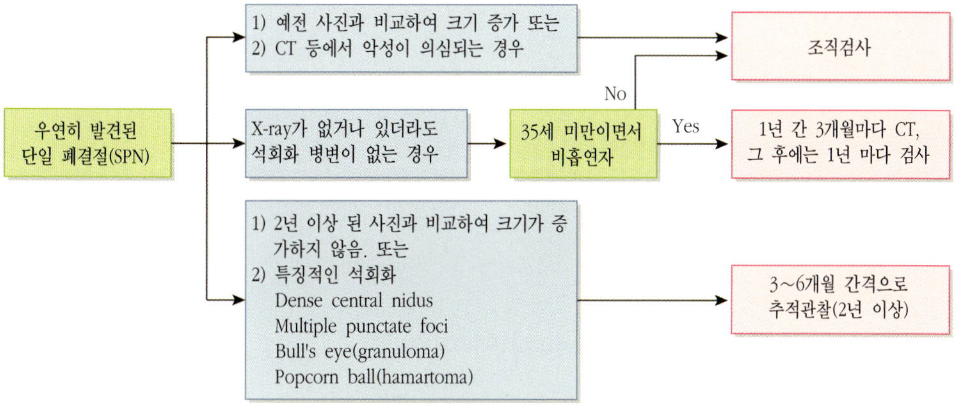

그림 20-9 SPN 진단 후 검사 알고리즘

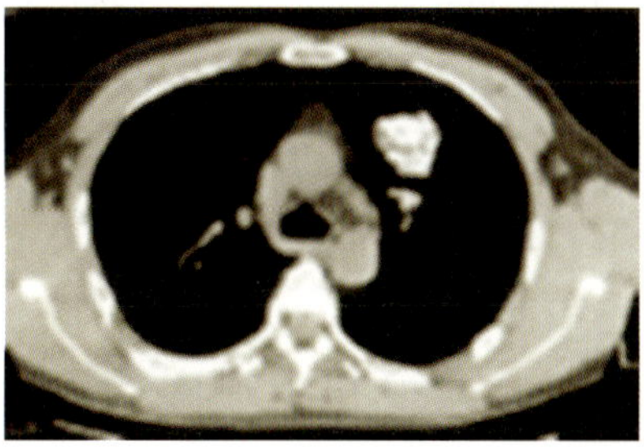

그림 20-10 Popcorn like calcification in Harmatoma

1) Old X-ray가 없고, 특징적은 calcification이 없는 경우

(1) 35세 이하의 비흡연자

① X-ray/CT 추적 관찰(첫 1년은 3개월마다, 이후 1년마다)

② 크기가 유의하게 커지면 조직검사 시행

(2) 35세 이상 or 흡연자 등 risk factor가 있으면 조직검사(PCNA or bronchoscopy) 혹은 resection을 시행해야 한다.

2) Old X-ray가 존재

(1) 2년 이상 크기변화가 없거나, CT에서 양성소견 : X-ray/CT 추적 관찰

(2) New lesion 혹은 growing lesion－조직검사 혹은 resection 필요

폐의 양성종양(benign lung neoplasm)

1 기관지 선종(bronchial adenoma)

1) 특징

(1) 폐 양성종양의 50%

(2) 종류

① carcinoid : 80～90%

② adenocystic tumor(10～15%), mucoepidermoid tumor(2～3%)

2) 증상

반복되는 객혈, 만성 기침, localized wheezing

3) Carcinoid tumor의 특징

(1) SCLC와 같이 APUD system(kulchitsky cell)에서 유래

(2) **Paraneoplastic syndrome**을 일으킬 수 있음

(3) 타장기에 전이되어 carcinoid syndrome을 일으킬 수 있음 : SCLC는 아님

4) 진단 및 치료

(1) 대부분 bronchoscopy, biopsy로 진단

(2) Malignancy potential이 있으므로 대부분 **수술적 절제**가 필요

2 과오종(harmatoma)

1) 60대 남성에서 흔함

2) 임상 특징 : benign nature, clinically silent, peripheral location

3) **특징적 방사선 소견("Popcorn" calcification)**을 보이는 경우를 제외하고는 감별**진단을 위해 수술적 절제**가 필요(특히 흡연자인 경우)

전이성 폐종양

1 전이성 폐종양의 특징

1) 폐전이가 흔하며, 대부분 완치 어려움
2) 폐전이가 흔한 암 : **신세포암(RCC), 융모막암종(chorioscarcoma), 골육종(osteosarcoma), 흑색종(melanoma)**

2 기존 암환자에서 발생한 폐결절

1) 특히 35세 이상의 흡연자 폐의 악성 종양에 준하여 검사 및 치료
2) 원발암 외에 유일하게 폐에만 전이가 있으면 절제 가능

3 수술적 치료를 통해 완치가 가능한 폐전이 종양

1) 전제 조건 : 원발암이 성공적으로 치료되어 왔으며, 환자가 수술을 견딜 수 있음
2) **절제 가능 종양**
   (1) **Osteosarcoma**
   (2) **Colon, rectal cancer**
   (3) Head & neck, breast, testis, salivary gland tumor, uterine, cervix tumor
   (4) Melanoma
   (5) Bladder & kidney tumor
3) 5년 생존율 : 20～30%

PACIFIC
INTERNAL MEDICINE

21 Chapter

흉막질환

Diseases of pleura and pleural cavity

흉막삼출증, 기흉, 늑막종양

1 흉막

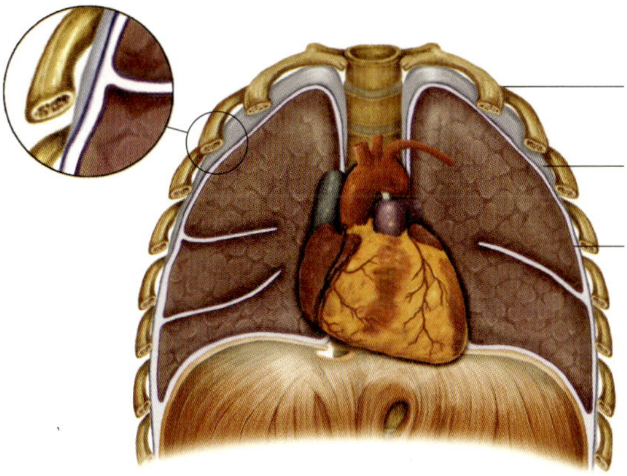

그림 21-1 흉막의 해부학적 구조

1) 단층의 중피세포(mesothelial cell)로 구성
2) 얇은 결합조직, 림프관 및 혈관의 네트워크에 의해 지지
3) **벽측 흉막(parietal pleura)** : **흉벽, 가로막 및 종격동의 표면** 혈관이나 림프관은 적지만 **감각신경이 존재함**
4) **폐 흉막 또는 장측 흉막(visceral pleura)** : **폐를 둘러쌈** 혈관이나 림프관은 적지만 **감각신경이 존재**
5) 흉강 : 두 흉막 사이의 잠재 공간(potential space) 윤활작용을 위해 **10~30mL의 미량의 흉수가 존재**

표 21-1 흉수의 정상치

Volume	0.1~0.2mL/kg
Cells/mm^3 % mesothelial cells % monocytes % lymphocytes % granulocytes	1,000~5,000 3~70% 30~75% 2~30% 10%
Protein % albumin	1~2g/dL 50~70%
Glucose	= plasma level
LDH	<50% Plasma level

2 임상양상

1) 흉막염성 동통(pleuritic pain)

(1) **벽측흉막의 감각신경이 자극. 심호흡, 기침, 흉곽 운동 등에 의해 악화**

(2) 편측성으로 날카롭게, **이환된 부위**에만 나타나지만, 어깨, 경부 또는 복부로 연관통(referred pain) 가능

(3) **동통 때문에 빠르고 얕은 호흡**

(4) 악성종양으로 인한 동통 : 연속적으로 둔하게(steady and dull)

2) 호흡곤란

흉강이 비정상적으로 팽창하면서 폐를 압박하거나 동통 때문

3) 마찰음(friction rub)

(1) 흉막의 염증 때문에 호흡주기에 따라 들리는 긁거나 비비는 소리

(2) **주로 일과성으로 나타나며, 흉수가 증가하면 소실**

4) 이학적 검사

호흡운동 감소, 호흡음 감소 또는 소실, 타진음 혹은 성음진탕음 감소

3 진단법

1) 흉부방사선 검사

(1) 단순 흉부 방사선(chest PA) : 흉수가 300mL 이상 저류되어야 진단 가능

→ **측와위(lateral decubitus) 검사 : 흉수가 ~150mL만 되어도 진단 가능**

(2) **CPA(Costophrenic Angle)의 둔화 또는 소실**

(3) 다량의 흉막삼출시(> 1L) 종격동의 반대편 이동

(4) 가성종양(pseudotumor) : 흉수가 폐엽간 열구(interlobar fissure)에 소방을 형성하여 종양 모양을 나타내는 것

(5) Chest PA에서 소량의 흉수가 의심만 될 때 확인하는 방법

① **측와위 검사**

② **Chest ultrasonography**

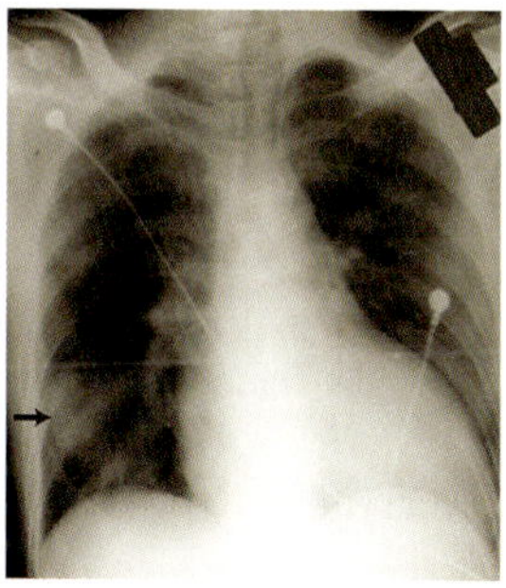

그림 21-2 가성종양

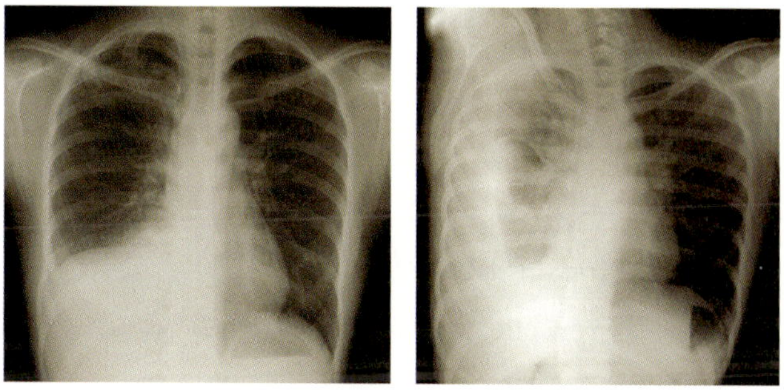

그림 21-3 CPA blunting이 의심되면 decubitus를 찍어야 한다.

2) 흉막천자(thoracentesis)

(1) 흉막 삼출의 원인이 밝혀지지 않았거나, 원인이 있어도 비정형적일 때

(2) 상대적 금기증 : 출혈성 경향 or 항응고요법 중, 양이 적을 때, 기계적 환기 중일 때

(3) 진단목적시 배액량 : 30~50mL(가장 먼저 transudate/exudate를 구분해야 함)

치료목적시 배액량 : 1.0~1.5L 이내(∵ 재팽창성 부종이 발생할 수 있음)

꼭 알아둡시다!!

재팽창성 부종(reperfusion pulmonary edema)

- 흉막삼출을 호소하던 환자가, 치료적 흉막 천자 후 다시 호흡곤란을 호소할 때 반드시 고려!
- 허탈되어 있던 폐실질이 갑자기 팽창되면서, 폐혈관 투과성이 증가되어 생김
- 호흡곤란, 핍뇨, 저혈압 등으로 기계호흡이 필요할 수도 있음
- 치료 : 산소치료

3) 흉막생검(pleural biopsy)

(1) 적응증

① 삼출액(exudate)이면서 원인이 밝혀지지 않은 경우

② 결핵성 흉수 또는 악성 흉수의 진단에 도움

(2) 금기 : 양이 지나치게 적거나, 출혈성 경향, 환자가 비협조적인 경우

4) 흉강경검사(pleuroscopy 또는 thoracoscopy), 개흉술(thoracotomy)

5) 폐기능 검사

보통 제한성 폐기능 장애 소견

흉막삼출증(pleural effusion)

1 개요

1) 병적 흉수의 생성기전 및 원인 질환

(1) 정수압(hydrostatic Pr.) 증가 : 울혈성 심부전

(2) 팽창압(oncotic Pr.) 감소 : 저알부민혈증(신증후군, 간경변증)

(3) 흉막의 투과성(permeability) 증가(m/c) : 부폐렴 삼출증, 결핵성 흉막염

(4) 림프 순환의 차단 : 악성흉수

(5) 흉강 내 음압의 증가 : 폐허탈, 무기폐

(6) 복강으로부터 가로막 결손부위를 통한 체액의 이동 : 복수

(7) 과민반응(hypersensitivity) : 약물(nitrofurantoin, nitrogen mustard), 결핵성 흉막염

2) 용어

(1) 부폐렴 삼출증(Parapneumonic effusion) : 폐렴, 폐농양, 기관지 확장증과 동반되어 존재하는 흉수

(2) 농흉(Empyema) : gram stain(+)이거나, 육안적으로 농이 보이는 흉수

(3) 결핵성 흉막염(TB pleurisy) : 흉수의 원인이 결핵

(4) 악성 흉수(Malignant pleural effusion) : 흉수의 원인이 악성질환

(5) 유미흉(Chylothorax) : 림프액이 흉강에 찬 질환

(6) 혈흉(Hemothorax) : 혈액이 흉강에 찬 질환

(7) 여출액(Transudate) : 전신 질환에 의해 발생한 흉수

(8) 삼출액(Exudate) : 늑막 자체의 병변에 의한 흉수

→ 여출액/삼출액은 Light's criteria로 구별하며, 감별 진단에 유용함

표 21-2 Transudate와 exudate가 생기는 대표적 질환들

Transudative pleural effusions		
• Congestive heart failure • Cirrhosis • Nephrotic syndrome	• Peritoneal dialysis • Superior vena cava obstruction	• Myxedema • Urinothorax
Exudative pleural effusions		
• Neoplastic diseases – Metastatic disease – Mesothelioma • Infectious diseases – Bacterial infections – Tuberculosis – Fungal infections – Viral infections – Parasitic infections • Pulmonary embolization • Gastrointestinal disease – Esophageal perforation – Pancreatic disease – Intraabdominal abscesses – Diaphragmatic hernia – After abdominal surgery – Endoscopic variceal sclerotherapy	– After liver transplant • Collagen-vascular diseases – Rheumatoid pleuritis – SLE – Drug-induced lupus – Immunoblastic lymphadenop-athy – Sjogren's syndrome – Granulomatosis with polyangiitis – Churg-strauss syndrome • Post-coronary artery bypass surgery • Asbestos exposure • Sarcoidosis • Uremia • Meig's syndrome • Yellow nail syndrome	• Drug-induced pleural disease – Nitrofurantoin – Dantrolene – Methysergide – Bromocriptine – Procarbazine – Amiodarone – Dasatinib • Trapped lung • Radiation therapy • Post-cardiac injury syndrome • Hemothorax • Iatrogenic injury • Ovarian hyperstimulation syndrome • Pericardial disease • Chylothorax

3) 원인질환

(1) **여출액 : 늑막 자체의 질환이라기보다는 전신질환의 일부로 발현**

(2) 여출액의 대표적인 원인 질환

① **좌심실 부전** : 삼출액을 포함해서도, 흉막액의 가장 흔한 원인임

② **간경화**

(3) **삼출액 : 늑막 자체의 병변**

(4) 삼출액의 대표적인 원인 질환

① **부폐렴성 삼출액(m/c)**

② **악성 흉수**

③ **결핵성 흉수**

(5) 일측성 vs 양측성

표 21-3 일측성/양측성에 따른 감별 질환들

Unilateral	Bilateral
Infection Tbc Malignancy	Heart failure Hypoproteinemia Collagen vascular ds. Metastatic cancer

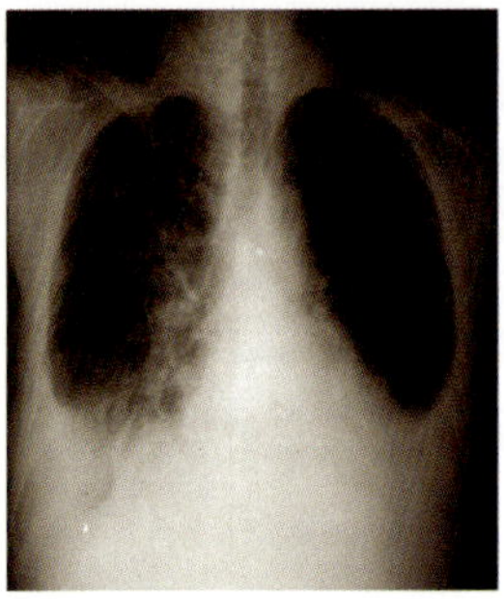

그림 21-4 양좌심실 부전에 의해 양쪽으로 발생한 흉수

여기서 잠깐 !!

- 좌심실 부전 환자에게, 흉수가 발생하게 되면 대개 심부전에 의한 것으로 생각되어, 흉막천자를 시행하지는 않는데, 다음 같은 경우는 꼭 천자를 해 봐야 한다.
  - 편측성 혹은 좌우 비대칭인 경우
  - 열이 나는 경우
  - 흉막염성 통증이 있는 경우
  - 이뇨제를 줘도 계속 존재하는 경우

  → 즉, 좌심실부전 환자에서 부폐렴성 폐렴이 합병되었을 것이 의심될 때이다.

2 진단

1) 여출액(Transudate)와 삼출액(Exudate) 감별

(1) **Light's criteria : 아래 3개 조건 중 1개 이상 만족하면 삼출액**

① **Pleural protein/serum protein >0.5**

② **Pleural LDH/serum LDH >0.6**

③ **Pleural LDH > 정상 serum LDH 상한치의 2/3**

(2) **Serum-pleural protein gradient**

① Light's criteria에 의하면, transudate의 25%가 exudate로 오인

② 위 기준을 만족하더라도, **protein 차이가 3.1g/dL 이상이면, 여출액으로 진단함(albumin은 1.2g/dL 기준)**

2) 삼출액(Exudate)일 경우 추가 검사

☞ 여출액(transudate)은 추가 검사 불필요하며 전신 질환을 찾아 치료함

(1) **WBC count with differential count**

① **중성구 증가** → **부폐렴성 삼출**

② **림프구 증가** → **결핵성 혹은 악성 흉수**

③ **호산구 증가** → **기생충, 진균성 질환**

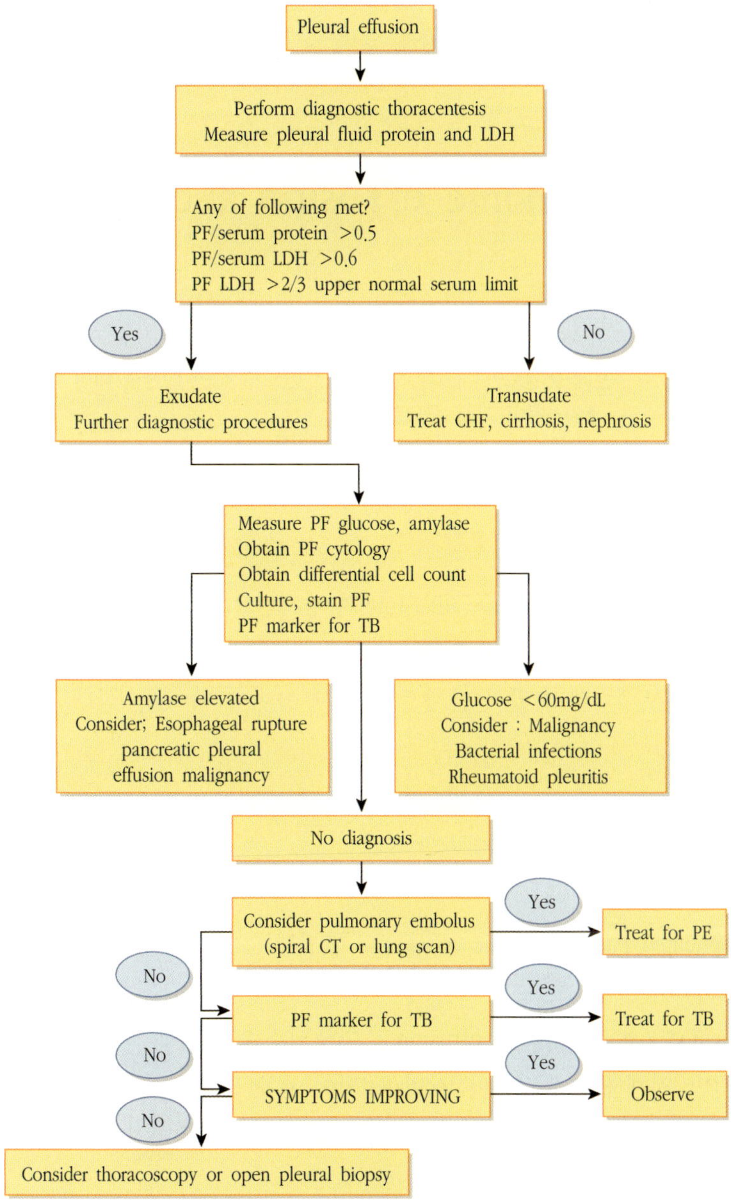

그림 21-5 흉수의 진단 알고리즘

(2) **ADA(adenosine deaminase)** : **결핵과 악성흉수 감별(>40μg/dL : 결핵성 흉막염 시사)**

(3) CEA, cytology : 악성흉수

(4) Amylase 증가 : esophageal rupture, pancreatitis, malignancy

(5) **Glucose <60mg/dL** : malignancy, bacterial infection, rheumatoid pleuritis

(6) Gram stain

(7) 위와 같은 방법으로도 진단이 명확하지 않은 경우 : 흉막천자 또는 흉막생검을 반복하거나 흉강경 검사, 개흉술 등을 고려

Parapneumonic effusion and empyema

여기서 **잠깐!!**

- 대부분의 부폐렴성 흉수는 항생제로만 치료할 수 있지만, 반드시 흉관 삽관을 해야 하는 경우가 있습니다. 이러한 기준이 되는 **흉막소견**이 가장 중요합니다.

1 정의

1) Uncomplicated Parapneumonic effusion: 항생제만으로 치료가능한 부폐렴성 삼출증

2) Complicated parapneumonic effusion : 흉관 삽관이 꼭 필요한 부폐렴성 삼출증

3) Empyema : 부폐렴성의 말기 단계로, 흉강에 농이 고여 있는 상태, 흉관삽관이 반드시 필요함

2 치료

1) Uncomplicated parapnuemonic effusion : 항생제+치료적 흉강 천자(therapeutic thoracentesis)

2) Complicated parapneumonic effusion : 항생제+즉시 흉관 삽관(tube thoracostomy)
→ 조금만 지체해도 흉막액이 loculated되어 흉관 삽관하여도 배출이 잘 안 됨

3) **흉관 삽관 적응증** : 하나라도 해당되면 삽관

(1) **Loculated pleural effusion**

(2) **Pleural fluid pH <7.20**

(3) **Pleural fluid glucose <60mg/dL**

(4) **Gram stain(+) or culture(+)**

(5) **Gross pus(+)**

cf. 흉막액의 WBC, protein, LDH는 해당되지 않음

4) **흉관 삽관으로 배액이 잘 되지 않을 경우**

(1) **Intrapleural thrombolytic therapy** : streptokinase, urokinase

(2) **Thoracoscopy**를 통한 adhesion 제거

→ 위 방법으로도 안 되면, **decortication**

5) **치료 반응 f/u 3가지 : LDH, pH, glucose**

☞ LPG로 외웁시다. :)

Tuberculous pleurisy

→ 결핵 부분 참조

Malignant pleural effusion

1 악성 흉수의 원인 질환

1) **폐암(m/c)**

2) **유방암**

3) **림프종**

→ 위 3가지 암종이 75% 이상을 차지

2 증상 및 진단

1) 호흡곤란 : 흉수의 양에 비해 심한 경우가 많음

2) 흉수검사

(1) 삼출액

(2) 포도당 농도 감소 : glucose <60mg/dL(tumor burden을 반영)

(3) CEA 증가

3) Cytology : 양성률 60%

(1) 악성질환이 의심되면, cytology 음성이라도 thoracoscopy를 시행 thoracoscopy를 못할 경우에는 needle pleura biopsy 시행

(2) Thoracoscopy할 때는 pleural abrasion을 같이 해야 pleurodesis 효과가 좋음

3 치료

1) 대증적 치료 : 악성흉수는 근치적 치료가 불가능 (폐암에서 악성흉수는 T_4, stage ⅢB 이상에 해당함)

2) 치료적 흉강천자(threrapeutic thoracentesis) : 증상 호전, 삶의 질 개선 목적

3) 유지 치료

(1) **흉막유착술(Pleurodesis)**

① 생명연장과 무관하고, 삶의 질 개선

② 호흡곤란이 심하며, 치료적 흉강천자에 호전이 있고, 수주이상 생존가능 할 때

③ Sclerosing agent(doxycycline, bleomycin, Talc 등)

(2) Small indwelling catheter : 흉막 유착술을 시행할 수 없을 경우

4 악성 중피종(malignant mesothelioma)

1) 원인

(1) 석면(asbestos) 노출과 연관(80~90%)

(2) 약 20~30년의 지연기 존재

(3) 흡연 자체만으로는 위험인자가 아님

2) 증상

(1) 호흡곤란, 흉통, 체중감소

(2) 방사선소견 : pleural effusion, pleural thickening, shrunkened hemithorax

3) 진단

(1) Cytology : 양성률도 매우 낮고, 폐암(특히, adenocarcinoma)과 감별이 매우 어려움

(2) Thoracoscopy or open lung biopsy : 폐암과의 감별을 위해 면역화학검사와 전자 현미경 검사가 도움

4) 치료

(1) 수술, 항암, 방사선 요법의 효과가 미미

(2) 대증적 치료

5) 예후

예후가 매우 불량, 대부분 1년 이내 사망

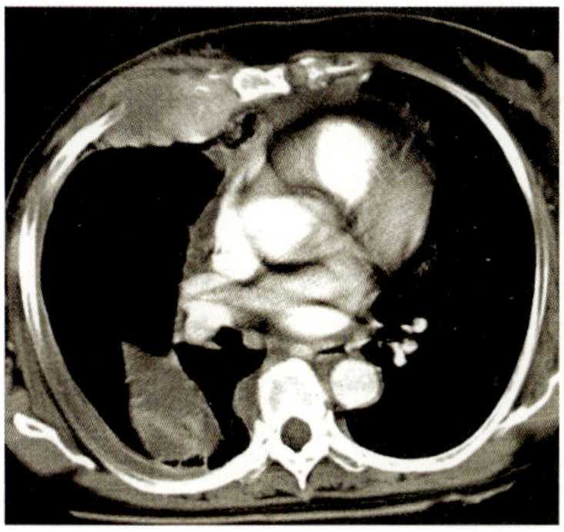

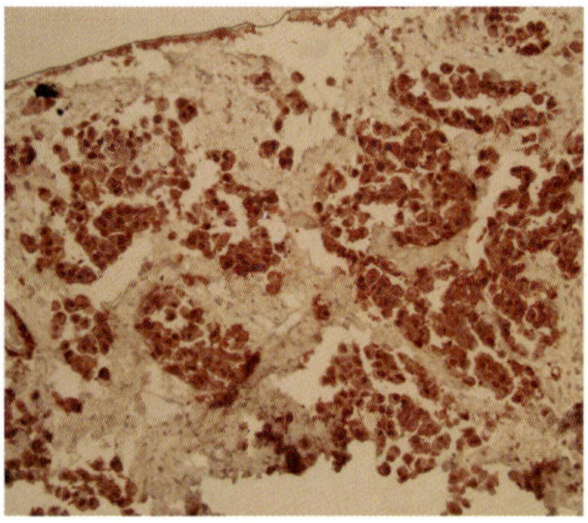

그림 21-6 악성 중피종. CT 소견 및 조직소견

유미흉(Chylothorax)

1 정의

흉관(thoracic duct)이 파열되어 chyle(lymph+fat)이 흉강 내에 고인 것(**우유색 흉수**)

2 원인

1) **외상**(m/c)
2) 종격동 종양 : 특히 lymphoma
3) 수술 중 손상

3 진단

1) Thoracentesis 시행 : **triglyceride >110mg/dL**이면 진단
2) 외상이 없는 환자에서 발생한 유미흉 : lymphangiogram 혹은 mediastinal CT
→ mediastinal lymph node 확인 필요

4 치료

1) **흉관 삽관+octeotide 투여**
2) 실패시 **Pleuroperitoneal shunt 시도**
3) 금식, 저지방 식이, 중심정맥영양 : 흉관으로 유입되는 chyle을 감소시킴
4) 장기간의 tube drainage는 금기 : fat, protein, immunoglobulin이 소실되어 면역저하, 영양결핍을 유발함

혈흉(hemothorax)

1 정의

흉막액의 hematocrit가 말초혈액의 50% 이상일 때

2 원인

1) **외상** : m/c
2) 대혈관 파열(Rupture of great vessel)
3) 악성 종양 : 폐암, 악성 중피종 등
4) 폐색전증, 폐 허혈

3 치료

1) 흉관 삽관(tube thoracostomy)

(1) 흉관내 혈액을 완전 배출하여 합병증 예방(pyothorax, fibrothorax 등)
(2) 출혈량 측정 목적

2) 개흉술(thoracoscopy or thoracotomy)

(1) 출혈량이 시간당 200mL 이상 일 때
(2) 흉관 삽입 직후 1,000mL 이상 혈액이 배출될 때
(3) 잘 배출되지 않는 응고된 혈액이 있을 때 시행

기흉(pneumothorax)

여기서 잠깐 !!

- 원발성 자발기흉(Primary spontaneous pneumothorax) : 기저 폐질환 없이 발생
- 속발성 자발기흉(Secondary spontaneous pneumothorax) : 기저 폐질환이 있을 때 발생
- 외상성 기흉(Traumatic pneumothorax) : 흉부 손상에 의해 발생한 기흉
- 긴장성 기흉(Tension pneumothorax) : 호흡주기 동안 흉강내 압력이 양압(>대기압)으로 발생하는 기흉. 점차 진행하며 혈역학적인 불안정을 야기함

1 원발성 자연 기흉(primary spontaneous pneumothorax)

1) 발생원인

기저 폐질환이 없는 환자에서, 흉강 내 압력이 음압이므로, subpleura bleb이 파열되면서 흉강내 공기가 채워짐

2) 위험요인

(1) **키가 크고, 마른 젊은 남자(20~40대)**

(2) **흡연자**

(3) **가족력이 있는 경우**

3) 임상상

(1) 증상 : **급작스런 흉통(흡기시 악화), 호흡곤란**, 기침

(2) 이학적 소견 : **호흡음의 감소 또는 소실, 타진 상 과공명(hyperresonance)**

(3) 방사선 검사(**호기 후 검사** 또는 측와위 검사) : **폐흉막(visceral pleura) 확인**

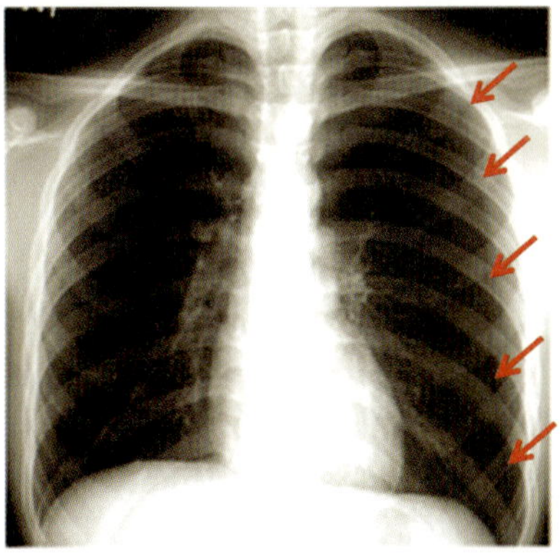

그림 21-7 왼쪽 폐에 발생한 원발성 자발 기흉

4) 치료

(1) **경과 관찰, 산소 요법**

① **기흉의 양이 한쪽 흉곽의 20% 이하이며 무증상일 때**

② 보통 1~2주 이내 자연 흡수

③ 100% 산소 흡입시 4배 빠르게 흡수됨

(2) **단순 공기 흡입법(simple aspiration) = 흉강천자**

① 적응증 : 처음 발생한 기흉의 양이 **15~50%일 때, 의인성**일 때

② 방법 : Midclavicular line 2번째 늑간에 16 gauge needle을 꽂음

③ 흉관 삽입보다 치료 기간이 짧음

(3) **흉관 삽입(tube thoracostomy), suction drainage의 적응증**

① **중증 증상이 있는 기흉**

② **일차성 중 50% 이상의 기흉**

③ **외상성 기흉**

④ **의인성 기흉 중 Mechanical ventilation** 중 발생하였거나, 50% 이상일 때

⑤ 반대쪽 폐에 병변이 있는 경우

⑥ 흉부 X-ray 사진상 기흉이 점점 증가하는 경우

⑦ 단기간의 치료가 필요한 경우

⑧ 폐병변으로 인한 이차성 기흉일 경우

(4) **수술(thoracoscopy or thoracotomy)의 적응증**

① **단순 공기 흡입이나 흉관 삽관에 치료 실패** : 공기 누출 지속, 3일 후에도 폐가 팽창하지 않거나 bronchopleural fistula 존재

② **3회 이상 재발하는 기흉**

③ 양측성 기흉

④ 단순 촬영에서 bulla, cyst가 보일 때

⑤ 75% 이상 collapse

⑥ 압력변화가 많은 직업 : 등산가, 잠수부, 파일럿

여기서 **잠깐 !!**

- (요약해 보면) 처음 발생한 기흉 발작 환자에서 치료는 무엇으로 할지? 수술이 필요한지?
  - 증상 없고, 15% 이하면(하지만 임상에선 거의 없다) : 산소만 주면서 경과관찰
  - 15~50% 이면(±증상) : simple aspiration(대부분의 경우가 이 방법으로 해결)
  - 50% 이하이거나, aspitaion 실패, 재발한 경우, 기존 폐질환이 있으면 : 흉관

  → 결론적으로 수술을 하는 경우라도 흉관 삽입하고, 안정된 상태에서 수술을 하게 되니까 simple aspiration 할 것인지, 흉관삽입을 바로 할 것인지만 알면 된다.

2 속발성 자연 기흉(secondary spontaneous pneumothorax)

1) 발생원인

거의 모든 폐질환이 가능 : **COPD**(m/c), 결핵, 천식, 폐종양, 폐렴 등

2) 특징

Pulmonary reservoir가 적으므로 원발성보다 심각

3) 치료

(1) **기흉 양에 관계없이 흉관 삽입 시행**(needle aspiration은 효과 없음)

(2) Open thoracotomy : 흉관 삽입 후에도 폐가 완전히 확장되지 않거나, broncho-pleural fistula가 생길 경우 시행

(3) 환자 상태가 수술에 적합하지 않을 경우 흉막유착술(pleurodesis) 시행

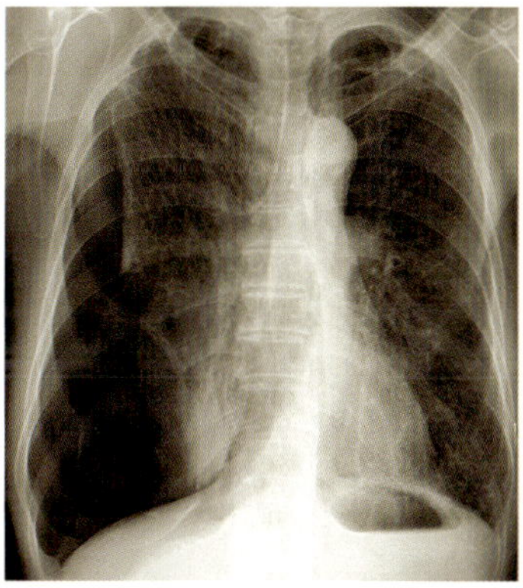

그림 21-8 COPD 환자에서 발생한 기흉

3 외상성 기흉(traumatic pneumothorax)

1) 발생원인

Penetrating or non-penetrating trauma

2) 치료

(1) 대부분 흉관삽관(tube thoracotomy)

(2) Hemopneumothorax 시에는 2개의 흉관삽입(흉곽 상부 : 공기 배출, 흉곽 하부 : 혈액 배출)

3) Iatrogenic pneumothorax(의인성 기흉)

(1) 원인

transthoracic FNA, thoracentesis, intravenous catheter insertion 등

(2) 치료 : 산소공급 & 단순 공기 흡입법(simple aspiration)

① (치료 실패시) 흉관 삽관(tube thoracostomy)

② 기계호흡 시 발생한 기흉은 바로 흉관삽관(∵긴장성 기흉 예방)

4 긴장성 기흉(tension pneumothorax)

1) 원인 : 대개 mechanical ventilation 혹은 심폐소생술시 발생

2) 기전 : **check valve 기전**으로 흉강내 양압 발생 → 종격동 압박 → venous return 감소 → 심박출량 감소 → 쇼크

3) 증상 및 징후

① 호흡곤란, 청색증

② **저혈압, 의식저하**

③ **경정맥 확장**

④ **과공명음, 호흡음 감소, 종격동 전위 및 기도 편위**

⑤ 피하기종

4) 치료 : **내과적 응급**

(1) **즉각적인 천자**(large bore needle aspiration : 2nd ICS, mid-clavicular line)

(2) 이후 **산소 치료와 흉관삽입**

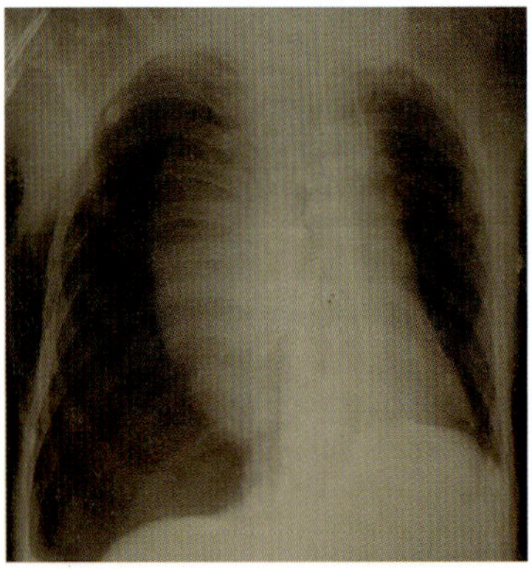

그림 21-9 긴장성 기흉(응급상황)

여기서 잠깐 !!

• 중환자실에서 기계호흡을 하고 있는 환자가 갑작스런 쇼크(저산소혈증, 혈압저하, 의식장애) 및 기도압 증가를 보이는 경우, 반드시 긴장성 기흉을 의심해야 한다. 내과적인 초응급 상태이므로, X-ray 바로 되지 않더라도 청진을 비롯한 이학적 검사만으로도 진단 및 치료할 수 있어야 한다.

Disorders of the mediastinum

1 종격동 종괴(mediastinal mass)

1) 정상 종격동의 해부학적 구조

(1) Ant. mediastinum : thymus, internal mammary A. & V.

(2) Middle mediastinum : heart, ascending aorta, aortic arch, vena cava, brachiocephalic A. & V., phrenic N., trachea, main bronchi, Pulmonary A. & V.

(3) Posterior mediastinum : descencing aorta, esophagus, thoracic duct, azygos & hemiazygos V.

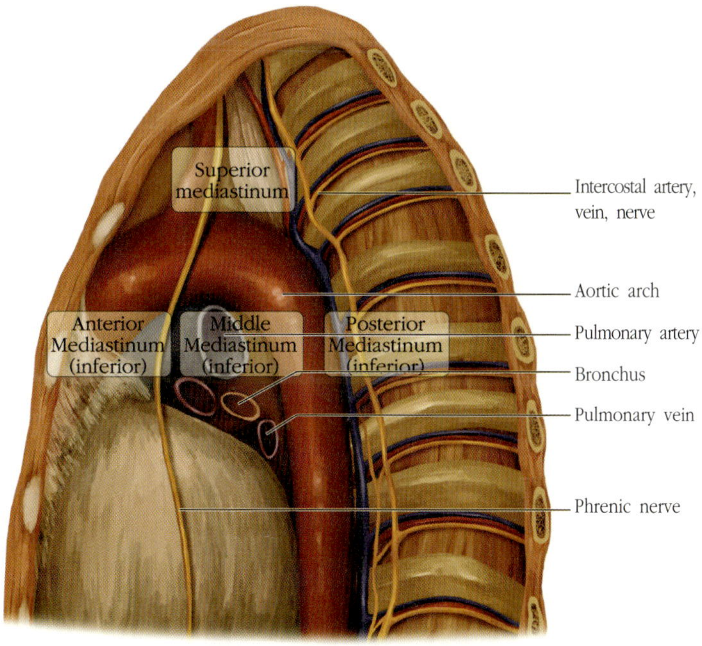

그림 21-10 종격동의 해부학적 구조

2) 역학

(1) **부위별 종괴의 원인 질환**

Anterior	Middle	Posterior
Thymoma Teratoma Thyroid tumor Lymphoma	Vascular mass Lymph node enlargement Bronchogenic cyst	Neurogenic tumor Esophageal diverticula

여기서 잠깐 !!

- Anterior mediastinal tumor 4인방 : "4T"로 외우세요.
  - Thymoma, Teratoma, Thyroid tumor, Terrible lymphoma

(2) 조직학적 호발순서

① Neurogenic tumor(20~40%)

② Thymoma(19%)

③ Lymphoma(13%)

④ Germ cell tumor(11%)

(3) 부위별 호발순서 : anterior > posterior > middle

(4) 성인에서 가장 흔한 종격동 종괴 : neurogenic tumor

cf. 노인에서 가장 흔한 종격동 종괴 : metastatic carcinoma

3) 진단

(1) CT : 가장 좋다.

(2) Barium study : 식도내 병변

(3) ^{131}I : intrathoracic goiter 진단에 유용

(4) Mediastinoscopy/mediastinotomy : 확진

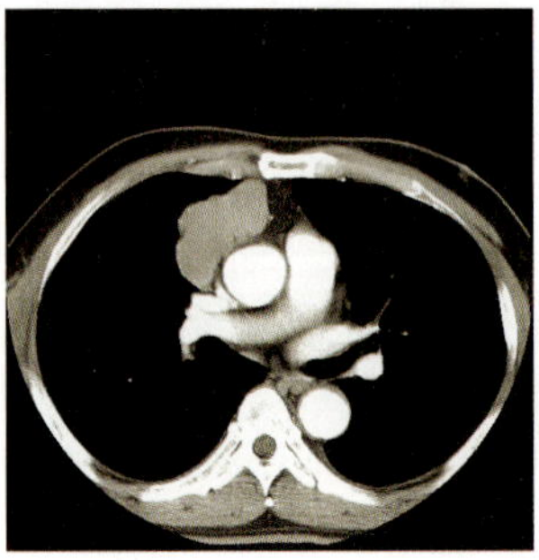

그림 21-11 Anterior mediastinal tumor

4) Thymoma

(1) 역학 : 30~40대, 남=녀

(2) 원발성 종격동 종괴 중 가장 흔함

(3) 조직소견이 악성/양성 구분 못함 : 주위 구조물 침범 정도로 결정

(4) 임상증상

① 1/2에서 **myasthenia gravis 동반**(MG 환자 10~15%에서 thymoma 동반)

② 5%에서 **pure red cell anemia** 동반

(5) 치료 : **수술**+방사선 치료

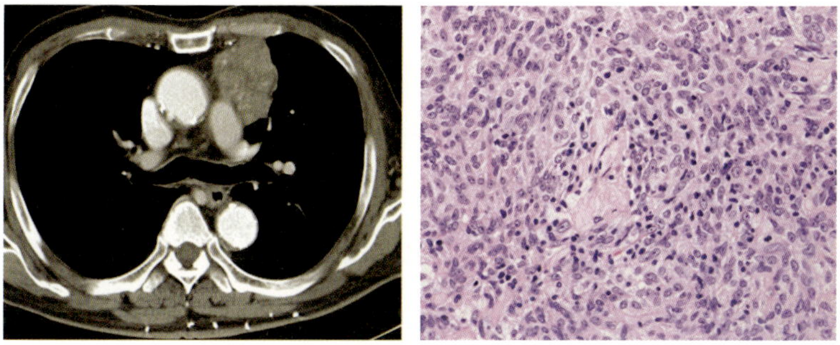

그림 21-12 Thymoma, CT 소견 및 조직소견

2 급성 세로칸염(acute mediastinitis)

1) 식도 천공 후 감염

(1) 원인 : **식도 이물**, 식도 조영술, blakemore tube 삽입

(2) 증상 : 흉통, 호흡곤란, 고열

(3) 치료 : repair of esophageal tear & drainage

2) 심장수술 후 감염

(1) 원인 : median sternostomy 후 0.4~5% 발생

(2) 증상 : wound discharge, sepsis, widen mediastinum

(3) 치료 : drainage, debridement, parenteral antibiotics

(4) 예후 : 사망률 20% 이상

3 종격동 기종(pneumomediastinum)

1) 원인

(1) 폐포 파열에 의한 공기의 종격동 유입

(2) 식도, 기관, 기관지 등의 천공/파열

(3) 목 또는 복부 공기의 종격동 파급

2) 임상양상

(1) Severe substernal chest pain

(2) 피하기종(Subcutaneous emphysema) : suprasternal notch에서 발생

(3) Hamman's sign

① 심박동에 일치하는 crunching or clicking noise

② Left lateral decubitus portion에서 가장 잘 들림

3) 진단

Chest lateral X-ray

4) 치료

(1) 대개 필요없음

(2) 산소 투여 : 흡수 빠름

(3) Needle aspiration : 종격동내 구조물 압박시

Chapter 22

호흡조절 질환

Diseases of respiratory control

이 장은 출제 빈도도 낮을뿐더러 메커니즘이 복잡해서, 포기하거나 지나치기 쉬운 부분입니다. 3개의 질병 그룹을 알아 볼 예정입니다.

① 저환기 증후군
② 과환기 증후군 : 응급실에서 흔히 보게 되는, 스트레스 받고 숨을 헐떡헐떡
③ 폐쇄성 수면 무호흡증 : 주변에 많은 환자들(비만한 남성의 코골이)

저환기 증후군(hypoventilation syndrome)

저환기 증후군(hypoventilation syndrome)을 이해하려면, 앞에서 hypoxemia evaluation에서 PCO_2가 상승되어 있고, alveolar-arterial gradient가 정상인 경우에 해당됩니다. 따라서 저산소혈증을 보이는데, 이산화탄소 농도가 상승되어 있으면서, 폐실질이나 폐혈관에 이상이 없는 상태입니다(V/Q mismatch, shunt 등을 일으키는 질환은 제외).

① 신경계(숨을 쉬라는 order를 내리지 못해서)
② 신경근육계(호흡근을 움직이는 힘이 떨어져서)
③ 호흡 기관의 이상(흉벽이나 기도의 장애)을 야기하는 병들이지요.

1 개요

1) 동맥혈 **이산화탄소분압**이 정상보다 **높은** 상태(임상적으로 50~80mmHg)
2) 저환기의 가장 예민한 지표 : PCO_2 동맥혈 이산화탄소분압(pH가 아님)
3) 급성 vs. 만성
   (1) 급성 : 생명이 위급할 수 있다.
   (2) 만성 : 만성적인 고탄산혈증, 저산소혈증을 특징으로 하는 증후군

2 원인

1) 호흡중추의 장애

(1) Peripheral and central chemoreceptors

① Carotid body dysfunction, trauma

② Prolonged hypoxia

③ Metabolic alkalosis

(2) Brainstem respiratory neurons

① Bulbar poliomyelitis, encephalitis

② Brainstem infarction, hemorrhage, trauma

③ Brainstem demyelination, degeneration

④ Chronic drug administration

⑤ Hypothyroidism

⑥ Primary alveolar hypoventilation syndrome

2) 신경근육계의 장애

(1) Spinal cord and peripheral nerves

① High cervical trauma

② Poliomyelitis

③ Motor neuron disease

④ Peripheral neuropathy

(2) Respiratory muscles

① Myasthenia gravis

② Muscular dystrophy

③ Chronic myopathy

3) 호흡기관의 이상

(1) Chest wall

① Kyphoscoliosis

② Fibrothorax

③ Thoracoplasty

④ Ankylosing spondylitis

⑤ Obesity hypoventilation

(2) Airways and lungs

① Laryngeal and tracheal stenosis

② Obstructive sleep apnea

③ Cystic fibrosis

④ Chronic obstructive pulmonary disease

3 진단

1) 임상양상

(1) **피로감, 주간 졸음, 두통**

(2) 야간에 저환기 장애가 심해짐

(3) 청색증, 적혈구 증가증

(4) 결국 폐동맥 고혈압, 우심실 비대, 심부전증으로 진행

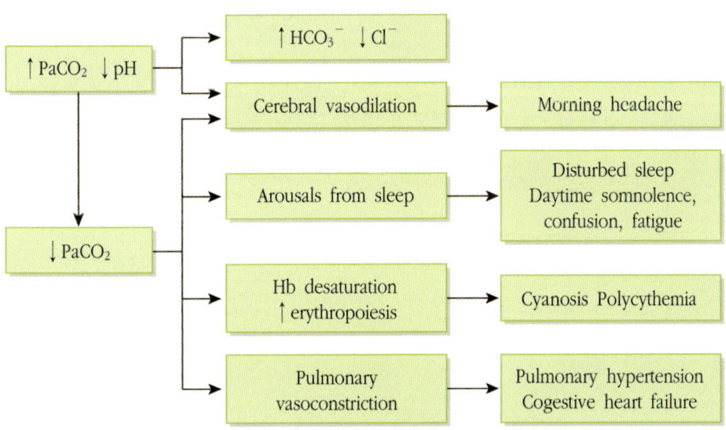

그림 22-1 저환기 증후군의 병태생리

2) 검사소견

(1) 동맥혈 검사

고탄산혈증, 저산소혈증, 만성 호흡성 산증

(2) 각각 원인 질환에 대한 진단검사

4 치료

1) 원인 질환 치료
2) 산소요법
3) Mechanical ventilatory assistance

여기서 잠깐 !!

• 저환기 증후군(hypoventilation syndrome)을 가장 흔하게 임상에서 보는 경우가 수면제 과다 복용으로 인해 Respiratory drive 감소해서, 저환기를 보이는 경우이다. 이런 경우 급성 저환기로 저산소혈증, 고이산화탄소혈증, 호흡성 산증을 보이고 의식혼탁이 있어, 기계환기의 도움을 받는 경우가 많다.

과환기 증후군(hyperventilation syndrome)

1 개요

1) 과환기는 **동맥혈 이산화탄소 농도**가 **정상치 이하**로 떨어지는 상태
2) 일부 환자에서 때때로 호흡곤란을 동반할 수도 있음
3) 빠른 호흡, 과호흡과 구별 필요

2 원인

불안 신경증이 가장 흔함

3 임상양상

1) **호흡곤란**이 가장 흔한 증상(실제 저산소혈증은 없음)
2) 신경학적 증상 : 어지럼증, 말초 감각 이상, 강직, 근육 쇠약
   심장 증상 : 부정맥, 심장허혈
3) **PCO_2 감소**, pH 증가(호흡성 알칼리증)

꼭 알아둡시다!!

Hyperventilation syndromes

- Hypoxemia
  - High altitude
  - Pulmonary disease
  - Cardiac shunts
- Pulmonary disorders
  - Pneumonia
  - Interstitial pneumonitis, fibrosis, edema
  - Pulmonary emboli, vascular disease
  - Bronchial asthma
  - Pneumothorax
  - Chest wall disorders
- Cardiovascular disorders
  - Congestive heart failure
  - Hypotension
- Metabolic disorders
  - Acidosis(diabetic, renal, lactic)
  - Hepatic failure
- Neurologic and psychogenic disorders
  - Psychogenic or anxiety hyperventilation
  - Central nervous system infection, tumors
- Drug-induced
  - Salicylates
  - Methylxanthine derivatives
  - β-arenergic agonists
  - Progesterone
- Miscellaneous : Fever, sepsis, pain, pregnancy

4 치료

1) 기저 질환 치료
2) 심인성 과호흡 환자 : **저용량의 이산화탄소 흡입**이 도움
3) 만성적인 정신성 과호흡증 : 정신요법, 항불안제

여기서 잠깐 !!

사지마비를 보이는 심인성 과호흡 환자에게 봉지호흡 하는 이유?

- 심인성 과호흡을 하면, 저이산화탄소혈증이 생기고, 급성으로 보상이 안 되기 때문에 pH가 증가하는, 호흡성 알칼리혈증이 나타나게 됩니다. 저이산화탄소혈증과 연관된 알칼리혈증이 뇌혈관수축(dizziness, syncope, seizure), 유리칼슘감소(parasthesia, carpopedal spasm, tetany), 저인산혈증(muscle weakness)을 일으킵니다.
- 따라서 응급실로 내원하여 경련, 사지마비 등을 일이키는 심인성 과호흡환자에게 본인의 이산화탄소를 다시 흡입시켜 저이산화탄소혈증 개선, 알칼리혈증 호전되어 드라마틱하게 증상이 호전됩니다.

수면 무호흡증(sleep apnea)

1 폐쇄성 수면 무호흡증(Obstructive Sleep Apnea)

1) 정의

(1) OSAHS(Obstructive Sleep Apnea/Hypopnea syndrome)

다른 이유로 설명 불가능한 낮 동안의 과도한 졸림이 있으면서, 수면 중 한 시간 동안 적어도 5회 이상의 apnea 혹은 hypopnea가 있는 것

(2) 무호흡(Apnea)

호흡이 10초 이상 멈추는 것

(3) 저호흡(Hypopnea)

정성수면의 기저치보다 호흡이 50% 이상 감소된 상태가 10초 이상 지속되는 것

표 22-1 Clinical indicators in the sleepy patient

	OSAHS	Narcolepsy	IHS
Age of onset(years)	35~60	10~30	10~30
Cataplexy	No	Yes	No
Night sleep			
Duration	Normal	Normal	Long
Awakenings	Occasional	Frequent	Rare
Snoring	Yes, loud	Occasional	Occasional
Morning drunkenness	Occasional	Occasional	Common
Daytime naps			
Frequency	Usually few	Many	Few
Time of day	Afternoon/evening	Afternoon/evening	Morning
Duration	<1h	<1h	<1h

2) 개요

(1) 수면시 호흡 중추에서는 호흡을 하려 하지만, **입인두 부위의 폐쇄**로 흐름이 끊김

(2) 중년 남성의 1~4%, 여성은 남성의 반 정도

(3) 어린이의 경우에도 발생가능함 : 원인은 tonsil과 adenoid의 비대

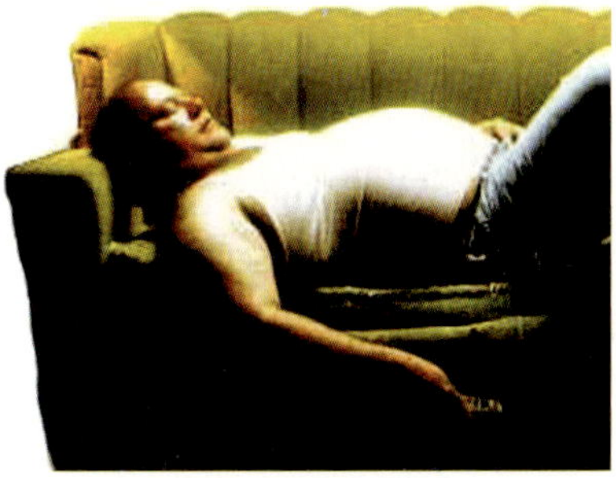

그림 22-2 OSA

3) 병인

(1) 상기도 폐쇄 : 혀가 후방으로 이동, 구개가 후방 인후벽에 붙어 코인두 및 입인두가 막힌다.

(2) 수면 → 상기도 폐쇄 → 진행하는 asphyxia(저산소 혈증, 호흡성 산증) → 잠시 잠에서 깸 → airway patency 회복 → 다시 잠듦

(3) 이런 과정이 하루에 400~500회까지 반복

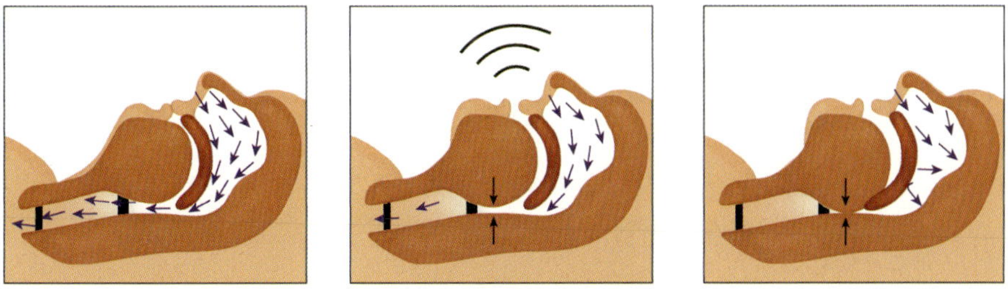

그림 22-3 OSA의 발생기전

4) 위험인자

(1) Obesity & 남성

(2) Mandibular retrognathia, micrognathia

(3) OSAHS의 가족력

(4) 상기도 협착과 연관된 유전질환(ex. Down syndrome, Treacher-Collins syndrome)

(5) Adenotonsilar hypertrophy(특히 어린이)

(6) Menopause

(7) acromegaly, hypothyroidism 등

5) 임상양상

(1) 심장/뇌혈관 질환

① OSAHS에서 24시간 평균혈압이 증가

② MI, Stroke 위험도 증가

(2) 당뇨

① 인슐린 내성이 비만과 무관하게 발생

② 당뇨 악화

(3) 간

① 술과 상관없이 간효소수치 증가

② 체중과 상관 없이 steatosis/fibrosis가 더 자주 관찰됨

6) 감별진단

(1) 수면 부족

(2) 교대근무

(3) 정신적 문제(우울증)

(4) 약제 복용 여부

(5) Narcolepsy

(6) Idiopathic hypersomnolence

(7) Phase alteration syndrome

7) 진단

(1) 진단 대상

① 졸리움으로 인한 불편을 호소하는 환자 중 다른 감별진단으로 설명할 수 없는 경우

② Epworth sleepiness score >11

③ 근무 또는 운전이 곤란할 정도의 졸리움

④ 수면 Partner도 같이 검사(Epworth sleepiness score 높은 쪽 기준)

(2) Apnea-hypopnea Index(AHI)

① 수면 시간 당 무호흡과 저호흡의 발생 수를 더한 것

② Mild OSAHS : AHI 5~14 events/hr

③ Moderate OSAHS : AHI 15~29 events/hr

④ Severe OSAHS : AHI ≥ 30 events/hr

꼭 알아둡시다!!

Epworth sleepiness score

- How often are you likely to doze off or fall asleep in the following situations, in contrast to feeling just tired? This refers to your usual way of life in recent times. Even if you have not done some of these things recently, try to work out how they would have affected you. Use the following scale to choose the most appropriate number for each situation.

  0=would never doze
  1=sight chance of dozing
  2=moderate chance of dozing
  3=high chance of dozing

- Sitting and reading ....
- Watching TV ....
- Sitting, inactive in a public place(e.g., a theater or a meeting) ....
- As a passenger in a car for an hour without a break ....
- Lying down to rest in the afternoon when circumstances permit ....
- Sitting and talking to someone ....
- Sitting quietly after lunch without alcohol ....
- In a car, while stopped for a few minutes in traffic ....

  TOTAL ....

(3) 확진 : **수면 다원검사(polysomnography)**

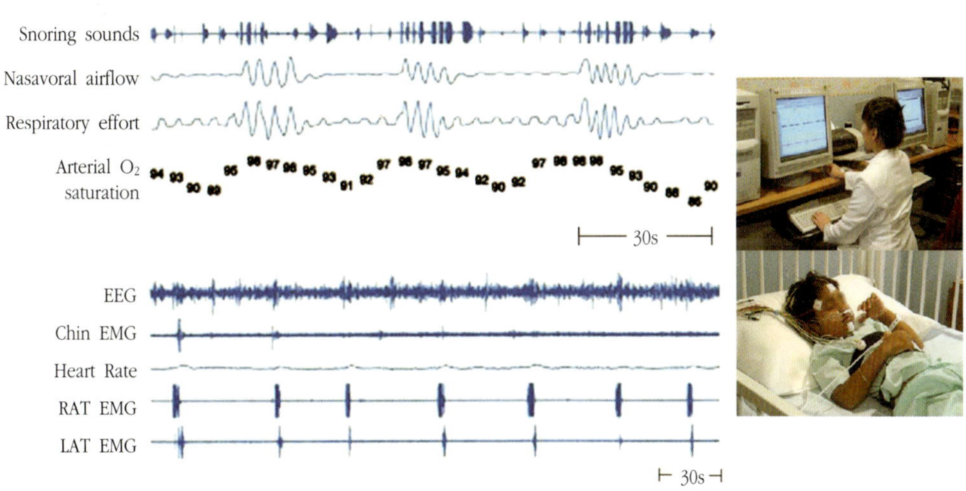

그림 22-4 Polysomnography

8) 치료 및 예후

(1) 치료 적응증

① Epworth sleepiness score >11

② 근무 또는 운전이 곤란할 정도의 졸리움

③ AHI >15

(2) 치료

① **Nasal CPAP(지속적 양압기)** : 현재 표준 치료

- Nasal mask를 통해 인두부위에 양압 → 상기도 폐쇄 예방
- 수면 질 개선, 주간 졸리움 감소, 고혈압 예방
- 협심증, 심부전등 심질환 있는 환자에게 유일하게 효과

② **MRS(Mandibular Repositioning Splint)** : 2차 치료

CPAP(Continuous Positive Airway Pressure)에 효과가 없는 환자에 사용

③ 외과적 치료법

- **UPPP** : uvula, palatin tonsil, pharynx 일부 절제 → 효과 없음
- **Tracheostomy** : 다른 방법으로 실패한 경우만 제한적 사용
- **Jaw advancement therapy**(maxillo-mandibular osteotomy) : 젊고 마른 환자

④ 행동 치료 : 체중감량, 수면 전 금연과 금주, nasal patency 향상, supine position으로 수면 금지, 진정제/수면제 등의 약물 회피

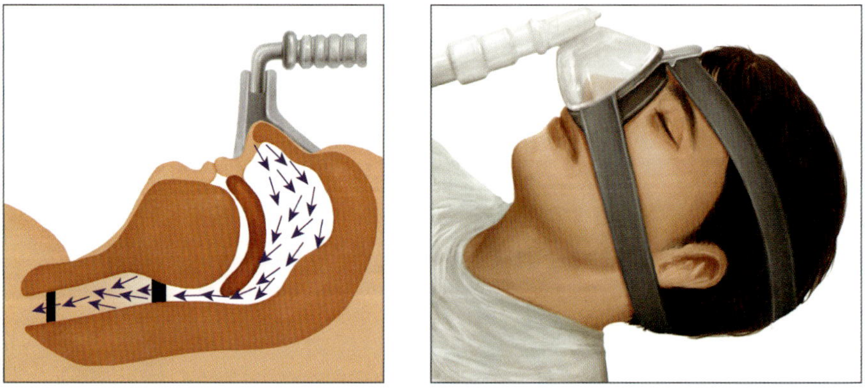

그림 22-5 Nasal CPAP

2 중추성 수면 무호흡증(central sleep apnea)

1) 개요

(1) 수면 시 일시적으로 호흡동기가 정지되어 호흡이 멈추는 것

(2) 기도의 폐쇄는 일어나지 않고, 호흡중추의 이상으로 발생

(3) 주기성 호흡의 한 종류로 분류 가능

2) 원인

표 22-2 수면 무호흡증의 원인

Underlying mechanism	Clinical example
Defects in metabolic control system or respiratory muscles	Primary or secondary central alveolar hypoventilation syndrome Respiratory muscle weakness
Transient instabilities in central respiratory drive	Sleep onset Hyperventilation induced hypocapnia : idiopathic, Cardiovascular disease, Central nervous disease Prolonged circulation time

3) 진단

(1) 임상양상

① 기저질환에 따른 다양한 임상양상

② 불충분한 숙면, 두통, 만성피로, 주간 졸음증

③ 경미한 무호흡증에서 만성 호흡부전증까지 나타날 수 있다.

(2) 확진 : 수면 다원 검사 → 호흡노력이 없는 재발성 무호흡

4) 치료

(1) 기저질환에 대한 치료

(2) 산소공급

(3) Acetazolamide

(4) Nasal CPAP

PACIFIC
INTERNAL MEDICINE

23 Chapter

급성 호흡곤란 증후군

Acute respiratory distress syndrome

ARDS는 정의에서 알 수 있듯이, Acute onset으로 호흡곤란이 발생하며, X-ray에서 양쪽으로 미만성으로 침윤이 발생하며, 저산소혈증이 심해 기계호흡을 해야 하고, 사망률이 매우 높은 질환입니다.
원인은 매우 다양하지만, 발생기전은 **alveolar capillary barrier의 permeability 증가**로 인해 실질에 **non-cardiogenic pulmonary edema**가 생긴다는 것이 중요합니다.

1 정의

1) **급성으로 발생(Acute onset)**
2) **저산소혈증(Hypoxemia) : PaO_2/FiO_2 ≤200mmHg**
3) **Chest X-ray : diffuse bilateral infiltrate**
4) **LA hypertension 없음 : PCWP ≤18mmHg**이거나 LA 압력 증가가 없어야 함

여기서 잠깐 !!

• 위 4가지 조건을 모두 만족해야 ARDS라고 할 수 있습니다.
 - 수개월에 걸쳐 진행하는 호흡곤란은 ARDS가 아닙니다.
 - PaO_2/FiO_2가 200~300 사이이면 ARDS가 아니라 ALI(Acute Lung Injury)라고 합니다. ALI가 ARDS로 진행할 가능성이 높지만, 엄밀히 PaO_2/FiO_2에 맞지 않으면 ARDS가 아닙니다.
 - 우측 폐렴이 심해(좌측은 정상), 1, 2, 4번의 기준을 만족해도 양측 미만성 침윤이 있어야 합니다.
 - 임상적으로 자주 보는 문제로, 좌심부전에 의한 폐부종과 반드시 감별해야 하는데, PCWP를 측정하거나, LA 압력이 증가된 소견이 없어야 합니다.

※ 참고 : X-ray에서 cardiomegaly, pleural effusion, pulmonary vascular redistribution이 폐부종과 함께 동반되면, 이는 좌심부전에 의한 폐부종을 시사하는 소견입니다.

2 원인

1) 흔한 원인

(1) 심각한 패혈증
(2) 세균성 폐렴
(3) 외상
(4) 다량의 수혈
(5) 위 내용물 흡인
(6) 약물 과다

2) 유발하는 외상의 종류

Pulmonary contusion, multiple bone fracture, chest wall contusion/frail chest

3) 위험요인

(1) 고령
(2) 만성 알코올 중독자
(3) 대사성 산증
(4) 중환자

표 23-1 Clinical disorders commonly associated with ARDS

Direct lung injury	Indirect lung injury
Pneumonia	Sepsis
Aspiration of gastric contents	Severe trauma(multiple bone fracture, frail chest, head trauma, burns)
Pulmonary contusion	Multiple transfusion
Near-drowning	Drug overdose
Toxic Inhalation injury	Pancreatitis
	Post-cardiopulmonary bypass

3 병태생리

1) Alveolar & interstitial edema와 aeration 감소 & atelectasis
→ Lung volume 감소, lung compliance 감소, diffusing capacity 감소
2) Hypoxemia, intrapulmonary shunting 증가
3) Microvascular occlusion → dead space 증가, pulmonary hypertension

4 단계별 병리소견

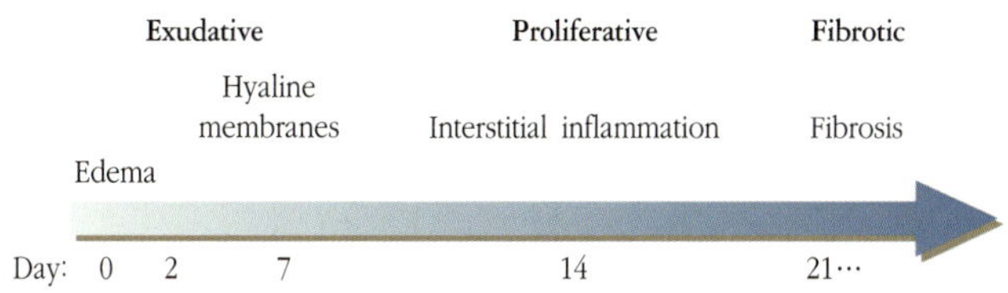

그림 23-1 ARDS의 진행 과정

여기서 잠깐 !!

- ARDS는 여러 원인에 의한 **alveolar capillary barrier의 permeability 증가**되는 질환으로, 그 기간에 따라 병리소견이 다릅니다. 7일 이내(exudative phase), 7～21일(proliferative phase), 21일 이후(fibrotic phase).

1) Exudative phase(7일 이내)

(1) 병리소견 : alveolar capillary endothelial cell과 alveolar epithelial cell(type Ⅰ pneumocyte) 손상

→ Alveolar capillary barrier 손상

→ Alveolar space 및 interstitium의 edema 진행

→ Edema fluid에는 protein과 proinflammatory cytokine이 풍부

→ Leukocyte 침윤, surfactant 감소, hyaline membrane 형성

2) Proliferative phase(7～21일)

(1) 병리소견 : organization of alveolar exudate

→ Lymphocyte-predominant pulmonary infiltrate, type Ⅱ pneumocyte 증식

→ Type Ⅱ pneumocyte에서 surfactant 형성, type Ⅰ pneumocyte로 분화

(2) 특징

① 이 시기에서 회복하지 못하면, fibrotic phase로 진행

② Type Ⅲ procollagen peptide(pulmonary fibrosis의 marker) : poor prognosis

3) Fibrotic phase(21일 이후)

(1) 병리소견 : extensive ductal & interstitial fibrosis

→ Emphysema-like change

→ Progressive vascular occlusion, pulmonary hypertension

(2) 특징

① Pneumothorax 위험 증가, lung compliance 감소, dead space 증가

② 장기간의 기계호흡 및 산소요법이 필요하게 됨

5 임상양상

1) 증상 : dyspnea, tachypnea, cyanosis
2) ABGA : PaO_2 ↓, $PaCO_2$(초기에는 감소하나 호흡부전으로 진행하면 증가)
3) Chest X-ray : alveolar & interstitial opacity(폐야의 3/4 이상)
4) Chest CT : heterogeneous pattern(dependent portion : alveolar edema & atelectasis non-dependent portion : 정상)
5) 감별진단 : cardiogenic pulmonary edema, diffuse pneumonia, alveolar hemorrhage 등

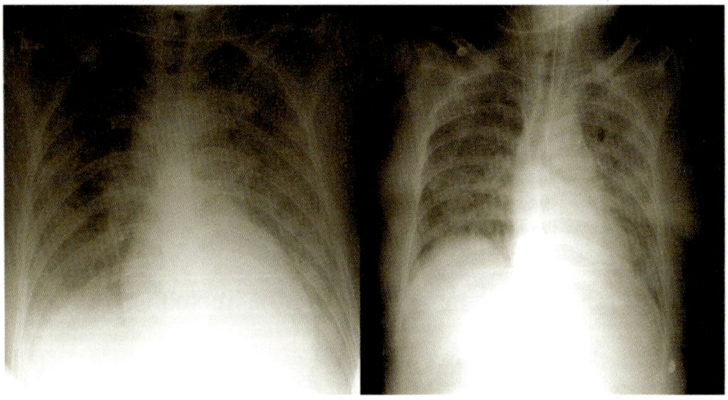

그림 23-2 ARDS의 Chest X-ray

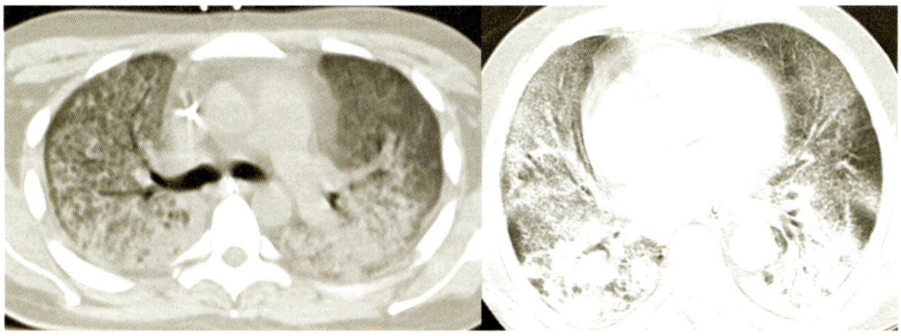

그림 23-3 ARDS의 CT 소견

6 치료

1) 기본 원칙

(1) 기저 질환 확인 및 치료

(2) Procedure를 최소화하고, 합병증 예방

(3) 정맥 혈전증, 위장관 출혈, 흡인, 과도한 진정, 카테터 감염 등에 대한 예방

(4) 병원 내 감염의 예방 및 빠른 대처

(5) 적절한 영양 공급

2) 기계환기법 : ventilator induced lung injury

여기서 잠깐 !!

• ARDS 치료의 근간은 기계환기인데, 이 기계환기 자체가 폐손상을 유발할 수 있습니다. 이것이 바로 **ventilator-induced lung injury**인데, ARDS의 폐는 heterogenous pattern이어서 자세에 따라, dependent portion은 consolidation되고 non-dependent portion은 정상 폐입니다. 따라서 기계환기로 consolidated lung을 팽창시키면, 정상 부분은 overdistension되고, 특히 high tidal volume ventilation에서 더 악화되므로, 반드시 "**Low tidal volume ventilation**"을 해서, 폐손상을 예방한다는 것입니다.

(1) **Low tidal ventilation**

① ARDS 치료 중 **유일하게 사망률 감소가 입증됨**

② Tidal volume : 6mL/kg

3) 기계환기법 : prevention of alveolar collapse

여기서 잠깐 !!

• ARDS는 alveolar & interstitial edema와 surfactant의 감소로 compliance가 감소하여, 호기의 후기에는 alveolar collapse가 일어나게 됩니다. 이것으로 인해 저산소증이 악화되는 것인데, 이러한 alveolar collapse를 방지하는 기계환기의 방법이 ① PEEP ② inverse ratio ventilation ③ prone position입니다. 하지만, ARDS의 사망률을 감소시키지는 않습니다.

(1) **PEEP(Positive End Expiratory Pressure)**

① ARDS의 산소 치료목표 : PaO_2 55～80mmHg, O_2 saturation 88～95%

② 기전

- **호기말 양압으로, alveolar collapse를 막음**
- FRC 증가, shunt 감소, work of breathing 감소

③ 효과

FiO_2를 감소시킬 수 있고, PaO_2 증가되지만, ARDS로 인한 사망률, 기계호흡 기간, 중환자실 이환율을 감소시키지 못함

④ 적응증

PaO_2를 60mmHg 이상 유지하기 위해 FiO_2가 0.6 이상 필요시

⑤ 적정 PEEP

Lower infection point(12～15mmHg)

⑥ 부작용

- **Volutrauma/barotrauma : pneumothorax, pneumomediastinum**
- 저혈압 : 흉강압 증가로 인해 venous return 감소
- Stress ulcer, IICP(뇌압상승)

(2) Inverse ratio ventilation

① 방법

흡기시간(inspiratory time)과 호기시간(expiratory time)의 비율을 조정하여, 호기시간을 상대적으로 줄여서 공기가 충분히 배출되지 못하여 dynamic hyperinflation, PEEP과 같은 효과를 만듦

② 효과

PaO_2 증가되지만 ARDS로 인한 사망률을 줄이지 못함

(3) Prone position ventilation

① PaO_2 증가되지만, ARDS로 인한 사망률을 줄이지 못함

② 갑작스런 발관, 카테터 소실, 낙상 등의 위험 높음

4) 그 외 기계환기법

(1) High frequency ventilation(HFV)

(2) Lung replacement therapy with ECMO(Extracorporeal Membrane Oxygenation)

(3) PLV(Partial Liquid Ventilation) in the prone position

여기서 **잠깐 !!**

- 기계환기 방법 중, low tidal ventilation 외에 high PEEP, inverse ratio ventilation, prone position, HFV, ECMO, PLV 등의 효능에 대해서는 아직 완전하지 않습니다.
- 〈표 23-2〉에서 A에 해당되는 것은 Low tidal volume 밖에 없음!
(A : randomized clinical trial을 통해 강한 증거가 있어서 권장되는 치료법)

표 23-2 Evidence-based recommendations for ARDS therapies

Treatment		Recommendation
Mechanical ventilation	Low tidal volume	A
	Minimize left atrial filling pressures	B
	High-PEEP or "Open-lung"	C
	Recruitment maneuvers, Prone position	C
	High-frequency ventilation	D
ECMO		C
Early neuromuscular blockade		A
Glucocorticoid treatment		D
Surfactant replacement, inhaled nitric oxide, inhaled epoprostenol, and other anti-inflammatory therapy(e.g., ketoconazole, PGE_1, NSAIDs)		D

5) 수액요법

(1) LA filling pressure를 정상 혹은 낮게 유지

① 폐부종을 최소화

② 혈액 산소농도 및 폐 탄성도(compliance)의 악화 방지

③ 기계호흡 기간 감소

④ 사망률 감소

(2) 방법 : 저혈압이 있지 않는 한 수액 제한 및 이뇨제 투여

6) Neuromuscular blockade

기계호흡 시행이 필요한 경우 단순 진정요법보다 조기에 neuromuscular blockade (cisatracurium besylate)를 시행한 경우가 생존율 향상에 효과를 보임

7) 기타

(1) 스테로이드 : 효과 없음

(2) Surfactant 보충요법 및 nitric oxide(NO)의 흡입요법 : 모두 효과 없음

7 예후

1) 사망률 : 26~44%까지 → 최근 감소하는 추세
2) Non-pulmonary risk factor : 사망률에 중요
   (1) 고령
   (2) 선행 장기부전 : 만성 간질환, 만성 신부전, 면역억제, 알코올 중독, 패혈증 등
   (3) APACHE Ⅲ scores
3) Pulmonary risk factor
   (1) Direct lung injury가 사망률 높음(pneumonia, pulmonary contusion, aspiration)
   (2) 수술 혹은 외상에 의한 ARDS는 예후 좋음
4) 사망률 상승 예측인자 : 초기 24시간 내 pulmonary dead space의 증가(> 0.60), severe arterial hypoxemia($PaO_2/FiO_2 < 100$mmHg)
5) 예측에 도움이 되지 않는 인자들 : PEEP level, respiratory system compliance, X-ray에서 infiltration 정도, corrected expired volume per minute

Chapter 24 기계환기법

Mechanical ventilation

기계환기법에 대해 자세한 내용은 본인 스스로가 작동해 보면서 터득하지 않는 이상, 깊이 알기가 어렵습니다. 여기서는 기본적은 단어의 정의 및 임상 유용성, 그리고 가장 흔히 사용되는 mode에 대해서 개요만 알고 넘어가도록 합니다.

1 기도삽관(endotracheal intubation)

1) 적응증

(1) 기계호흡 또는 고농도 산소 투여를 위해

(2) 상기도 폐쇄의 방지

(3) 위 내용을 흡입하기 위해

(4) 기도의 이물질 제거

2) 전처치

(1) Neuromuscular blocker : succinylcholine chloride

(2) Sedation & Analgesia : opiate, benzodiazepine, ketamine, fentanyl 등

3) 도관위치 확인법(기도/식도의 감별)

(1) 청진 : 양쪽 폐야에 균등히 들리는지 확인

(2) 시진 : 흡기시에 양측 흉곽이 확장되고, 호기시에 도관에 김이 서리는지 확인

(3) X-ray : 도관끝이 carina 3～5cm 상부에 위치

(4) $ETCO_2$(end tidal CO_2) : 식도에 위치하면 $ETCO_2$가 낮게 나옴

4) 기도삽관 유지

(1) 대략 3주 이상 지속되면, 기관절개술(tracheostomy) 시행

(2) Tracheostomy 시행하면, laryngeal injury, tracheal stenosis가 명확히 줄지는 않지만, 환자의 재활치료 혹은 일상생활에 편리

2 기계호흡(mechanical ventilation)

1) 적응증

(1) Hypoxic respiratory failure

예 Pneumonia, pulmonary edema, pulmonary hemorrhage, ARDS 등

(기준) FiO_2 >0.6에서 O_2 saturation <90%일 때

(기전) V/Q mismatch와 shunt를 감소시켜, 산소 농도를 상승

(2) Hypercarbic respiratory failure

예 Neuromuscular disease, respiratory muscle fatigue(asthma, COPD, ILD 등에서)

(기준) PCO_2 >50mmHg, pH <7.30

(기전) Alveolar ventilation을 증가

(3) 기타 : IICP 환자, 폐동맥 고혈압 환자의 술후 처치, 심부전 혹은 심근경색 환자에서 work of breathing을 줄이기 위해, 이물질 흡인을 예방

(4) 기준에 해당되지 않더라도, 임상적으로 호흡부전으로의 진행이 예상될 때

2) Permissive hypercapnia

(1) Hypercapnic respiratory failure를 일으키는 severe obstructive or restrictive lung disease 환자에서는, tidal volume이 제한되어 있기 때문에(기도내압이 증가되어 있기 때문), tidal volume을 늘려서 CO_2를 감소시키거나, pH를 정상화하기 어려운 상황

(2) 환자 호흡과 기계호흡간의 불일치를 막기 위해서, sedation이 필요

3 용어

1) Mode

인공호흡기가 작동하는 방식

2) Trigger

흡기의 시작을 기계 혹은 환자가 하는지 여부

(1) Time-based signal : 정해진 시간에 따라, 기계가 호흡을 시작함

(2) Inspiratory effort of patient : 환자의 자발호흡을 인지하고 호흡을 시작함

3) Cycle

흡기를 마치는 결정을 하는 인자

(1) Volume-cycled : 정해놓은 volume이 되면 흡기 중단

(2) Pressure-cycled : 정해놓은 pressure가 되면 흡기 중단

(3) Time-cycled : 정해놓은 time이 되면 흡기 중단

(4) Flow-cycled : 정해놓은 flow가 되면 흡기 중단

4) Limiting factor

작동자가 설정하고 또 모니터할 수 있는 값

예 Pressure limit에서 설정된 이상의 압력이 되면 흡기가 중단됨

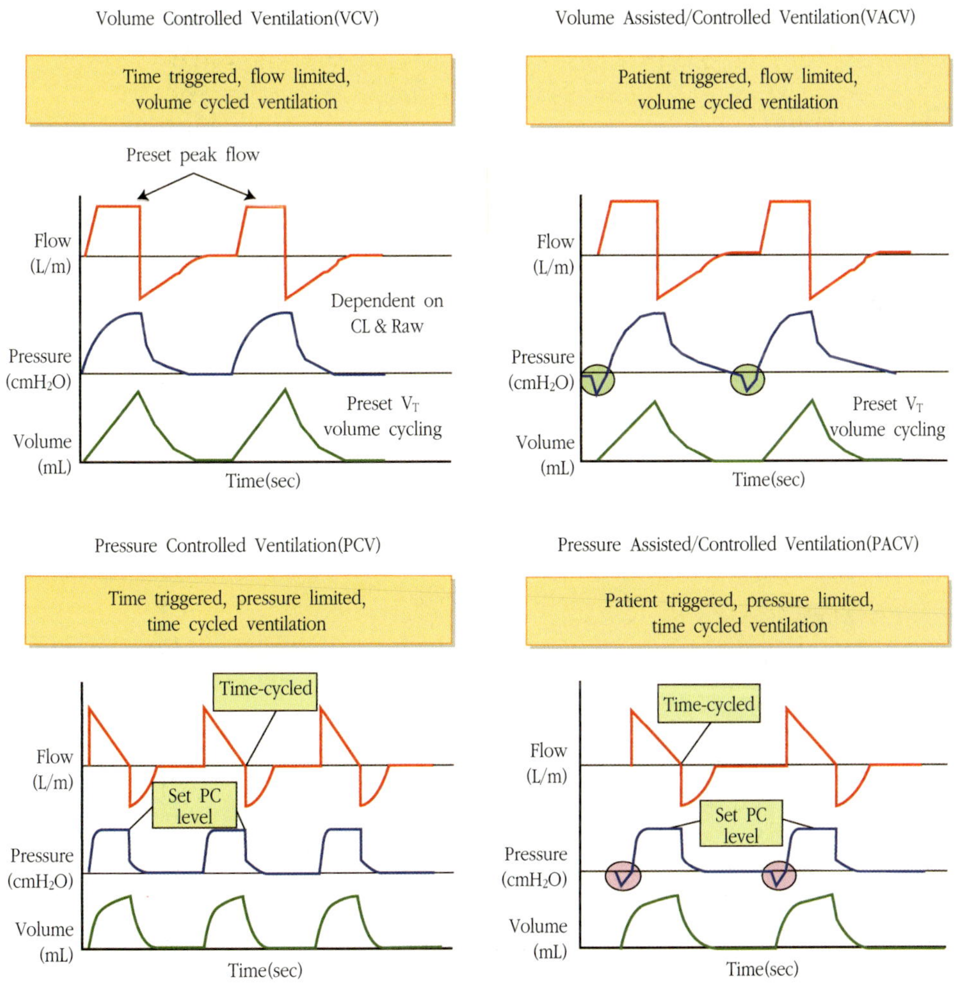

그림 24-1 기계호흡의 모식도

여기서 잠깐 !!

^^ 예를 들어 설명해 드릴께요.

- 처음 그림은 VCV mode의 기계환기법입니다. 이름부터 익혀볼까요?
- Volume controlled ventilation에서 volume의 의미는 cycle이 volume으로 된다는 것입니다. 일정한 volume이 들어가면 기계에 의해 들어가는 흡기가 멈춘다는 뜻이죠.
- Control은 환자의 자발 호흡 없이 기계에 의해서만 흡기 시작이 이루어진다는 것이죠. 그래서 control일 때는 일정한 시간에 의해서(time triggered) 흡기가 시작됩니다.
- 마지막 limit는 volume으로 cycle 될 때는 flow로 limit가 정해져 너무 빠르게 공기가 들어가서 폐포가 빠르게 확장되어 손상을 입으니, 일정한 flow로 공기가 폐포로 들어가게 합니다.
- 위의 flow, pressure, volume 그래프를 보며 각각을 저의 설명을 이해하시고 정리표를 보시고, 모든 mode의 cycle, control, limit를 맞춰 보세요.
- AC는 assist라고 생각하세요.^^

4 Ventilator mode

여기서 잠깐 !!

많이 이용되는 mode

- 첫 시작 : ACMV or SIMV
- Weaning
  - 장시간 기계호흡했던 환자 mode : SIMV, PSV
  - 단시간 기계호흡했던 환자 mode : T piece, CPAP

1) ACMV(Assist Control Mode Ventilation)

(1) 기계호흡을 시작하는 환자에게 적합함 : respiratory drive가 온전치 않은 환자에서 일정한 minute ventilation을 가능하게 해주며, 환자의 inspiratory effort synchronization이 가능하기 때문

(2) Mode

① Trigger : Patient/Timer(자발호흡에 흡기가 시작되거나, 자발호흡이 없으면 기계호흡)

② Limiting factor : Tidal volume

(3) 장점 : 환자 상태에 따라 호흡횟수가 변화되고, 환자의 흡기노력이 없이도 최소한의 호흡보장

(4) 단점

① Respiratory alkalosis : 동통, 불안, 기도자극 등으로 호흡수가 많아지면, 기계호흡으로 인해 호흡성 알칼리증이 되어, 경련이나 발작이 생길 수 있음

② Dynamic hyperinflation(=auto-PEEP) : 기계호흡과 자발호흡의 충돌로, 호기가 충분히 이루어지지 않아 발생
: Auto-PEEP은 혈압감소, barotrauma 발생가능

③ Weaning에 적합지 않음(호흡마다 기계가 도와주므로)

2) SIMV(Synchronized Intermittent Mandatory Ventilation)

(1) ACMV와 비슷하지만, 중요한 차이점

① ACMV는 모든 자발호흡에 기계호흡으로 도와주지만, SIMV는 설정한 호흡수까지만 도와주고, 그 이상의 자발호흡은 도와주지 않음

예 설정호흡수가 12일 때, 16번의 자발호흡이 있었다면, ACMV는 16번 모두 기계가 도와주지만, SIMV는 12번만 기계가 도와 줌

② SIMV는 weaning mode로 사용되지만, ACMV는 사용할 수 없음

(2) Mode

① Trigger : patient/timer(자발호흡에 흡기가 시작되거나, 자발호흡이 없으면 기계호흡)

② Limiting factor : tidal volume

(3) 장점 : 호흡근 운동이 회복되어 weaning에 적합

(4) 단점 : tachypnea에는 충분한 호기가 되지 않아 ACMV가 더 적합

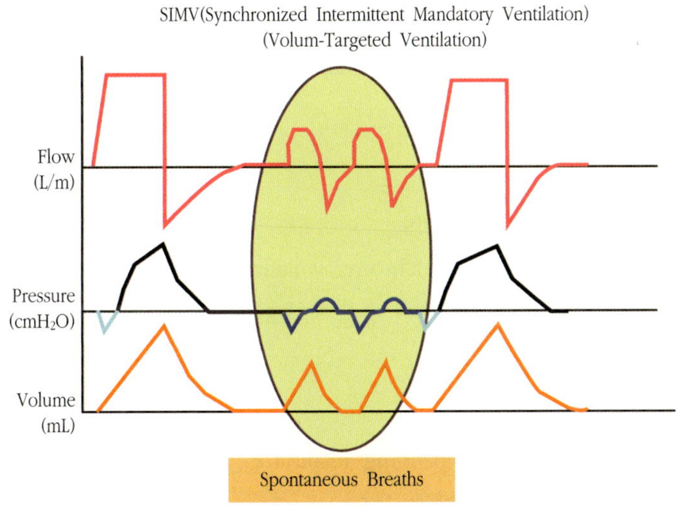

그림 24-2 SIMV의 모식도

3) CPAP(Continuous Positive Airway Pressure)

(1) 엄밀히 기계호흡은 아니지만, 호흡주기마다 0~20mmHg의 압력을 가함

(2) Mode

① Trigger : no(호흡의 시작과 끝은 모두 환자의 자발호흡, no ventilator assist)

② Limiting factor : pressure

(3) 장점 : weaning에 적합

4) PCV(Pressure Control Ventilation)

(1) 적응증 : 이전에 barotrauma가 있었거나, 흉부 수술 후 기계환기를 할 때, 기도 내압을 일정하게 유지하고 싶을 때

(2) Mode

① Trigger : time

② Cycle : time

③ Limiting factor : pressure(최대 기도압을 정해놓으면, 호흡량은 그에 따라 정해짐)

(3) 장점 : 최대기도압을 안정적으로 유지할 수 있음

(4) 단점 : 환자호흡과 기계호흡이 충돌되어 asynchrony 생길 수 있어 sedation 필요

5) PSV(Pressure Support Ventilation)

(1) 자발 호흡이 가능한 환자에서, 설정된 압력만큼 흡기를 보조

(2) Mode

① Trigger : patient

② Cycle : flow

③ Limiting factor : pressure

(3) 장점 : patient-ventilator synchrony, weaning에 적합한 mode

(4) 단점 : 환자호흡과 기계호흡이 충돌되어 asynchrony 생길 수 있어, sedation 필요

6) NIV(Non-Invasive Ventilation)

(1) 적응증 : sleep spnea, impending respiratory failure

(2) 방법 : 기도삽관, 기관절개술 등의 invasive ventilation이 아닌, tight fitting face/nasal mask를 이용하여 PSV 혹은 CPAP으로 이용

(3) 장점 → COPD, sleep apnea 부분 참조

(4) 단점 : 환자 불편감이 사용에 제한

5 PEEP(Positive End Expiratory Pressure) → ARDS 참조

1) 정의

호기 끝부분에 양압의 기도압을 유지해 alveolar collapse를 막음

2) 방법

(1) CPPV(Continuous Positive-Pressure Ventilation) : 기계환기를 하는 환자

(2) CPAP(Continuous Positive Airway Pressure) : 자발호흡을 하는 환자

3) 기전

(1) FRC 상승, RV 상승

(2) Shunt 감소, compliance 증가, work of breathing 감소

(3) 산소 포화도 증가

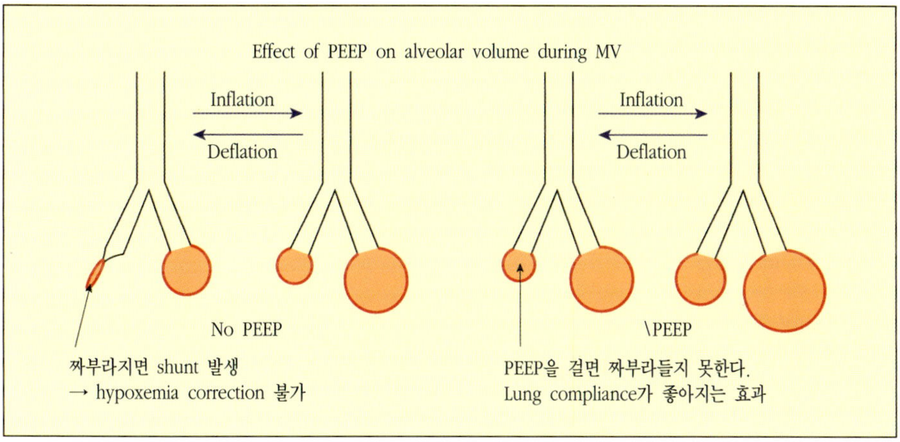

그림 24-3 PEEP의 기전

4) 부작용

(1) Barotrauma

① Pneumothorax, pneumomediastinum, subcutaneous emphysema

② Mode를 PCV로 전환(일정한 기도압 유지)

(2) 혈압 감소(venous return 감소)

(3) 뇌압상승

(4) 위장 장애 등

6 이탈(weaning)

1) 이탈 방법

(1) 기계호흡 시작은 ACMV 혹은 SIMV로 함

(2) 호흡기능이 회복하면, 산소 투여량과 PEEP부터 줄임

(3) 점차 호전되어 FiO_2 <0.5, PEEP/FiO_2 <5mmHg로 산소압이 유지되면 이탈 준비

(4) Weaning mode

① 단기간 인공호흡기 사용, 호흡근 reconditioning이 적게 필요
→ T piece, CPAP

② 장기간 인공호흡기 사용, 호흡근 reconditioning이 단계적으로 필요
→ SIMV, PSV

2) 이탈 조건(weaning Index)

(1) Weaning index(respiratory rate/tidal volume) <105(breaths/min/L)

(2) 기계호흡의 도움 없이, 자발 호흡할 때 측정

(3) 민감도, 특이도 높음

7 기계호흡의 부작용

1) 호흡기 부작용

(1) Barotrauma

① 기도압이 50mmHg 이상일 때 주로 발생

② Interstitial emphysema, pneumomediastinum, subcutaneous emphysema : 기도압을 줄임

③ Pneumothorax : tube thoracostomy

(2) VAP(Ventilator Associated Pneumonia)

① 원인균 : *Pseudomonas aeruginosa,* enteric gram-negative rod, *Staphylococcus aureus*

② 기전 : endotracheal tube cuff 주위의 작은 틈으로 aspiration

③ 진단 : "Protected brush" bronchoscopic sampling & quantitative culture

④ 치료 : 경험적 항생제

⑤ 예방 : 손씻기, subglottic secretion drainage, circuit은 자주 갈지 않고, aspiration 예방

(3) Oxygen toxicity

① FiO_2 0.6 이상으로 72시간 이상 지속될 때 발생

② PEEP을 이용하여 FiO_2를 낮춤

(4) Tracheal stenosis : 장기간 기도삽관이 필요하면(대략 3주 이상), 기관절개술 (tracheostomy) 시행

2) 소화기 부작용

(1) Diffuse gastrointestinal mucosal injury, stress ulcer

① H_2 blocker, sucralfate의 예방적 투여

② Sucralfate가 위내 pH의 변화를 일으키지 않아서, 원내 폐렴 발생 감소

(2) Cholestasis

① Mild(TB < 4) : 대개 자연치유, portal vein 압력 증가로 발생

② Severe(TB > 4) : 원발성 간질환 가능성 많음

3) 저혈압

(1) Auto-PEEP의 가능성이 있음

(2) 대개 volume-replacement로 호전

(3) 폐부종 환자에서 저혈압이 발생 : 수액공급이 제한적이므로, PEEP, FiO_2 등을 monitor하면서 결정함

4) 심부정맥 혈전증(deep vein thrombosis)

Conventional heparin or LMWH, Pneumatic compression으로 예방

5) 욕창성 궤양(decubitus ulcer)

체위변경, soft mattress 및 air mattress 사용한

6) 영양결핍(malnutrition)

(1) 적어도 7일 이내에, 영양결핍 환자는 72시간 이내에 영양 보충을 시작

(2) TPN보다 enteral feeding이 더 생리적

PACIFIC
INTERNAL MEDICINE

참고문헌

- 결핵의 진료지침. 대한 결핵 및 호흡기학회. 2013.
- 송인성 역. 상부위장관내시경. 대한의학서적.
- 이우주. 영한·한영 의학사전, 3rd edition.
- 지제근. 대한의사협회 의학용어에 따른 지제근 의학용어사전, 1st edition. 아카데미아.
- Arend, Armitage, Clemmons, Drazen, Griggs, LaRusso. Cecil Medicine, 23rd edition. Elsevier Saunders.
- Beauchamp, Evers, Mattox. Sabiston Textbook of Surgery, 18th edition. Elsevier Saunders.
- Berek. Berek & Novak's Gynecology, 4th edition. Lippincott Williams & Wilkins.
- Fauci, Braunwald, Kasper, Hauser, Longo, Jameson, Loscalzo. Harrison's Principles of Internal Medicine, 19th edition. McGraw Hill.
- Guidelines for the Management of Adults with Hospital-acquired, Ventilator-associated, and Healthcare-associated Pneumonia, Am J Respir Crit Care Med Vol 171. pp.388～416, 2005.
- IDSA/ATS Guidelines for CAP in Adults. CID 2007:44
- IDSA Guidelines for Aspergillosis. CID 2008:46
- Peter Libby, Robert O. Bonow. Braunwald's Heart Disease: A Textbook of Cardiovascular Medicine. Elsevier Saunders.
- Schwartz. Principles of Surgery, 8th edition. McGraw-Hill.

PACIFIC
INTERNAL MEDICINE

가

나

다

라

아

자

차

카

타

파

하

A

H

I

J

K

L

M

Q

R

S

U

V

W

X

Z

기타

P A C I F I C
INTERNAL MEDICINE

PACIFIC
INTERNAL MEDICINE

3

Vol

PACIFIC INTERNAL MEDICINE

호흡기

1판 발행 2009년 2월 10일
2판 발행 2010년 2월 25일
3판 발행 2013년 2월 15일
4판 발행 2016년 1월 7일

편저자 안 지 원 외
발행인 이 웅 현
발행처 **퍼시픽북스**
서울시 중구 충무로 29 아시아미디어타워 501호
TEL. 02-2272-7766(代) / FAX. 02-2272-7166
E-mail: papu77@daum.net

ISBN 978-89-6130-858-8
set ISBN 978-89-6130-863-2

정가 Volume 3 16,000원
Set(1~7) 123,000원

PACIFIC
INTERNAL MEDICINE